中医
オンコロジー

がん専門医の治療経験集

編著：花宝金・侯煒・鮑艶挙・劉瑞・平崎能郎

東洋学術出版社

推薦の序

　このたび畏友・平崎能郎君が2年間に渡る中国留学の総まとめの1つとして，花宝金著『名中医経方時方治腫瘤』を翻訳出版する運びとなった。この翻訳書は単に原文を日本語に翻訳したものでなく，平崎君の見解も加えられたもので，「訳著」と命名するにふさわしい内容である。ともかくその快挙に心からなる賛辞を贈りたい。

　日本漢方は江戸時代の中期に古方派と称される一群の医家が登場し，中国の医籍『傷寒論』『金匱要略』を再評価することから始まった。この集大成を吉益東洞（1702-73）が成し遂げたが，その方法論の根幹は方証相対論である。私はこの日本漢方と現代西洋医学を融合させた和漢診療学を提唱し，実践している者の一人である。方証相対を確立した吉益東洞は陰陽五行論を完全否定したが，それは当時の医界が金科玉条としていた陰陽五行論との思想闘争であったから，必然的なものであったと理解される。しかし方証相対論の最大の欠点は，なぜそうであるのかという疑問を持つことを拒否し，『傷寒論』『金匱要略』を主体とする方剤を過剰に重視し，ともすればその範疇の中だけに留まってしまうという学問的態度を形成したことである。これでは本書で花宝金先生が展開されているような経方と時方を駆使した「中医オンコロジー」の世界は見えてこない。

　本書の訳著者である平崎能郎君は，私が富山医科薬科大学（現富山大学）医学部和漢診療講座で教授の職にあった時に，和漢診療学の修得を志ざし入局した東京大学卒業の偉才である。今から18年前のことであるが，どこかに土の香りがする元気な若者であった。その後，2005年に私が千葉大学に和漢診療学講座の開設のために移籍した際に，彼はこの新たな講座を立ち上げることに参画してくれた盟友である。私の信条は西洋医学の知にも十分な理解を持ってこそ和漢診療学は形成されるというものであるから，平崎君にも西洋医学での博士号取得を考えた。千葉大学では免疫学の研究が最先端レベルであったことから，免疫学教室の中山俊憲教授にお願いして，大学院博士課程でご指導頂いたのである。この新しい環境に取り組んだ平崎君の努力は凄まじく，瞬く間に免疫学領域の博士論文を完成したのである。

平崎能郎君は本来リベラルな性分であり，「常に患者に対しベストを尽くしていれば特に形式や思想に拘る必要はない」というもので，これは私の信条にも一致するものである。この信条の下に私の門下生の多くが海外留学を経験しているが，平崎能郎君は留学先として欧米を選ばず中国を選んだ。彼は2006年頃から独学で中国語を習得し，2014年から，中医科学院広安門病院に留学したのである。

　中国医学は歴史も長く，使われる生薬の種類も豊富で，その辨証論治は理論的に完成しているかのように思われる。私は平崎君が渡航する際に彼の推薦状を作成したのであるが，その際に「日本漢方は修得したか」と尋ねたところ，彼は「日本漢方の奥は深いので一生かけて研究するつもりです。今回はその源流を探りに行きます」との弁明であった。もしこのとき彼が傲慢に「修得した」と答えていたら，推薦状は書かなかったかも知れない。彼の目指す所は表面的な中医理論ではなく，長い歴史の中で積み重ねられて来た膨大な経験の奥にある「暗黙知」であると私は考えている。

　本書における症例は皆素晴らしく経過の良いものである。考察における中医学の理論は一部論理の空回りに傾き賛同しがたい点もあるが，概ね中国医学の利点を臨床に最大限に活かしたものであると言える。平崎君のコメントも日本の医師の視点から書かれており，本書を身近なものに感じさせる。また生薬解説では，英文になっていない中国での実験エビデンスも引用されており，これを手がかりに日本での研究が進むことを期待している。巻末の「中国の医療事情」は中国の社会事情を反映しており，本書を一層身近な内容にしている。広く同学の士に本書を推薦し，序に寄せる言葉としたい。

2016年8月　医療法人社団誠馨会
千葉中央メディカルセンター
和漢診療科 部長　寺澤 捷年

序

　現在の中国では，世界の他の地域と同様に，がん患者は年々増え続けており，その治療も時代の要求に合わせて，めまぐるしく発展している。がんの集学的治療の必要性が叫ばれて久しいが，中国では中医学がすでに集学的治療の一部となっている。

　また，昨今は患者主体の医療としてテーラーメイド治療が注目されているが，中医学はまさしく先哲の作り上げてきたテーラーメイド医療であり，その歴史は長く，症例経験も豊富である。中医治療は中国古来の和諧の精神にもとづいており，がん治療においても，担がん患者の体内の腫瘍と生体の抵抗力に中薬が作用し，平衡状態に導くといった働きをもたらす。

　西洋薬による治療は，がんを攻撃することに主眼をおくため，しばしば過剰医療を引き起こす。そこで中薬治療を併用すれば，この「過ぎたるは及ばざるが如し」の状態を未然に防ぐことができる。早期のがんに対しては西洋医学の治療で腫瘍を取り除き，中医治療でがん体質を改善する。また進行期以降のがんに対しては，中医治療で症状を緩和し，生存期間を延長し，高いADL（日常生活動作）レベルでの担がん生存を実現する。このように，集学的治療のなかで中医治療が果たす役割は大きい。

　がんの中医治療学（以下，中医オンコロジー）は，今日まで発展を遂げてきている。ここ30年の間は，扶正培本を治療の基本に，担がん生存を目標とした治療にもとづく臨床および基礎研究を積み重ねてきている。担がん生存の目標とは，腫瘍は消滅していないが増殖は遅く，患者が長期に生存していて，かつQOL（生活の質）が保たれていることである。

　中医オンコロジーの特徴には，症状の軽減，QOLの改善，放射線療法・化学療法・分子標的薬治療の副作用軽減なども含まれている。また，中医オンコロジーの中核となる理念に「未病を治す」という考え方がある。がん治療においては，発病の予防，進行や転移の抑止，寛解後の再発防止が，この考え方にもとづくものである。

　中薬による腫瘍治療の効果は，日増しに国内外の専門家から注目されるようになってきている。なかでも世界規模の研究所であるアメリカ国立がん研

究所（NCI）の補完・代替医療センターからは少なからざる関心を持たれている。最近では中薬とがんに関する学会が，アメリカ国立衛生研究所（NIH）によって何回も開催され，現状と植物薬の臨床効果および基礎研究の方法論に関して議論されている。中薬による腫瘍治療は，次第にEBM・個の医療・標準化を目標とするようになっている。すなわち中薬の薬効の評価体系を苦心して完成し，中医オンコロジーの基礎理論を絶え間なく作り出し，基礎研究では免疫学・遺伝学・分子生物学などを取り入れ，従来の簡素な抗がん生薬実験から細胞・遺伝子・分子のさらに深いレベルでの研究へと発展しつつある。

2006年には，がんは「コントロール可能な慢性疾患」に位置づけられ，前世紀の「いかにがんを見つけて，いかに消滅させるか」という考えから，21世紀的な「分子標的治療と腫瘍のコントロール」へと発想が変化してきている。中医オンコロジーもこの方向を目指しており，人類の健康に大きく貢献し，なおかつ治療の国際標準を変革する契機となるよう，チャレンジし続けている。

本書では，中国でがん患者に対して行われている中医オンコロジーの臨床の実際を紹介したいと思う。原書『名中医経方時方治腫瘤』（中国中医薬出版社）の日本語翻訳に際しては，2014年よりわれわれの研究グループに参加している平崎能郎が一人で行った。彼は，真面目で誠実な性格であり，われわれの真意を失わずに，わかりやすく適切な表現を用いて翻訳したことと思う。本書により，日本のがん患者に福音がもたらされることを願っている。

2016年5月　花　宝金

はじめに

　私は，日本の医学部を卒業したあと，漢方医として日本国内で診療をしてきましたが，2014年からは北京の中国中医科学院広安門病院腫瘍科に博士研究員として在籍しています。広安門病院には，進修医制度というものがあり，中国各地から経験を積んだ医師が著名な老中医のもとで勉強するために来ています。そのなかには，西洋医学で専門をもつ医師も多くみられます。

　中国では，がんに対して治癒を目指す中医治療が行われていて，学問として成立している——この事実は日本では一部を除いてあまり知られていません。多くの人は，いかがわしい詐欺まがいの治療だと思っているのが現状でしょう。日本では，がんの治癒や長期の担がん生存を目標として，天然薬物を最大限に応用する腫瘍治療は，積極的には行われていませんから，中国での中医腫瘍治験を紹介することは有意義であると思うようになりました。新たながん治療選択肢の可能性を医学的に示したいという気持ちがわいてきたことが，この本を出版しようとした動機のひとつです。

　本書は，『名中医経方時方治腫瘤』（花宝金ほか編著，中国中医薬出版社，2008年）の症例部分を翻訳・編集したものを中心に，新たに解説などを加筆したものです。この本には，現代の中国各地で，がんの中医治療を行っている名医の治験が集められています。掲載した症例は，経過の良いものばかりですが，「チャンピオンデータだけを示している」「西洋医学的な評価が不十分」（これは医師の責任というよりは社会的背景によります。詳しくは「中国の医療事情」の項に記しました）という非難は覚悟のうえで，治療手段の限られたがんに対する新たな可能性を提示する目的で紹介するものです。

　また「中医学は再現性の低いEBMである（中医学の各々の症例は過去の経験という証拠に基づいたEBMではあるが，その再現性は低い）」と，故・山本巌氏が述べていますが，中医診断名や弁証論治は絶対的なものではなく，診断する中医師の学術的背景や患者の状況により変化するものです。本書においても，そのような曖昧さや多様性を含むものであることをご了承いただきたいと思います。

　編著者の花宝金氏は，広安門病院腫瘍科で長年にわたって中薬による腫瘍

治療の臨床と基礎研究に携わってきました．現在は同院の副院長を務め，院内外の中医診療環境の向上に多くの貢献をしています．諸流派の腫瘍治療の考え方を1冊にまとめるという難しい作業を成し遂げたのは，花氏の温厚な人柄と幅の広い交流によるものです．また，花氏は中医腫瘍治療の現状を俯瞰的にみることのできる立場にあることから，本書のために，中医腫瘍治療に関する総論として「中医学によるがん治療の現状と未来」を書き下ろしていただきました．

　以下に，いくつか，本書を読むうえで，あらかじめ知っておいていただきたいことを述べます．

- 症例提示の後には原書に記載されている考察以外に，日本人医師としての視点からCommentや用語の補足説明を加えました．
- 各症例には提示した中医師の名前（敬称は省略）を記載し，巻末にはその中医師の略歴や学説などを記しました．
- 各項のはじめには，臓腑別のがんについての総論を入れていますが，それは私が他の中医学書籍も参考にしてまとめたものです．あくまでも各症例を読むときの中医学的な思考方法への導入であり，当然のことながら一般化できるものではありません．
- 本書に登場する抗がん生薬のなかで，代表的なものに関しては，古典と臨床および実験データを中心に紹介しました．中医学はエビデンス性に乏しいと思われがちですが，中国国内では科学的な実験手技にもとづいたエビデンスが構築されており，海外でも多数の論文が専門誌に掲載されています．また，これらの抗がん生薬は，創薬のターゲットとなるデータベースとして世界中から注目されています．
- 巻末には，中国の医療の周辺に関する情報を記載しました．中国の中医事情に詳しくない読者は，はじめにここを読んで，中医診療のイメージをもったところで症例を読み進めると，より理解が深まることと思います．

　本書の翻訳には，約2年の時間を要しました．中国語と日本語の意味の乖離に閉口しながらも，できるだけ平易にするように努めたつもりです．本書が皆さまの日常診療の参考になれば，この苦労も報われることと思います．

2016年5月　平崎 能郎

目　次

推薦の序（寺澤捷年）……………………………………………… i
序（花宝金）………………………………………………………… iii
はじめに（平崎能郎）……………………………………………… v

■ 中医学によるがん治療の現状と未来 ……………………… 1

1 肺がん ………………………………………………………… 15

　症例 1　（郁仁存）……… 16　　症例 16　（李佩文）……… 58
　症例 2　（黎月恒）……… 22　　症例 17　（李建生）……… 59
　症例 3　（郁仁存）……… 25　　症例 18　（花宝金）……… 61
　症例 4　（林洪生）……… 30　　症例 19　（朴炳奎）……… 63
　症例 5　（張代釗）……… 32　　症例 20　（朴炳奎）……… 65
　症例 6　（朴炳奎）……… 35　　症例 21　（劉嘉湘）……… 68
　症例 7　（郁仁存）……… 37　　症例 22　（劉嘉湘）……… 70
　症例 8　（孫桂芝）……… 41　　症例 23　（劉嘉湘）……… 71
　症例 9　（李建生）……… 44　　症例 24　（李佩文）……… 73
　症例 10　（張代釗）……… 45　　症例 25　（李佩文）……… 74
　症例 11　（郁仁存）……… 48　　症例 26　（李佩文）……… 75
　症例 12　（郁仁存）……… 51　　症例 27　（孫桂芝）……… 77
　症例 13　（李佩文）……… 53　　症例 28　（花宝金）……… 79
　症例 14　（李佩文）……… 55　　症例 29　（花宝金）……… 81
　症例 15　（李佩文）……… 56

2 肝胆がん …………………………………………………… 83

　症例 1　（周岱翰）……… 84　　症例 5　（孫桂芝）……… 93
　症例 2　（孫桂芝）……… 88　　症例 6　（潘敏求）……… 95
　症例 3　（邵夢揚）……… 90　　症例 7　（李佩文）……… 96
　症例 4　（潘敏求）……… 92　　症例 8　（李佩文）……… 98

vii

症例 9　（孫桂芝）……… 100　　　症例 12（潘敏求）……… 106
　　　症例 10（林洪生）……… 101　　　症例 13（孫桂芝）……… 108
　　　症例 11（邵夢揚）……… 103　　　症例 14（邵夢揚）……… 110

3 胃がん …………………………………………………………… 113

　　　症例 1　（孫桂芝）……… 113　　　症例 7　（潘明継）……… 128
　　　症例 2　（郁仁存）……… 115　　　症例 8　（邵夢揚）……… 129
　　　症例 3　（孫桂芝）……… 119　　　症例 9　（謝広茹）……… 132
　　　症例 4　（潘明継）……… 121　　　症例 10（花宝金）……… 133
　　　症例 5　（孫桂芝）……… 123　　　症例 11（花宝金）……… 134
　　　症例 6　（孫桂芝）……… 125

4 食道がん ………………………………………………………… 139

　　　症例 1　（孫桂芝）……… 139　　　症例 6　（花宝金）……… 149
　　　症例 2　（孫桂芝）……… 141　　　症例 7　（花宝金）……… 151
　　　症例 3　（張代釗）……… 143　　　症例 8　（邵夢揚）……… 154
　　　症例 4　（孫桂芝）……… 145　　　症例 9　（李萍萍）……… 155
　　　症例 5　（孫桂芝）……… 147　　　症例 10（花宝金）……… 157

5 乳がん …………………………………………………………… 161

　　　症例 1　（林洪生）……… 161　　　症例 4　（孫桂芝）……… 168
　　　症例 2　（孫桂芝）……… 164　　　症例 5　（孫桂芝）……… 170
　　　症例 3　（孫桂芝）……… 165　　　症例 6　（張代釗）……… 171

6 大腸がん ………………………………………………………… 175

　　　症例 1　（孫桂芝）……… 175　　　症例 4　（李佩文）……… 183
　　　症例 2　（林洪生）……… 177　　　症例 5　（李建生）……… 185
　　　症例 3　（孫桂芝）……… 180

7 血液がん（白血病・悪性リンパ腫）………………………… 187

　　　症例 1　急性リンパ性白血病（李建生）………………………… 187
　　　症例 2　急性顆粒球性白血病（邵夢揚）………………………… 189

  症例 3　非ホジキンリンパ腫（林洪生）……………………… 191
  症例 4　非ホジキンリンパ腫（李萍萍）……………………… 193

8 頭頸部がん ……………………………………………… 195
  症例 1　上咽頭がん（孫桂芝）………………………………… 195
  症例 2　上咽頭がん（孫桂芝）………………………………… 197
  症例 3　副鼻腔がん（李建生）………………………………… 199

9 その他のがん …………………………………………… 201
  症例 1　悪性縦隔腫瘍（劉嘉湘）……………………………… 201
  症例 2　多重がん（郁仁存）…………………………………… 203
  症例 3　多重がん（郁仁存）…………………………………… 205
  症例 4　原発不明がん（謝広茹）……………………………… 207
  症例 5　骨巨細胞腫の肺転移（周岱翰）……………………… 209

■ 中国の医療事情
　　——日中の比較と中医学の周辺 ……………………… 213

名中医の略歴と学説の特徴 …………………………………… 225
抗がん生薬一覧 ………………………………………………… 235
参考文献 ………………………………………………………… 277
方剤索引 ………………………………………………………… 278
用語索引 ………………………………………………………… 279
おわりに ………………………………………………………… 283

中医学による
がん治療の現状と未来

1 世界のオンコロジーに向けて，中医学からの提起
　　——扶正培本と担がん生存

◆扶正培本は中医オンコロジーの臨床研究のポイントである

　扶正培本（扶正固本）は，中医学・中薬学の陰陽五行・臓象学説の基礎理論から成り立っており，中医学の全人的概念・天人合一の哲学理念・陰陽均衡の思想にもとづいたものである。扶正培本とは，ただ単に補益強壮の処方や薬品を集めて行うだけのものではなく，人体の陰陽の均衡と，気血・臓腑・経絡などの機能の平衡と安定を図ることである。ちなみに，生体のもつ抗がん機能を増強させる方法は，すべてこれに含まれる。中医学の「補う」「調える」「和す」などの考え方は，すべて扶正の範疇に属する。

　「形不足する者は之を温めるに気を以てし，精不足する者は之を補うに味を以てす」（『黄帝内経素問』陰陽応象大論篇），「その肺を損なう者はその気を益し，その心を損なう者はその営衛を和し，その脾を損なう者はその飲食を調へその寒温に適え，その肝を損なう者はその中を緩め，その腎を損なう者はその精を益す」（『難経』第十四難）などの古典の原則からわかるように，扶正培本は全人的な観察のもとで虚実を弁証して行うべきものなのである。

　ここ数十年にわたる臨床と基礎の研究の進歩により，扶正培本にはさまざまな効果が認められることが判明した。具体的には，担がん患者の臨床症状の軽減，手術の成績の向上，化学療法・放射線療法の副作用の軽減と効果増強，予後の改善，免疫機能の向上と生体内の抗がん機構の賦活，などである。

　1970年代初めに，余桂清らのグループは，健脾益腎エキス（白朮・党参・枸杞子・女貞子・補骨脂・菟絲子）が胃がん患者の免疫力を賦活し，化学療法の消化器系への副作用や骨髄抑制を軽減するだけでなく，化学療法の効果を増強して予後を改善することを報告している。

張代剣は，健脾益腎・補気益血の生薬に加えて活血化瘀・清熱解毒の生薬を配合して「扶正増効方」を創製した。この処方を，肺がん治療に際して放射線療法と併用したところ，放射線療法単独群と比較して，より良好な効果が認められるという報告をした。

　朴炳奎は，気陰両虚の状態が多くを占める末期肺がん患者を対象に，益気養陰・扶正培本の目的で作成した清熱解毒の作用のある「肺瘤平膏」を用いた。その結果，免疫機能を高め，腫瘍の増殖を抑制し，予後を改善する効果をあげている。

　そのほかにも，孫燕による「貞耆エキス」の開発，於爾辛の肝臓がん放射線治療時における健脾理気併用療法，郁仁存の「健脾補腎生血湯」，劉嘉湘の滋陰生津・益気温陽法による肺がん治療，潘明継による鼻咽頭がんの放射線治療時の扶正生津療法など，臨床的な有効性を示す報告がなされてきている。

◆ 担がん生存の真の意義とは生体と腫瘍の平衡状態であり，過度の治療を防ぐことにある。

　担がん生存とは，けっして西洋医学の治療を放棄するということではない。標準治療を行いながら中医治療も併用して，生体と腫瘍の平衡状態を作り出し，腫瘍細胞を一定期間静止させたり休眠状態にしたりすることである。西洋医学では病気を治そうとするあまり，腫瘍細胞を徹底的に取り除こうとする。一方，中医学は全人的な着眼点をもち，生体と腫瘍の均衡という観点をもつ。治療の目的は中国古来の和の思想にもとづく，担がん生存である。つまり腫瘍は消滅していないが増殖速度が遅く，患者が長期にわたって生存し，しかもQOLが保たれていることを目標とするものである。

　中国中医科学院広安門病院では「肺がん患者の生存率を高める処方の研究」というテーマで国家科学研究費を取得し，多施設・部分的二重盲検法で進行期と末期の非小細胞肺がん患者587例について検討した。その結果，扶正培本を中心とした中薬治療によって生存期間が延長し，生活の質も高まるということがわかった。広州中医薬大学を主とした6施設でも，Ⅲ期からⅣ期の非小細胞肺がん患者を対象とした臨床研究を行い，中西医結合治療で延命効果が得られたとの報告がされている。

2 中薬による腫瘍の予防

　国家科学研究費による846例の研究では，術前の中薬治療によって手術が順調に行われ，術後の合併症も予防することができるとともに，術後に中薬治療を行うことによって回復を促進し，再発・転移の発生率も抑制することが証明された。また1,064例を対象とした研究でも，中薬によって，放射線・化学療法・分子標的薬の副作用が軽減し，QOLが改善され，生存期間が延長することが報告された。

　腫瘍の予防の原則は「未病を治す」ことにある。これは中医の予防医学の根幹をなす考え方で，医師が病気を予防する治療をしたり，患者自身が養生をすることは臨床上も重要な意義をもつ。『黄帝内経素問』四気調神大論篇には「聖人は已病を治さず，未病を治し，已乱を治さず未乱を治す」と記載され，さらに八正神明論篇にも「上工はその萌芽を治し，下工はその已に成りたるを救う」と記されている通りである。

　未病治療の概念は広範囲である。病気にならないうちに防ぐこと，病気になってから悪化しないようにすること，再発を防止することなども含まれる。このことは，現代の予防医学と図らずも一致する。現代医学では，発がん物質が人体に作用して腫瘍ができるまでに8～10年の時間が必要であるとされている。「未病を治す」という中医学の理論では，がんの発病早期からの腫瘍の増殖を抑制するだけでなく，がんの発生以前にまで遡り，時期に応じた治療を施すことで予防効果を発揮する。

3 中医オンコロジーと伝統的治療の研究

　ここ数十年，中医オンコロジーは伝統の継承から始まり，新たな治療学を模索しつつ変化を遂げてきた。従来の病因病機の考え方に新たな病因学説を加えたり，個人の経験を活かした大規模臨床研究を行ったり，病期に応じた最善の中医治療理論を探究するなど，さまざまな方面から核となる理論体型の完成を試みてきている。

◆伝統医学と新治験の融合と，新たな病因学説の創造

　古代から現代に至るまで，中医学では腫瘍の発生は内因（正気の不足・七情内傷・臓腑の機能失調）と外因（外邪・飲食不節）など，多くの原因が重なって起きるとされてきた。なかでも正気の不足は腫瘍発生の重要な原因である。人体の正気が虚損すると外邪が虚に乗じて侵襲し，生体の臓腑・気血の陰陽失調を引き起こし，気滞血瘀や痰湿結聚・熱毒内蘊などの病理変化が起き，長期化すると腫瘍塊を形成することになる。諸家の論説を俯瞰すると，腫瘍発生の主要な病機は，およそ正虚邪実・毒熱蘊結・痰結湿聚・気滞血瘀・臓腑失調に類するものである。なかでも内虚は，腫瘍の発生に関する重要な病機といえる。毒結血瘀や寒凝は，腫瘍の増殖や転移に関しての重要な病機であり，正虚邪実は進行期から末期の患者によくみられる状態である。内生五邪（化風・化寒・化湿・化燥・化火）は，腫瘍の増殖と転移の促進因子であり，その不顕性や緩慢な変化は，まさしく腫瘍の動態と類似し，腫瘍増大の病理因子である虚・痰・瘀・毒の概念と類似点が多い。

　このほかにも，注目すべきは新たな病因学説の出現である。例えば，放射線治療は火邪であり，熱毒による傷津を作り出すという考えや，放射線による主な病理因子は熱・毒・瘀であり，この三者は互いに影響し増幅するという考えがなされている。また，化学療法に関しては，薬毒の特性を持ち，気血虧損を主とした状態を作り出し，脾胃の失調や瘀血を合併するなどの性質をもつという考えもなされている。

◆転移に関する諸家学説

　中医学や中西医結合の専門家が，半世紀の歳月をかけて中医学の古典の理論をもとに，新たな中医オンコロジー基礎理論を構築した。また，現代医学の転移メカニズムをふまえて，新たに多くの中医学の転移学説が生まれた。

　腫瘍の転移に関しては，以下の説がある

①癌毒伝舎説

　がんの転移には3つの過程があるとする。「伝」つまり癌毒が原発部位を離れる，「舎」つまり拡散した癌毒が特定部位に停留する，転移部位からさらにこの伝舎が起きて癌毒が広がる，という理論である。この伝舎が経絡理論に従って起きるとする説，五臓理論の乗侮関係や母子関係に従うとする説，

表から裏に向かうとする説などが提起されている。
②癌毒の拡散と正気の消耗ががんの特性であるとする説
　根本的な中医学の腫瘍病機を述べたもので，そもそもの癌毒の特性として，人体の正気を消耗させることと拡散する傾向があるという理論。固摂法により転移が予防できるとする。
③癌毒流注学説
　この仮説は，中医基礎理論と経絡学説に現代医学のオンコロジー分野の分子生物学を取り入れたものである。腫瘍または手術により正気が虧損して痰湿が内生し，移動する性質をもつ痰湿と，がんの残毒が結びついて経絡や臓腑に流注し，気血や絡脈を阻害して血瘀が生じた結果，転移巣ができるとする。
④転移環境の改善を唱える学説
　この説は，正虚によって癌毒という邪が侵入し，また気滞・血瘀・痰凝によって転移しやすい環境ができ，癌毒がその場所に拡散するという考え方である。未病の概念を転移予防に取り入れたもので，転移しやすい状況の改善を治療の目標とする。
⑤経絡転移学説
　経絡は人体の内外表裏を連絡する経路であり，気血・栄養を運搬したり情報を伝達したりする機能をもつ。癌毒もこの経路を伝って転移するという説である。
⑥内風学説
　『黄帝内経素問』風論篇に「風はよく行き，しばしば変ず」と記載されている。腫瘍の転移先は予測不能であることから，風邪の性質と一致し，風邪が腫瘍の多彩な変化に関与しているという説である。
　以上のように，中医オンコロジーの基礎理論はまだ発展途上にあり，古代の文献をもとにしながら，実際の臨床に照らし合わせて徐々に作り上げたものである。
　腫瘍の病機は，虚・痰・毒・湿などの複雑な要素と気機昇降機能の失調が関係している。また，内虚学説は腫瘍発生における重要な要素を提起している。さらに今，現代の学者により放射線療法を火邪とする説や化学療法は薬毒とする説などが新たに提起されている。扶正培本・扶正祛邪は腫瘍治療の

基本原則であり，前述の現代医学的な研究結果によって，中医学の転移に関する学説にも進化がみられる。

このように，伝統医学の蓄積と現代医学の導入によって，新たに構築された基礎理論が，さらに臨床や研究にフィードバックされて，絶え間なく進歩し続けるのである。中医理論研究の目標は，中医学の古典から現代医家の新学説までを統合して，古人の経験を継承しながら新たに創造したものを加え，最大限の治療効果を発揮する理論の完成である。

4 実験研究

現在，中国のみならず海外でも，中薬およびその成分に関する腫瘍関係の研究が盛んに行われている。主な研究の内容としては，腫瘍細胞に直接作用する効果（細胞周期を延長する効果，テロメアーゼ活性を抑制する効果，トポイソメラーゼを抑制する効果，細胞分化とアポトーシスを促進する効果など），腫瘍発生促進因子に作用する効果（がん細胞に特異的な免疫機構を促進する効果，マクロファージの食作用を賦活する効果，NK細胞活性・LAK細胞活性を高める効果，樹状細胞の抗原提示を賦活する効果，抗腫瘍増殖サイトカインの分泌を促進する効果，赤血球CR1を調節する効果，補体の活性を促進する効果など），化学療法や放射線療法の副作用を軽減する効果（骨髄機能を保護する効果，造血機能を回復する効果，化学療法に対する減毒および感度を増強する効果，薬物耐性に対する効果など），腫瘍微小環境を再構成する効果などである。

実験研究によれば，清熱解毒・活血化瘀・化痰散結の中薬の多くは一定の抗腫瘍の薬理効果をもつ。しかし，臨床でこのような抗がん中薬を取り入れた処方を使っても満足な臨床効果が得られないことが多い。

一方，扶正固本・扶正培本を主とした漢方方剤は，患者を満足させる効果を発揮する。すなわち，扶正中薬を適切に使用すると，生体内の免疫機能を調節することができ，生体のバランスを調え，腫瘍が増殖しにくい体質を獲得することができるといえる。この扶正という観点も，中医オンコロジーの大きな特性である。

腫瘍治療の作用点も，以前の単一な視点から，全身的な多岐に及ぶ作用点

へと変化し，多角的な視点での統括的な研究が進んでいる．扶正培本の中薬の作用が生体内部に及ぼす総合的な変化に対して，現代的な先進技術（分子生物学・プロテオミクス・メタボロミクス）を用いて科学的な解析がなされている．今後は科学者の努力によって，中薬による腫瘍の転移予防などのメカニズムについてさらなる解明が進むことを期待している．

5 臨床研究

　腫瘍治療は，今や集学的治療の時代に突入している．EBMの原則のもと，個性を重視した集学的治療が今の標準治療となりつつある．弁証論治による中医治療は，まさしく個を重視した治療である．手術・化学療法・放射線療法・分子標的療法に中薬を併用することは，がんに対する中国独特の集学的治療であり，治療効果も他の国に比べて優位に立っている．中医学の個の治療とは，望・聞・問・切の四診，および検査結果・患者の感情的ストレス・自然環境・社会環境などを考慮して，患者固有の体質をみて治療を行うことである．

　腫瘍における中薬治療の臨床研究の結果によると，中薬によって患者のQOLが改善し，生存期間が延長し，化学療法・放射線療法・分子標的治療の副作用を軽減し，再発・転移を抑制するなどの効果が認められる．特に肺がんに関しては扶正固本を基本とした研究（放射線療法・化学療法の副作用の予防，QOLの改善，清熱解毒治療併用でのがん細胞増殖抑制，活血化瘀治療併用での再発・転移予防，EBM研究，治療プロトコル研究）が1970年代より多数の治験例で大規模に行われてきているが，その結果として以下の報告がなされた．

①中薬治療は西洋医学の放射線・化学療法などとうまく併用でき，副作用軽減効果と治療感度の上昇効果がみられる．
②末期状態や高齢などの事情で，放射線・化学療法などの適応がない患者において，中薬治療は良好な治療効果を発揮し，治療の有害事象も少なくてすむ．
③中医学の全身治療と局部治療をうまく併用し，扶正と祛邪を同時に行って，西洋医学的診断と中医弁証論治を組み合わせることで，高いQOLレベル

で長期間にわたる担がん生存を可能にする。
④西洋医学の標準治療の枠組みの中でも，中医学の弁証論治の特徴であるテーラーメイド治療を十分に行うことができる。

これらの報告により，中医学の肺がん治療が国内外の専門家に認められてきている。

6 臨床効果の判定方法

中薬治療を用いた集学的治療は，オンコロジーの分野でも特色ある独特の位置を占めており，次第に中国内外の専門家や患者から注目を集めてきている。しかし，その臨床効果をいかに客観的・科学的・系統的に評価するかが，臨床研究上の最大の問題である。また，それは中医オンコロジーの発展と国際化へ向けての最大の課題でもある。

近年，現代医学において腫瘍治療の効果に対する評価方法が変遷してきているが，中薬の効果に対するそれと一致する点が多く，むしろ中医学の評価に適した方法へと変化しているように思える。例えば，客観的な指標だけの評価から患者の自覚症状も含めた総合的な指標による評価へと変化している点や，腫瘍の大きさの変化だけを評価する方法から患者のQOLも含めた総合的な指標による評価への変化や，短期的評価から短期と長期の両面による評価への変化などは，中医学の治療効果に対する評価方法の確立にも大きな貢献をした。つまり，効果の評価方法は短期で単一な指標から，長期的で全身的な担がん生存に関するものに変化してきているのである。

これを背景にして，中医オンコロジーの評価方法も，PFS（無増悪生存期間）やTTP（無増悪期間），QOLなどの使用が提起されてきている。国際化の流れに伴い，腫瘍の中医治療における客観的な評価方法や研究デザインの確立が切実な課題である。中医の特色を失わず，なおかつ中国内外の専門家が認めるような評価体系の完成が，中医オンコロジーの国際化に向けてのキーポイントであり，このような評価体系が整えば，国際間での科学的な共同研究や国際交流の場が広がるであろう。

7 安全性の評価

　中国では，中薬はすでに腫瘍治療に広く使われている。しかし，がんという疾患の特殊性と複雑性から，中薬の副作用が見落とされがちである。多様な抗がん生薬を含む製剤であること，服用期間が長期にわたること，まだ成分が不明のものも多い，などの点に注意が必要である。さらには腫瘍治療には，しばしば有毒生薬を用いることから，不適切な使い方や濫用によって，過敏反応・心機能障害などの重篤な副作用を引き起こすことがある。このため，腫瘍治療において中薬の安全性の評価システムを確立し，副作用を予防することは，臨床上重要である。

　中薬の安全性に関する客観的な認識と分析が，安全な腫瘍治療にとって重要な課題であり，国際的な中薬の評価に影響を及ぼす問題でもある。中薬の安全評価には，治験・承認前・承認後の3段階の安全試験を設けており，剤形の違いによって，それぞれ各段階の安全試験が行われている。内服薬では慢性的な中毒反応，注射薬では微量負荷試験，毒性を有する生薬については用量と効果，量と服用時間などを評価の中心におき，安全性の点検が行われる。それぞれの安全性の評価には，薬物の共力作用の考えや，中医理論に似ているメタボロミクスの考えなど，国外の薬物安全性評価の考えを取り入れている。このように，中薬の安全な使用法の確立に対する積極的な研究は，中医オンコロジーの臨床においても実験においても重要な意義をもち，中薬の国際的流通に際して不可欠な事項である。

8 中医オンコロジーの臨床における治療形式・方法・時期

◆治療形式

　中薬治療と西洋医学的治療の併用による寛解導入・維持・地固め・逐次療法において，中国独特の中西医結合による集学的治療が行われている。このそれぞれの治療過程において，中医治療は集学的治療のなかで異なった役割をもつ。寛解導入療法における中医治療の役割は，化学療法・放射線療法に中医治療を併用することで，副作用のために治療を中断せざるを得なくなる状況を防ぎ，治療を完遂させ，さらに治療効果を高めることである。維持療

法における中薬治療は，病状が安定した担がん状態において，生体内環境のバランスを調えることで，腫瘍が安定している期間を延長する。特に，増殖の緩慢な腫瘍性疾患や高齢者において重要となる。地固め療法における中医治療の目的は，転移・再発を防ぐことである。中医学の逐次療法は，西洋医学的治療と併用したり，また西洋医学的治療が終了した後にも中医治療を行うことであり，前述の治療に引き続いて行われるものである。

◆ 治療方法

中医オンコロジーによる治療は中医学の伝統的な弁証に加えて，最新の実験データなどを参考にした弁病，そして患者の訴える症状に合わせた対症治療を加味して行われる。具体的な方法としては，煎薬や中薬注射剤，エキス製剤などの薬物治療を中心に，他の補助的な治療（鍼灸・洗浄・湿布・食事・音楽療法・気功など）も行う。

◆ 治療時期

治療開始後1～2年は，2～3カ月ごとに抗がん中薬注射剤の投与を入院治療で行う。外来は，できれば2週間おきに来院してもらい，その都度弁証する。2～3年目は，6カ月ごとの入院治療と2週間おきの外来通院，3～5年目は外来通院のみとする。5年目以降は，病状が安定していれば，間欠的に中成薬を服用したり，1回あたりの服薬量を減らしたりして，徐々に薬の減量を行う。

9 がん予防の研究に関して

◆ 中医がん治療の標準化の試みとEBM

中医がん治療の標準化によるレベルアップが，臨床研究や国際化にとって重要である。1980年以降，臨床医学のモデルは経験的なものからEBMにもとづくものへと変化してきた。中医学によるがん治療の伝統的な診断も，現代医学の診断と関連させ，弁証を定量化したり，弁証の類型を統一化したりする必要が出てきた。臨床における病証診断の標準化と，治療効果判定の基準を完成させ，EBMの手法を中医がん治療の評価や研究に導入し，系統的

な方法で治療効果を公正に判断できてこそ，中医オンコロジーは発展する。

近年，中医学のがん研究者は，客観的で大規模で，なおかつ研究デザインが合理的な，前向きの研究を重んじており，この方向で多くの研究を行い，一定の報告がなされるようになった。例えば，中国中医科学院広安門病院が中心となって行った「肺がん患者の生存期間中央値を向上させる治療方法に関する研究」や「非小細胞肺がんに対する治療法の研究」では，コホート研究形式のランダム化比較試験を，多施設・大規模・部分的な二重盲検で行い，中医の臨床効果を評価することに成功している。中医治療のEBM化の試みの一例といえる。

◆中医オンコロジー橋渡し研究の推進

橋渡し研究を中医学にも導入することは，基礎実験と臨床との乖離を脱する需要な措置である。中医学での橋渡し研究（TR, Translational Research）とは，西洋医学のTRを模倣しただけでなく，中医学本来の豊富な橋渡し的な概念を応用したものである。すなわち，中医学の基礎理念をもとに，患者の個性を重視し，「臨床→研究室→臨床」のフィードバックシステムを構築し，これまで経験的に臨床で用いられてきた効果の高い中医処方を実験室に持ち込み，創薬（生薬抽出成分もしくはその誘導体）あるいは新たな処方の創製へと導く。また，中医学の経典を履修し，経典の方剤学を研究し，弁証と弁病の統合を行って，臨床に密着した中医学での橋渡し研究を確立し，広める。そのために，TRのための研究組織を作り，人材を育成して，全国的な学会を開催し，政府の支援を得てTRに向けた医療制度を完成させ，先端技術と中医臨床の真の架け橋となるような中医オンコロジー橋渡し研究を構築することを目指している。

◆術後と高齢者の再発予防の戦略

がん治療を真に成功させるためには，術後の再発や転移の予防が臨床上重要な課題となる。半世紀前から，中医オンコロジーは再発・転移の予防に着眼してきた。しかし，依然として術後の標準治療が確立されていない状態である。治療のうえでは，未だに個人の経験にもとづいた用薬がなされており，多数の症例によるデータにはもとづいていない。それぞれの腫瘍に対する臨

床病型・弁証論治・症候の変化の規則性・病気進行の観察・長期的な用薬分析などに関する研究がなされていない。今後は，各がん研究施設には術後の再発・転移予防に対する総合的な治療に重点をおいた研究を期待したい。

周知のように，中国はすでに高齢化社会に突入している。高齢化とともに腫瘍の罹患率も上昇している。高齢者は生理機能が低下し，反応も遅く，消化機能も衰えており，疼痛に対しても鈍感である。加えて多くの基礎疾患を抱えており，手術や放射線治療・化学療法などに耐えられないことも多い。また，高齢者のがんの経過は長く，臨床症状も比較的軽いため，早期の発見は難しく，腫瘍の増殖も緩慢で，悪性度も比較的低い。したがって，中医治療で全身状態を改善し，QOLを高め，腫瘍の成長を抑えて生存期間を延長する。高齢の担がん患者においては，その低下した生理機能や年齢に応じて治療戦略も変更しなければならない。治療の重点は，生存期間を延長したうえでQOLを向上させることである。

◆有毒中薬のがん治療への応用と安全使用

有毒中薬のがん治療への応用の歴史は長い。中医学には古来「毒を以て毒を攻む」の理論があり，また癌毒に関する記載は歴代の医書に数々の記載がみられる。砒霜・蟾酥・斑蝥・天竜・全蝎・蜈蚣・白僵蚕・天南星・山慈菇などは，癌毒に対応する有毒生薬であるが，抗がん処方の重要な成分となっている。これらの生薬の腫瘍抑制効果は，その他の扶正作用のある薬物と比較して優れている。これらの抗がん生薬に加えて，新たに毒性が低く有効性の高い抗がん生薬をスクリーニングで見つけ出すことも，中医オンコロジーの役目の1つである。

有毒生薬は有効量と中毒量が近く，容易に有害反応が出るため，安全評価をすることは重要である。臨床上は，使用に際して常用量や修治加工，十八反・十九畏などの組み合わせを考慮して，適切な煎薬方法を採用すれば，「故有れば，隕なし」（使わなければならない事情があれば，副作用は生じない）の理があるはずである。つまり，中医基礎理論をふまえて，古今の文献に記載されている安全な使用方法や，よくみられる副作用を認識したうえで，早期の毒性を感知することが必要である。スクリーニング研究を安全の基準とし，治験薬の場合はその毒性とメカニズムを前提にして，臨床試験の結果や，

市場に出てからの報告を参考にして慎重に使用するようにする。
　毒性成分を含む薬剤に対しては炮製減毒の研究を行い，単独に用いた場合の毒性に関して服用量・時間と有効性・有毒性を綿密な研究によってデータベース化して，有害事象の発生予防に対して科学的根拠をもたせることが重要である。こういった手順を踏むことで，有毒中薬のがん治療への応用と安全な使用が可能となる。

◆地固め療法における中薬の効果
　地固め治療は，がんが治癒するかどうかの重要なターニングポイントである。術後の中薬治療は，再発・転移を予防し，予後を改善する。一般に維持治療では，有効で毒性が低く服薬しやすい薬物が必要となるが，中薬はこの要求に合致し，廉価で普及できるものである。
　実際，維持治療や地固め療法での中薬治療は有効性が報告されている。しかし，症例数が少なく，ランダム化研究ではない。今後，大規模なコホート研究がなされることを期待している。

◆中医オンコロジーの国際化に向けて
　広安門病院腫瘍科では，2007年よりアメリカ国立がん研究所（NCI）の補完・代替医療センターと共同研究を開始している。共同で研究費を申請したり，ポスドク（博士研究員）の育成などを行ったりして，定期的に交流の場を設けている。
　今後は中国政府の支援を受けて，中医オンコロジーの扶正培本研究をさらに進めて，中薬による難病治療の水準を高めていく。つまり，扶正培本によるがん予防の研究を主体にして，さまざまな分野の研究手法を使い，臨床に活かすことを視野に入れながら，実験基礎研究や創薬の視点から治療理論の構築を行い，プロトコルや標準治療を確立する。それとともに，人材を育成し，臨床技術の向上を最終的な目標とする。臨床研究で中薬の効果を確認し，基礎実験でその作用メカニズムを解明し，中薬の作用の科学的な意味づけを行い，創薬のための研究を通して中医理論を高めて，日常臨床へとフィードバックする。こうすることで，中医オンコロジーの臨床に学術的な裏づけを行い，中医オンコロジーの国際化につなげていく。

中国式のがん治療は，がんの生物学的特性と臨床経過にもとづいたものであり，中医学の理念や方法を治療に導入したものである。弁証と弁病，ミクロとマクロの視点，局所と全身，標治と本治，祛邪と扶正，ライフスタイルと環境，治療意欲と社会的援助などの観点から治療が行われている。優れた治療法とその客観的評価法が確立されており，がん患者のQOLの向上と生存期間の延長に貢献している。こうした点では，他のどの国のがん治療と比較しても引けをとらないと自負している。

花 宝金

1 肺がん

概論

　肺がんは日常的によくみる悪性腫瘍の1つである。死亡率が高く，また世界各国で発病率が増加する傾向にある。アメリカ合衆国では，肺がんは腫瘍死亡者比率において，乳がん・前立腺がん・大腸がんを凌いで28％以上に達している。中国でも肺がんの腫瘍死亡者比率は20％を超え，5年生存率も約10％にすぎない。

　肺がんの予後はがん細胞の生物学的特性と，発見や治療開始の時期に左右されるが，早期では特異的な症状がないことが多い。中国では，外来初診患者のうち70～80％が進行期から末期の状態で発見されて，手術の機会を逸している。化学療法・放射線療法が発達し，分子標的治療薬が開発されている今日であるが，未だ予後の延長に関しては明らかな進歩はみられていないのが現状である。

　中薬治療は，肺がん患者の症状・苦痛を軽減し，QOL（生活の質）を向上し，生存期間を延長する効果が臨床的に観察されており，今後の研究による解明に期待がもてる。

　肺がんは，中医学の古典では「肺積」と記述され，また「息賁」「肺疽」「肺癰」「肺痿」「肺花瘡」などの病気の範疇にも属する。このような肺がんに相当する病態に対して，病因・病機・治療法・用薬に関する記載がある。

　肺がんの病因・病機に関しては，学者によって認識が異なるが，共通して正気の虚損と邪毒の内積の2方向からのアプローチがみられる。正気の虚損の原因としては，慢性肺疾患・栄養不良・遺伝子的要因・ストレス・感情の変調などの内因があげられる。また，喫煙・放射能被曝・発がん物質への暴露・大気汚染などの邪毒が外因としてあげられるが，特に環境汚染は近年，肺が

んの発病率増加の原因の1つとして注目されている。これらの有毒物質が気管を通って、あるいは他の経路で虚に乗じて肺に達し、毒邪と気血が混ざり合い、時間が経つと肺積になると考えられる。

また、本虚標実・虚実錯綜は、肺がん患者の病機にみられる特徴である。正気の虚と同時に病巣局部の実があり、そこでは気滞・血瘀・痰凝・毒聚などが生じている。治療は肺が基本であるが、肺だけにとどまらない。五臓の中では後天の本である脾（胃）と先天の本である腎が重要となる。

早期の肺がん患者は、痰の少ない乾性咳嗽・口乾咽燥・羸痩・少ない舌苔など、肺陰不足の臨床症状を呈し、進行期の患者は、倦怠感・息切れ・痰の少ない咳嗽・血痰・紅舌少苔・脈細弱などの気陰両虚の症状を呈する。末期になると、久病のため傷陰の状態となり、午後の発熱・赤ら顔・手掌足蹠の熱感・心煩不眠・盗汗・舌紅少苔あるいは剥離して無苔・脈細数などの陰虚火旺の症状が出現する。

治療法は医師により異なるが、補法として補益肺気・補陰潤肺・益気養陰・温腎健脾、瀉法として解毒散結・行気活血・化瘀解毒・化痰利湿などがあげられる。（平崎）

症例1

郁仁存（首都医科大学附属北京中医病院腫瘍センター名誉主任）

患者：高○，58歳，男性。
初診：1976年9月6日
主訴：胸痛・咳嗽・発汗
既往歴：完全右脚ブロック（1973年）
生活歴：喫煙（1963年まで20年間）
現病歴：1976年7月19日，咳嗽・上気道感染のため，胸部X線を施行し，右肺陰影・中葉無気肺を指摘された。気管支ファイバースコープでは右肺中葉開口部に肉芽組織を認め、生検では腺がんと診断された。8月31日，某病院にて診断的開胸術を行った。右肺中葉と心外膜の癒着，右肺尖部陳旧性結核，右中下葉の肺門部リンパ節の腫大と硬結を認め

た。さらに，右気管支後方と気管分岐部下方に，硬くなったリンパ節が気管後壁から左側縦隔まで伸びていた。肺門と縦隔に広範囲のリンパ節転移を認めたため，根治的な切除術は困難と判断し，後の放射線治療に備えて転移リンパ節の表面にステンレスの標識をつけただけにとどめて手術を終了した。

現症：20年前より，胃の不快症状・腹の張る感じ・軟便傾向がある。低血圧・貧血・栄養不良。かぜをよく引き，肺炎に罹りやすい。胸痛・咳嗽・発汗。

所見：舌淡・歯痕・薄白苔。脈細滑やや数。

中医診断：肺積・脾肺気虚・痰毒内結

治則：益気固表・化痰散結

処方：生黄耆30g，炒白朮10g，防風10g，浮小麦30g，煅牡蛎30g，煅竜骨30g，炙前胡12g，馬兜鈴10g，枇杷葉10g，草河車30g，夏枯草15g，川貝母10g，北沙参15g，五味子10g（煎薬，1日量），6日分を投与。

経過

2診（1976年9月13日）：服薬後，咳や痰が減ってきた。発汗も少なくなってきた。食欲は良好。舌象・脈象は以前と同じ。同じ治療方針とする。前回の処方から枇杷葉を去り，紫菀12g，半枝蓮30g，白花蛇舌草30gを加える。

3診（9月27日）：放射線治療1回2Gyを7回施行。食欲はあまりない。咳は多くはない。舌淡紅・歯痕・薄白苔。脈細滑。放射線療法に合わせるため，健脾補腎・化痰散結法に変更。処方は生黄耆30g，党参15g，白朮10g，茯苓12g，神麴10g，天門冬15g，女貞子15g，菟絲子10g，鶏血藤30g，貝母10g，前胡12g，夏枯草15g，石葦30g，半枝蓮30g（煎薬，1日量）とする。

4診（10月18日）：放射線療法中に手掌の熱感が出現し，夜間尿の回数が多くなった。大便は正常。舌淡紅・歯痕。脈細滑数。前回の処方から天門冬・神麴・前胡・夏枯草・石葦を去り，沙参15g，生地黄10g，熟地黄10g，丹参15g，芡実12g，首烏藤30g，益智仁12gを加えた。

5診（11月15日）：コバルト60とリニアックを合わせて70Gy照射し，放射線治療は終了したが，明らかな反応はみられなかった。不眠・手掌の熱感がある。舌淡紅・歯痕・薄白苔。脈左沈細滑・右弦滑。放射線で傷陰し気を消耗したと考えて，治療を益気養陰・解毒抗癌とする。処方は沙参30g，生地黄10g，生黄耆30g，鶏血藤30g，女貞子30g，枸杞子12g，栝楼30g，貝母10g，前胡12g，桃仁10g，山豆根15g，草河車30g，竜葵30g，半枝蓮30g，炒棗仁15gとする。

1976年12月20日〜77年4月：この期間に一度かぜを引き，放射線肺臓炎も指摘されたが，抗生物質と中薬治療で緩解した。その後，フルオロウラシル（5-FU）を隔日投与で20回（総投与量20g），ロムスチン毎回80mgを内服した。化学療法と同時に中薬を継続服用したところ，副作用もさほどなく，化学療法を順調に行うことができた。

1977年4月11日：全身状態良好。食事摂取，顔色ともに良い。舌淡紅・歯痕。脈細滑やや数。地固め療法として，健脾益気・解毒散結法を行う。処方は生黄耆20g，党参15g，白朮10g，生山薬18g，半夏12g，砂仁6g，夏枯草15g，貝母10g，海藻10g，焦三仙30g，沙参18g，半枝蓮30g，白花蛇舌草30g，竜葵30g，前胡10g，紫苑10gとする。

患者は1977年5月から郭林新気功[*1]を学び始めた。毎日4〜5時間，気功を一所懸命に実践し，気力・体力・食欲がどんどん改善していくのを自覚した。同時に扶正祛邪の中薬の服用を毎日継続した。

その後腫瘍の消失を確認。毎年定期的に胸部X線と全身検査を行ったが，再発や転移の兆候はほとんど認められなかった。1979年初め，職場に復帰した。同年10月11日の心電図検査では，完全右脚ブロックの所見は認められなかった。

1980〜83年4月：病状は安定している。治療方針は変えずに加減する。生黄耆30g，党参15g，白朮10g，茯苓10g，焦三仙30g，山薬10g，炮姜6g，白英30g，竜葵30g，女貞子10g，首烏藤30g，藤梨根30g，石見穿30gを用いる。

1983年4月〜84年7月：ときどき心拍が速くなり，大便が軟らかくなる。舌淡紅・歯痕。脈細滑。健脾益気・解毒抗癌を治療法とする。生晒参5g（別煎），沙参30g，太子参20g，生黄耆20g，白朮10g，茯苓10g，山薬

10g，焦三仙30g，五味子10g，麦門冬15g，川貝母10g，夏枯草15g，白花蛇舌草15g，野菊花10g，馬尾連10gを処方。

1985年1月：入院にて全身を検査。結果は血沈・肝機能・腎機能は正常。血糖131mg/dl，ブドウ糖負荷試験におけるCペプチド分泌量は正常より高値で，インスリン非依存性（2型）糖尿病と診断された。胸部X線では肺紋理が増強し，右側胸壁に胸膜肥厚を認めたが，喀痰塗抹染色ではがん細胞は認められなかった。免疫グロブリンはやや低値。E-ロゼット形成率29%（活性24%）で，やや低値。腹部超音波検査では異常を認めなかった。血液・尿・便検査は異常なし。24時間心電図モニター上，1日42回の上室性期外収縮がみられたが，病的意義はなし。中薬を継続服用し，気功の練習を続ける。

1985年5月～86年3月：感冒・咳嗽発作を繰り返し，2度肺炎を合併した。その際に右肺中葉の無気肺を認めたが，感染症治療にて消失。免疫機能検査ではIgG 1,250mg/dl，IgA 1,239mg/dl，IgM 725mg/dl，E-ロゼット形成率36%（活性12%）。健脾補腎・化痰止咳の中薬に変更した。生黄耆30g，太子参30g，沙参30g，茯苓10g，党参15g，白朮10g，仙霊脾10g，女貞子15g，枸杞子10g，麦門冬15g，紫苑10g，桔梗10g，焦三仙30g，陳皮10g（煎薬，1日量）とし，常服する。

1986年10月25日（最後の外来診察）：診断的開胸術後10年2カ月。患者の病状は安定し，心臓も安定。食欲・大小便正常。舌質淡紅・薄白苔。脈細滑。各項目の検査では明らかな異常はなし。このため，「中薬治療はしばらくやめてみたらどうか」と説得した。

その後，患者はかかりつけの病院を毎月1度，定期的に受診していた。全身状態は良好で，顔色はよく，元気で，食欲も良好であった。毎日気功を実践し，北京抗癌友の会[*2]のスター的存在であった。一度口腔がんに罹ったが，治療にてコントロールされた。1999年，心臓疾患で死亡。享年81。開胸術を行ってから23年にわたって生存したことになる。

考察

多くの患者は，腫瘍に罹患した際に手術や化学療法・放射線療法を恐れるあまり，中薬のみの治療を選択する。しかし，そのために病気を根治できる

機会を逸している例も一部にある。本症例で放射線治療が成功したのは，術中にステンレスで転移リンパ節をマーキングしたことで，放射線照射の部位を正確に特定できたことに大いに関係がある。

　患者は術後1週間目より益気固表・化痰散結の中薬を服用し始め，回復も速やかで，放射線治療に向けて体力的に準備することができた。

　本症例で放射線治療が成功した理由は，①手術時に放射線照射部位をマークし，照射を正確にできたことや，うまく中薬を服用して調理できたことで，術後の回復が速やかで，放射線治療が術後2週間で開始できたこと，②健脾補腎・活血補陰の中薬を合わせたことで，放射線の副作用が少なく，順調に根治量を照射できたこと，③本来，腺がんは放射線感受性がよくないが，中薬を服用したことで感受性を改善することができた可能性があること，などがあげられる。これは，中西医結合治療の優れた点になる可能性がある（5-FUは1クールのみであり，効果はさほど大きくないと考えられる）。

　患者は放射線治療を終えた後，まもなく郭林新気功を習い始めたが，気功は一種の全身治療であり，体の陰陽のバランスを調え，経絡を疏通し，気血の運行と新陳代謝を促進し，免疫力を増強させた可能性がある。また，心身のリハビリにも非常に有意義である。

　同時にこの患者は，頑張って中薬を服用すること10年の長きに達した。郁氏は，診察時の病状に応じて，弁証と弁病を結合させる考えから，益気健脾・養陰補腎を主とした扶正治療，清熱解毒・軟堅散結・化痰利湿・活血化瘀・消腫攻毒による抗がん治療を行った。同時に放射線療法のような局所治療と中薬や気功による全身治療をうまく取り入れた。放射線治療後，病勢はコントロールできていたが，免疫機能が低下しており，中医学では脾腎双虧といわれる状態であったため，毎回の処方では扶正培本・益気補腎の中薬の比率を大きくした。

　この患者は，終始科学的な視点を持ちながら，医師の言うことをよく守った。持病をもつ妻に長年にわたって自身の病気を隠していたため，いわゆる民間療法や高貴薬は使えなかったが，心身を同時に治療し，定期的に診察していたため，良好を得ることができた。

　本症例で用いた中薬は**表**の通りである。

*1 郭林気功：郭林（1909-1984）により提唱された気功法。女史は40歳で子宮がんを発症し手術，その後50歳で膀胱転移が発覚，末期であると宣告された。五禽戯や中医学や西洋医学から創製した気功法によりがんを克服した自らの経験に基づいている。体に負担のかからない歩行を主体とした気功法。

*2 北京抗癌友の会（北京抗癌楽園）：1990年に設立されたがん患者同士の交流のための会。北京市海淀区に事務所がある。講演・啓蒙・出版活動などを行う。

Comment

この症例は，発見時にリンパ節転移の記載があることから，腺がん Stage ⅢAであったと考えられる。放射線療法と化学療法に加えて中医治療を行い，23年にわたって生存したことから，画像所見の記載はないが，おそらくがんは完治していたと考えられる。一般に，切除不能の非小細胞肺がん Stage ⅢAでは5年生存率は10～15%といわれていることから，この症例はきわめて良好な経過を辿ったといえる。

これは，「弁証と弁病の結合」がうまく行われた結果と考えられる。弁証とは症状の組み合わせから分析していくことで，弁病とは病名から原因や治療法を分析することであるが，この両方を取り入れるのが「弁証と弁病の結合」である。この症例の場合は，弁証して益気健脾・養陰補腎の治療法を考え，弁病して抗がん生薬を処方に組み込んだことになる。（平崎）

表 症例1で用いた生薬

分類	生薬
扶正薬	黄耆・生晒参・太子参・党参・沙参・天門冬・麦門冬・五味子・女貞子・枸杞子・菟絲子・生地黄・熟地黄・芡実・益智仁・炒棗仁・桑螵蛸・仙霊脾・首烏藤・白朮・茯苓・山薬・白芍
清熱解毒薬	蒲公英・半枝蓮・白花蛇舌草・竜葵・石見穿・白英・蛇莓・金銀花・馬尾連・藤梨根・山豆根・草河車・土貝母・魚腥草
化痰散結薬	夏枯草・栝楼・貝母・杏仁・前胡・桔梗・馬兜鈴・紫菀・陳皮・半夏・白僵蚕・海藻・天南星・生牡蛎など
活血化瘀薬	桃仁・蟾酥・地竜・䗪虫・赤芍・水蛭・丹参・鶏血藤など
消腫止痛薬	徐長卿・蟾酥

症例2

黎月恒（湖南省腫瘤病院）

患者：高○，男性，1963年生。
主訴：腹部膨満感
初診：2006年1月25日
現病歴：2005年10月初め頃より乾性咳嗽が出現した。次第に増悪し，胸痛・嗄声症状も出現してきたため，湖南省の某大学附属病院を受診。同年12月3日に施行したCT検査で，左肺門に6×7cm大の腫瘍塊（分葉，境界不鮮明）を認めた。病変は縦隔に波及し，左肺静脈・リンパ節と癒合し下行大動脈を半周していて，左肺と左肺門の血管の境界が不鮮明になっていた。また，両側の上肺野にはブラを認めた。同日に行われた気管支内視鏡検査では，声帯閉鎖不全・左声帯の麻痺・左肺上部に乳頭状の腫瘍塊を認めた。腫瘍塊は，気管を完全閉塞し，周辺の粘膜には凹凸があり，腫脹と発赤を伴っていた。病変は気管支第1分岐左外側壁に及び，粘膜の腫脹と出血を起こし，光沢は不良であった。

病理診断は中分化型腺がん。臨床診断は左肺気管支肺がん，中央型，T2 N2 M0，ⅢB期，中分化型腺がん，縦隔浸潤，縦隔リンパ節転移，左側胸水。

2005年12月6日〜06年1月25日，湖南省腫瘍病院内科に入院加療となった。入院時の頭部CT検査と骨シンチグラフィーでは転移巣は認められなかった。軽〜中等度の混合性換気障害。肝機能・腎機能・血液算定などは，ほぼ正常範囲内。

2005年12月15日〜06年1月16日，化学療法（エトポシド0.8g，シスプラチン320mg）を2クール施行。1月24日のCT検査では腫瘍塊は4×3.5cm大（辺縁不鮮明，実質不均一）となった。咳嗽は軽減し，胸部苦悶感・息切れは好転したが，黄色く粘稠な喀痰や食欲不振，倦怠感などが出現したため，患者はさらなる化学療法を拒否して，リスクを承諾したうえで同院を退院。同年1月25日，中薬治療を希望

して当科を受診した。
現症：家族に支えられて診察室に入ってきた。顔色が悪く，つらそうにしている。疲労倦怠感がある。前屈みがちで声が低く，けだるそうに話す。腹部は膨満して痛み，触られるのを嫌がる。3日も大便が出ていない。
所見：舌質紅でやや乾燥し，薄黄苔が付着。脈は細数。
中医診断：腑気不利・肺気陰両虚
治則：急下存陰・養陰清解

処方と経過

まず，①人参10g，黄耆15g，枳実10g，大黄10g，厚朴15gを服用するように指示した。

1剤を飲み終えると排ガスがみられ，大便も下った。3剤を服用して，腹痛が止み，食欲が出て，元気が出てきた。

続いて，②百合10g，熟地黄10g，生地黄10g，玄参10g，当帰10g，麦門冬10g，白芍10g，北沙参15g，桑白皮15g，黄芩15g，蚤休30g，臭牡丹30g，白花蛇舌草30g，白参10g，黄耆15gを処方した。

20剤を服用した時点で再診。顔面の浮腫・咳嗽息切れ・黄色痰・口乾があり，食はまだ細く，倦怠感脱力感もあった。そこで，②に陳皮10g，大腹皮15g，鶏内金10g，穀芽15g，麦芽15gを加えて，2カ月間服用した。体力は徐々に回復し，食事摂取も改善し，体重が増加した。咳嗽も軽度で，発熱はみられなかった。

その後は2～3カ月おきに受診し，検査と処方の調整を行った。処方は②を基本処方として症状に応じて加減した。X線上は腫瘍塊の縮小を認め，患者の心理状態もよく，半日の勤務が可能となった。

2007年4月19日，CTを再検したところ，左肺内に明らかな腫瘍影はみられなかったため，治療を継続。同年9月17日のCT検査でも腫瘍影はみられず，縦隔内リンパ節の腫大や胸水も認められなかった。引き続き中薬の服用を継続。

2008年2月25日のCTでも腫瘍塊は確認されず，寛解したと考えられた。患者は，ときに感じる疲労感以外の不調はみられなかったが，継続服用と定

期的検査を行って，再発や転移に備えるように指示した。

> 考察

　この症例は肺がん（中分化型腺がん）ⅢB期であり，縦隔リンパ節転移があり，腫瘍と大血管の癒着を認めたため，手術ができず化学療法を行った。内科で2クールの化学療法を行って腫瘍塊の縮小がみられ，症状も軽減していたため，本来ならば化学療法を継続すべきであったが，患者が化学療法を拒否し，中薬治療を希望した。初診時，病気は進行性ではなかったが，化学療法の影響で食欲が落ち，津液の化生に障害が生じて大腸の動きが悪くなり，大腸内の便が乾いて便秘になった。腑気の不利が生じ，腹部膨満症状が出現してきて，なんとも言いがたい苦痛が生じた。病気はすでに臓から腑に及び，腑が実して臓を犯し，息切れや咳嗽がかえってひどくなった。化学療法の後，正気が損傷を受けて肺気がさらに虚したため，受診時は俯きがちで言葉少なめに気だるそうに話していた。これらは，おしなべて化学療法の副作用による症状である。

　治療に際しては，弁病と弁証を合わせて考え，同時に急な症状に対しては，まず標治を行うべきで，最初に①の処方を投じた。この中の人参・黄耆で肺気を補い，存陰しながら枳実・大黄・厚朴で急に下すという両方の治療を行った。つまり釜底抽薪*1の治療で諸症状の改善が認められた。

　この患者の臨床症状は肺気陰両虚であり，続いて益気養陰・清熱解毒の治療法を採用した。処方中の百合・麦門冬・生地黄・熟地黄・白芍・沙参で益気養陰・生津潤肺しつつ，蚤休・臭牡丹・白花蛇舌草で清熱解毒・散瘀止痛し，また桑白皮・黄芩・玄参で瀉肺清熱・止咳化痰を行った。加えて，当帰を併用することで，薬物の作用を局所に到達させ，薬の相互作用により益気養陰・清熱解毒の効能を高めた。次の段階では腫瘤が消失しておらず，邪毒が消え去っていなかったため，この処方中に陳皮・大腹皮・鶏内金・穀芽・麦芽を加えて補脾消食し，気血を化生する後天的な生体の機能を高め，培土生金*2を図った。

*1 釜底抽薪（ふていちゅうしん）：釜の下で燃えている薪を取ってしまえば，沸騰は止まるという意味で，もともとは兵糧攻めを意味する用語。中医学では，下剤や利尿剤を使って大小便を排泄することで裏熱を除く，という意味に用いている。

*2 培土生金
ばいどしょうきん
：五行論では，土は脾を，金は肺を意味する。つまり脾を補うことで肺気を補益するという意味。

Comment

　この症例は，化学療法を中断して中薬治療のみで加療した結果，Stage ⅢBの中分化腺がんが消失した例である。化学療法が遅れて奏効した可能性も否定できないが，2クールの化学療法のみでStage ⅢBの肺がんを寛解に持ち込めたと考えるのは無理がある。何らかの機序で中薬が抗腫瘍効果を発揮したものと思われる。また少なくとも治療によって体力が回復し，その後の増悪や再発を予防できたといえる。（平崎）

症例3

郁仁存（首都医科大学附属北京中医病院腫瘍センター名誉主任）

患者：王○，61歳，男性。
初診：2004年6月15日
主訴：咳嗽・息切れ・胸痛
現病歴：元来は健康。1998年に右下肺腺がんと右下顎腺がんに対して計2回の手術を施行した。下顎腺がん術後には放射線を40Gy照射したが，血算の数値が低下したため化学療法は行わず，中薬治療を開始した。以降，約5年は安定した経過を辿ったが，2003年より血小板減少が出現した。たびたび骨髄生検を行ったが，ほぼ正常の結果で，原因は同定できなかった。中薬は，抗腫瘍目的のものから血液内科で処方されたものに変更されて8カ月になるが，血小板数は3～5万/μlで，明らかな上昇はみられなかった。2004年6月8日，CT検査では，左肺に多発転移巣（約2～10mm径）を認めた。血小板減少のため化学療法を行えず，代わりにプレドニゾロン20mgを内服投与された。血液検査では，抗血小板抗体の上昇を認め，Tリンパ球分画はCD4陽性T細胞が低めで，CD8陽性T細胞が高めの結果。

既往歴：高血圧・糖尿病・心血管系の病気・肝炎・結核などの特記すべき既往なし。

生活歴：喫煙歴なし。飲酒嗜好なし。

所見：咳嗽・息切れ・胸痛。舌質淡胖で白膩苔が付着。脈は沈細滑（右は反関）。

西医診断：右下肺腺がん術後・左肺内転移・特発性血小板減少性紫斑病・右下顎腺がん術後。

中医診断：肺積・肺腎気虚・瘀血内生

治則：補気活血

処方：柴胡10g，当帰10g，赤芍10g，丹参15g，鶏血藤30g，女貞子15g，枸杞子10g，生黄耆30g，太子参30g，山茱肉10g，夏枯草15g，浙貝母10g，草河車15g，茜草15g，石葦15g，大棗6個，鹿角膠10g（煎液に溶かす，以下の用法は同様）

経過

2診（2004年6月29日）：血小板数（PLT）が6.4万/μlに上昇。咳嗽・息切れ・胸痛症状はある。食事は摂れている。大便は硬い。舌質は暗赤で瘀斑があり，黄白苔が付着。脈は沈細滑。治療原則は変えないこととする。杏仁10g，橘紅10g，柴胡12g，当帰10g，鶏血藤30g，枸杞子10g，生黄耆30g，太子参30g，山茱肉10g，草河車15g，茜草15g，石葦15g，夏枯草15g，大棗8個，焦三仙各10g，鶏内金10g，砂仁10g，鹿角膠10g，升麻8g，雷公藤15g。

3診（7月20日）：前回の処方を服用後，PLTが8.5万/μlとさらに上昇。咳嗽・息切れ・胸痛の症状は依然ある。食事は摂れており，大便も順調。舌質は暗赤で歯痕が著明，黄白苔が付着。脈は沈細滑。補腎疏肝・化痰祛瘀を行うこととする。杏仁10g，前胡10g，太子参30g，生黄耆30g，桃仁10g，当帰10g，柴胡10g，茜草15g，山茱肉10g，石葦15g，大棗8個，升麻10g，雷公藤15g，焦三仙各10g，鶏内金10g，砂仁10g，草河車15g，竜葵20g，鹿角膠10g。

4診（9月24日）：CT検査で腫瘍の縮小傾向を確認。PLT 8.2万/μl。咳嗽，中等量の白色痰。食事は摂れており，大小便も順調。舌質は淡紅で，薄白

苔が付着。脈は沈細滑。前回の治療方針を継続する。前胡10ｇ，杏仁10ｇ，百部10ｇ，桔梗10ｇ，生甘草6ｇ，柴胡10ｇ，当帰10ｇ，山茱肉10ｇ，升麻10ｇ，雷公藤15ｇ，石葦15ｇ，大棗6個，浙貝母10ｇ，夏枯草15ｇ，焦三仙各10ｇ，鶏内金10ｇ，砂仁10ｇ，草河車15ｇ，鹿角膠10ｇ，太子参30ｇ，生黄耆30ｇ。

5診時（10月15日）：最近，行った検査結果では，PLT 5.3万/μl，白血球数（WBC）4,000/μl，Hb 14.7ｇ/dl。咳嗽は軽減したが，急に咳き込むこともある。痰は灰白色で粘り気がある。主に，朝起きたときに額の痛みがあり，粘っこい鼻水が出る。食事摂取は良好で，睡眠も良好。大便はやや硬め。舌質は淡紅で，乾燥した薄白苔が付着。脈は沈細滑。化痰薬の作用を強化する。前胡10ｇ，杏仁10ｇ，紫菀10ｇ，当帰10ｇ，生黄耆30ｇ，柴胡10ｇ，生甘草8ｇ，茜草15ｇ，夏枯草20ｇ，浙貝母10ｇ，石葦15ｇ，大棗8個，草河車15ｇ，山茱肉10ｇ，雷公藤15ｇ，鹿角膠15ｇ，焦三仙各10ｇ，鶏内金10ｇ，砂仁10ｇ。

6診（11月2日）：右下肺腺がん・右下顎腺がん術後7年，左肺転移発覚後4カ月あまりが経過。PLT 6.1万/μl，WBC 4,200/μl。ときに咳き込み，痰は粘っていて出にくく，咽の違和感，歯肉の腫れと痛みがある。舌質は淡紅で裂紋があり，白苔が付着。脈は沈細滑。治療は補気養陰・通宣肺気とする。処方は，前胡10ｇ，杏仁10ｇ，浙貝母10ｇ，沙参30ｇ，升麻10ｇ，柴胡10ｇ，生黄耆30ｇ，太子参30ｇ，茜草15ｇ，石葦15ｇ，大棗6個，雷公藤15ｇ，草河車15ｇ，焦三仙各10ｇ，砂仁10ｇ，鹿角膠10ｇ，炙甘草6ｇ。

7診（12月28日）：PLTは4～5万/μlで経過し，抗血小板抗体は陽性のまま。11月30日のCT検査では，左胸膜下多発転移巣は前回に比べて縮小傾向で，病巣の減少を認めた。両肺野に新たな転移病巣は認められない。咳嗽はあるが，痰は多くはない。睡眠状態は不良。舌質は暗赤色，白苔が付着。脈は沈細滑。処方は夏枯草15ｇ，浙貝母12ｇ，雷公藤15ｇ，川芎10ｇ，柴胡10ｇ，赤芍10ｇ，茜草15ｇ，石葦15ｇ，大棗8個，生黄耆30ｇ，太子参30ｇ，鹿角膠10ｇ，草河車15ｇ，白花蛇舌草30ｇ，焦三仙各10ｇ，鶏内金10ｇ，砂仁10ｇ，前胡10ｇ，杏仁10ｇ，百合10ｇ。

8診（2005年1月25日）：現在は中薬治療のみを行っている。WBC 3,600/μl，

Hb 14.2g/dl, PLT 6.5万/μl。咳嗽があり, 白色痰。たまに発作的に胸が締めつけられるような痛みがある。不眠。口が渇く。大小便は順調。舌質は暗赤色で裂紋があり, 乾燥した薄黄苔が付着。脈は沈細弱。処方は石葦15g, 茜草15g, 雷公藤15g, 柴胡10g, 紫菀10g, 浙貝母10g, 夏枯草15g, 草河車15g, 白花蛇舌草30g, 女貞子15g, 枸杞子10g, 山茱肉10g, 大棗6個, 焦三仙各10g, 鶏内金10g, 砂仁10g, 炒棗仁30g, 首烏藤10g。

9 診（2月22日）：WBC 4,500/μl, Hb 14.6g/dl, PLT 4.5万/μl。咳嗽があり, ときに心窩部の脹りを感じる。食事は良好。寝つきが悪い。大小便は順調。舌質は暗赤色で黄白苔が付着。脈は細滑。処方は柴胡10g, 赤芍10g, 升麻10g, 紫河車10g, 夏枯草15g, 浙貝母10g, 草河車15g, 女貞子15g, 枸杞子10g, 山茱肉10g, 生黄耆20g, 炙甘草6g, 太子参30g, 陳皮10g, 大棗6個, 焦三仙各10g, 鶏内金10g, 砂仁10g, 鹿角膠10g。

10 診（4月26日）：WBC 4,800/μl, Hb 13.5g/dl, PLT 5.4万/μl。CT検査では, 2004年11月と同様で, 両肺野に新たな病変の出現を認めなかった。咳嗽なし。たまに関節痛がある。食事摂取・睡眠・大小便, いずれも順調。舌質は暗赤で, 白苔が付着。脈沈細弱。処方は柴胡10g, 升麻10g, 生黄耆30g, 太子参30g, 丹参15g, 赤芍15g, 山茱肉10g, 女貞子15g, 夏枯草15g, 草河車15g, 茜草15g, 石葦15g, 大棗6個, 焦三仙各10g, 砂仁10g, 鹿角膠10g。

11 診（8月2日）：WBC 4,600/μl, Hb 14.5g/dl, PLT 7.2万/μl。6月に施行したCT検査では, 転移巣が好転していて, 4カ所あったものが2カ所に減り, いずれも直径1cm以下になっていた。抗血小板抗体高値。ときに咳嗽がある。食事摂取・睡眠ともに良好。舌質は暗赤で歯痕があり, 黄白膩苔が付着。脈は沈細。処方は, 夏枯草15g, 草河車15g, 浙貝母10g, 茜草15g, 石葦15g, 大棗6個, 生牡蛎30g, 柴胡10g, 升麻10g, 女貞子15g, 生黄耆30g, 当帰10g, 鶏血藤30g, 焦三仙各10g, 鶏内金10g, 砂仁10g, 山茱肉10g, 紫河車10gとした。

2007年1月：その後の経過を問い合せたところ, 病状は落ち着いているとのことだった。血小板数は安定し, 最近の結果は6.4万/μl。抗血小板抗

体は依然として高値だが，肺の転移巣は好転しているとのこと。全身状態もよく，ADLも高く，いつも通りに仕事をこなしている。中薬の服用は継続しているとのことであった。

> **考察**

本症例では，右肺の腺がん切除術と右顎下腺がん手術を行った後，下顎に放射線治療を行ったのみで化学療法は行わず，中薬を服用して再発や転移がみられなかった。しかし，血小板減少を指摘された後に抗腫瘍中薬を中止して血液内科の中薬治療に切り替えたところ，8カ月後に左肺に多発転移巣が出現した。そこで免疫抑制作用のある中薬（柴胡・当帰・赤芍・生甘草・大棗・砂仁など）に益気活血の中薬（生黄耆・太子参・丹参・鶏血藤など）を合わせ，加えて補腎填精*の女貞子・枸杞子・山茱肉・鹿角膠・紫河車などを補助的に用い，さらに軟堅散結の夏枯草・浙貝母・草河車と，血小板を増加させる作用のある茜草・石葦・大棗などを加えた。この処方を開始して2週間後には血小板の上昇がみられた。さらに，血小板増加作用のある升麻・雷公藤，抗腫瘍作用のある竜葵などを加えることで腫瘍の縮小が認められ，新たな転移・再発巣を認めることなく，3年以上にわたって良好な経過を辿っている。

＊ **補腎填精**：腎を補い，腎精を充填すること。

> **Comment**

がんは進行しなければ命に関わることはない。進行しないように上手にがんと付き合うことができれば，治療は成功しているといえる。本症例のように，中薬を併用することでがんの進行を抑え，かつ合併症（特発性血小板減少性紫斑病）もコントロールできていることをみると，中薬の効果が理想的に発揮された例であるといえる。（平崎）

症例 4

林洪生（中国中医科学院広安門病院腫瘍科主任）

患者：陳〇, 51 歳, 女性。
初診：2002 年 9 月 19 日
主訴：咳嗽・胸痛
現病歴：2000 年 8 月より, 発作的に空咳が出て嗄声が出現した。胸部CT検査では, 左肺占拠性病変を指摘された。北京市宣武病院での気管支鏡検査の生検による病理診断の結果は, 低分化腺がんであった。骨髄穿刺・骨シンチグラフィー・腹部単純 X 線撮影では, 異常は認められなかった。初期計画として, 化学療法や放射線療法を含む治療が組まれた。2000 年 9 月 15 日から 11 月 2 日までに総計 33 日間の胸部に対する放射線治療（45.4Gy）を受け, 効果はPR（部分寛解）であった。その後, 縦隔・鎖骨上リンパ節の腫大と, 両側肺転移が出現した。そこで, 2002 年 1 月 2 日から 5 月 29 日まで化学療法（ビノレルビン＋シスプラチン）を 6 コース行った。化学療法後のCT検査では, 縦隔・鎖骨上リンパ節および両側肺転移病巣の増大（最大 1.5×1.5cm）を認め, さらには両側放射線肺臓炎も出現し, 化学療法後の評価はPD（増悪）であった。体力が低下して, KPSスコア 50 点*となったため, 中薬治療を希望し, 当科受診となった。
現症：息切れ・労作時の喘鳴・咳嗽・多量の喀痰。顔色は土色で, 嗄声・倦怠感がある。食事摂取・睡眠・大小便は正常。
所見：舌質暗赤で, 薄黄色の微膩苔が付着。脈は沈細。
中医診断：肺積・痰湿瘀阻・脾胃不和
治則：祛湿化痰・化瘀散結・健脾和胃・扶正抗癌
処方：清半夏 10g, 竹筎 12g, 茯苓 12g, 桔梗 10g, 浙貝母 10g, 蘇梗 10g, 陳皮 6g, 杏仁 10g, 生黄耆 20g, 鬱金 10g, 党参 12g, 枸杞子 12g, 竜葵 15g, 半枝蓮 15g, 白英 15g, 白花蛇舌草 30g（煎薬, 1 日量）を分 2 で処方した。

> 経過

2診（2002年11月28日）：11月12日のCT検査では縦隔・鎖骨上リンパ節および両側肺転移病巣の縮小（最大0.8×1.0cm）と放射性肺炎の好転を認めた。効果はPR。受診時，咳嗽・喘鳴は明らかに軽減していた。空咳はあるが，痰の量は減少した。下肢の脱力感と皮膚瘙痒感がある。食欲・睡眠・大小便は正常。舌質紅色で白膩苔が付着。脈は沈細やや滑。弁証は気陰両虚で，治療は益気健脾・滋陰清熱・化痰散結・扶正抗癌とした。処方は法半夏10g，竹筎12g，茯苓12g，浙貝母10g，桔梗10g，魚腥草10g，金銀花12g，党参12g，生黄耆15g，桑寄生10g，枸杞子12g，白鮮皮10g，土茯苓15g，草河車10g，白英15g，徐長卿15g（1日量）を分2で服用とした。

3診（2004年7月29日）：咽の不快感・腹部膨満感・軽度の咳嗽などの自覚症状がある。食欲・大小便は異常なし。舌質は紅薄，白苔が付着。脈は沈細。目下の状態は安定していると判断した。弁証は肺脾気虚で，治療は益気補肺・健脾化痰・化瘀散結・扶正抗癌とした。処方は，太子参12g，香附子10g，枳殻10g，大腹皮10g，枸杞子12g，桑白皮10g，蒲公英10g，桔梗10g，党参12g，胖大海15g，薄荷6g，玄参12g，八月札15g，凌霄花15g，百合12g，半枝蓮15g（煎薬，1日量）を分2で服用とした。その後患者の病状は安定した。2007年10月時点の検査では，がんの進行は認められなかった。目下のところ，通常通りの生活ができ，仕事にも復帰している。

> 考察

肺がんは，中医学では肺積に属する。主に正気の虚損により六淫の邪が虚に乗じて侵入し，肺臓の機能が低下し，昇降が失調し，気機が不利となる。ついで血分も障害され，津液がうまく行きわたらなくなり，津液が滞って痰になり，痰が凝縮して気滞となり，痰が絡脈につまる。そして，ついに痰の滞りが膠結となり，長期間を経て肺腫瘍となる。肺がんは全身の虚と局所の実邪という，一種の虚実錯雑の疾病である。肺がんの虚には，気虚や陰虚あるいは気陰両虚がよくみられる。肺がんの実とは，気滞・血瘀・痰凝・毒聚にほかならない。弁証においては，まず虚実の配分を見極めて，扶正が主か，

あるいは祛邪（抗癌）が主か，あるいは扶正と祛邪両方が重要であるのかを決めなければならない。本症例では，患者の体力をみて，扶正と祛邪の関係を決定し，弁証して薬を加減したところ，腫瘍の増大を抑えて安定させ，患者の症状を軽減し，QOLを改善させるといった効果がみられた。

＊KPSスコア：KPSはKarnofsky Performance Status（カルノフスキー指数）の略。がん患者の全身状態をスコア化したもの。正常の場合は100点であり，状態が悪くなるほど値は下がる。このスコアが50点ということは，労働することは不可能で，さまざまな程度の介助を必要とし，病状を考慮した看護および定期的な医療行為が必要な状態である。

Comment

記載によると，Stage IVの症例である。予後の悪い低分化腺がんで，放射線治療や化学療法にも抵抗性であり，PD（増悪）の状態から中薬治療を開始し，5年にわたって進行を抑制できている。通常の肺がんの経過から考えると，かなり特異的であり，中薬治療が奏効した可能性が高い。（平崎）

症例5

張代釗（北京中医薬大学教授）

患者：趙〇〇，64歳，男性。
初診：1997年4月
主訴：咳嗽
現病歴：患者は1996年初めに刺激性咳嗽が出現し，それに伴って痩せてきた。同年5月，血液混じりの痰を2回，喀出した。X線検査で右上肺野の陰影を指摘され，中日友好病院を受診。胸部単純X線，CT検査，気管支ファイバースコープと肺生検などを施行し，「左肺門縦隔リンパ節転移および下行大動脈浸潤，縦隔転移，左上肺閉塞性肺炎，左側胸水を伴うIV期の左上肺扁平上皮がん」と確定診断された。骨シンチグラフィーでは，肋骨と胸椎転移を疑わせる所見を認めた。CEA

11.4μg/ml。

　同年 6 月より化学療法と中薬治療を開始，エトポシド・イホスファミド・シクロフォスファミドの抗がん剤を開始，1 クール施行した後，左肺野および縦隔部位に放射線療法 60Gy を施行し，病状はおおむね好転した。しかし同年 12 月に頭痛とめまいが出現し，下肢に力が入らなくなり，左半身の動きが鈍くなった。脳CTでは，多発性脳転移の所見が認められた。そこで全脳照射 50Gy を施行したところ，腫瘍はやや縮小し，症状は軽減した。また，化学療法フルオロウラシル・ピラルビシンを追加したが，1 週間後には白血球数の低下と全身衰弱が認められたため，中止となった。

現症：咳嗽があり，少量の白粘稠痰，ときに黄色の痰を喀出する。ときに頭部の不快感を感じる。食欲はない。大小便は正常。動くと息切れがする。

所見：顔色は青白い。淡白舌で歯痕があり，薄い黄苔が付着。脈は沈細。

中医診断：気陰両虚・痰濁壅盛[*1]・瘀毒内阻[*2] の証に属すると考えられた。

治則：益気養陰・健脾化痰・化瘀解毒

処方：沙参15g，麦門冬9g，五味子9g・陳皮9g，貝母9g，栝楼20g，薏苡仁30g，神麹15g，山楂子15g，百合20g，鼈甲15g，赤芍9g，竜葵20g，草河車15g，半枝蓮30g，魚腥草20g。毎日1剤を水煎して服用。

　その後は，胸の悶え感や息切れが明らかなときは，生黄耆30g，薤白9g，冬虫夏草2g（別煎）を加え，痰に糸状の血が混じる際は，仙鶴草30g，白茅根20g，腫瘍が増大した際は，海藻15g，山慈菇20g，莪朮9g，胸水が出現した際は竜葵を30gまで増量して，別に車前子20g，草果20g，沢瀉15g，猪苓20gを加え，頭痛が明らかなときは川芎9g，葛根20g，天麻9gなどを症状に応じて加減した。

経過

　中薬治療を継続すること 1 年半あまりで，諸症状が徐々に軽減した。肺・胸部・脳の腫瘍はやはり増大傾向であったが，全身状態はよい。飲食・排便・排尿・睡眠は正常で，精神状態もよく，顔色も紅潤。身体機能はKPSスコ

ア80点。中西医結合治療を始めてから現在(経過観察終了時)に至るまで，この患者は3年近く生存している。

考察

肺がんは，中医学の「肺積」の範疇に属し，正虚邪実の証である。なかでも気陰両虚のものが多い。実邪は，気滞・血瘀・痰凝・毒聚となって現れる。方中の沙参・麦門冬・五味子・百合は養陰潤肺に，生黄耆・冬虫夏草・薏苡仁は益気固本に，栝楼・薤白・陳皮は寛胸理気に，貝母・栝楼・鼈甲は化痰散結に，竜葵・草河車・半枝蓮・魚腥草は清熱解毒に，赤芍・莪朮・山慈菇は化瘀散結に，山楂子・神麹は和胃消食に働き，すべてを合わせて補虚扶正・祛邪消積し，標本を兼ねて考慮していることとなる。

肺の扁平上皮がんは，化学療法に抵抗性があり，放射線療法には中等度の反応性がある。ゆえに，化学療法や放射線療法を終えてもなお脳転移が出現し，しかも2クール目の化学療法の際に副作用が大きかった。化学療法をやめて中薬治療にしたところ，末梢血液像が改善し，全身状態も改善して病状が安定した。しかも長期間服用しても，明らかな副作用は認められなかった。

一般に原発性肺がん末期の1年生存率は約10%といわれ，Ⅳ期患者の平均生存期間は6カ月といわれている。この患者は，放射線療法・化学療法に耐えられず，中医学により体質を見極めて治療をしたところ，もう3年近くも生存している。このことから，扶正祛邪の中薬治療が確実に全身状態を改善して免疫機能を高め，担がん患者の生活の質を向上させて，生存期間を延長していることがわかる。

*1 痰濁壅盛（たんだくようせい）：痰飲が溢れて塞がった状態。
*2 瘀毒内阻（おどくないそ）：淀んだ毒が内部で阻滞した状態。

Comment

中医学での治療は，がんの消滅だけを目的とするものではなく，がんと共存しつつ生活の質を保つことを目標としている。その意味でこの症例は治療に成功していると考えられる。（平崎）

症例6

朴炳奎（中国中医科学院広安門病院腫瘍科主任）

患者：李○，65歳，女性。
初診：1996年4月2日
主訴：咳嗽・息切れ
現病歴：1996年3月，3週間前から咳嗽・息切れが続くため，宣武病院を受診。胸部CT検査で，左少量胸水，左肺門部に3×4.5cm大の腫瘍影，左鎖骨上リンパ節の1×1.5cm大の腫大を認めた。また，胸水の細胞診では腺がん細胞が認められた。このため，左肺腺がん，胸膜転移，縦隔リンパ節転移，左鎖骨上リンパ節転移，臨床病期はStageⅣB（T4N3M1a）と診断された。患者は化学療法を拒否し，中薬治療を希望して，当科を受診。
現症：咳嗽・多量の白色痰・息切れ・脱力感・労作時に息が上がる・食欲不振・睡眠不良。大小便正常。
所見：舌質紅，白膩苔が付着。脈細濡。
西医診断：左肺腺がん，胸膜転移・縦隔リンパ節転移，左鎖骨上リンパ節転移。
中医診断：肺積・痰湿壅肺
治則：化痰利湿・瀉肺平喘・通絡解毒
処方：栝楼仁15g，清半夏10g，麦門冬12g，紫菀10g，猪苓15g，茯苓15g，葶藶子10g，大棗7個，竜葵15g，鬱金10g，蚤休10g，野菊花12g，陳皮6g，生薏苡仁20gを煎薬で15剤投与。

経過

2診（1996年4月17日）：服薬後，咳嗽が明らかに軽減した。息切れ・脱力感もよくなってきた。その他の症状は変わらない。舌質紅，薄白苔。脈沈細。前回の処方から栝楼仁・清半夏・紫菀を除き，生黄耆・天門冬・麦門冬を加えて，益気養陰を目的とした処方（生黄耆30g，北沙参12g，天門冬12g，麦門冬12g，猪苓15g，茯苓15g，葶藶子10g，大棗7個，

竜葵 15ｇ，鬱金 10ｇ，野菊花 12ｇ，薏苡仁 20ｇ，陳皮 6ｇ，蚤休 10ｇ）を 20 剤投与。

3 診（5 月 23 日）：服薬後，症状は徐々に軽減したため，同じ処方をさらに 15 剤用いた後に，胸部X線の再検査を施行。胸水はほとんど消失し，左鎖骨上リンパ節腫大は消失し，左肺門腫瘤は 2×2.5cm 大へと縮小を認めた。ときどき咳嗽があり，少量の白色痰がみられる。激しく動くと息切れがする。食欲・睡眠は良好。大小便は順調。舌質紅，薄白苔。脈沈細。治療は益気養陰・化痰散結・抗癌解毒法を用い，処方は天門冬 12ｇ，麦門冬 12ｇ，玄参 12ｇ，北沙参 12ｇ，芦根 10ｇ，浙貝母 10ｇ，猪苓 15ｇ，茯苓 15ｇ，鬱金 10ｇ，陳皮 6ｇ，蚤休 10ｇ，白英 15ｇ，生薏苡仁 20ｇ，竜葵 15ｇ，漢防已 10ｇ，生黄耆 30ｇ，野菊花 12ｇ，白花蛇舌草 20ｇ，30 剤投与。

患者はこの処方を河北省に持ち帰り，毎日服用を続けた。半年後に手紙が届き，「胸部 CT 検査の結果は，大きな変化なし」とのことであった。1 年後にも便りがあり，同封されていた胸部 CT 検査の報告書には「左肺門腫瘤は 2×2.2cm，他は異常なし」と書かれていた。1998 年に家族より手紙が来て，1997 年 12 月に急性心筋梗塞を発症して亡くなったとのことであった。

◆ 考察

　この患者は，受診時にはすでに肺がんが進行しており，胸水も認められた。正気が虚損し，陰陽の失調もみられた。六淫の邪が虚に乗じて体内に侵入し，邪が肺を塞ぎ，肺気が宣散粛降の機能を失っていた。このため咳嗽・喀痰がみられた。また，飲邪が胸肺に停留し，胸中の気が塞がれたので，息切れが生じた。邪が肺を犯し，肺気が壅滞したために，息が上がって横になれない。長期化すれば脾肺の気が大いに損なわれ，気血津液が消耗するため，倦怠感や食欲不振が生じる。本虚標実の証で，気陰両虚が本，水停痰阻が標である。「急なれば標を治し，緩なれば標本同治」を考慮する。よって瀉肺平喘・化飲利湿を治則とし，行消開導・攻下逐飲を要点として葶藶大棗瀉肺湯加減*を選用した。この処方中の葶藶子・大棗・竜葵で瀉肺逐飲し，陳皮・半夏・栝楼の理気化痰で袪湿する。これらの生薬を合わせて，上焦に関しては肺の宣発を助け，津液を皮毛・肌膚に行きわたらせ，中焦に関しては脾胃を助け，津液を口咽や腸管まで巡らし，下焦に関しては腎が津液の開閉を調節

するのを助ける。処方全般では，淡滲利水・攻逐水飲の効果を発揮する。三焦が通利すれば，大気は転じるを得て，水精が全身に巡り，五臓の経脈にも満ちる。そうすれば痰飲は自ずと消えていく。

2診では，咳嗽が明らかに軽減し，息切れ・倦怠感がおしなべて軽減したが，他の症状は不変であった。これは，久病で虚していて，正気がこれから徐々に回復する段階であり，まだ駆邪しにくい状態であると考えた。さらに扶正する必要があるため，栝楼・清半夏・紫菀を去り，生黄耆・北沙参・天門冬・麦門冬を加えて益気養陰し，利水の効能を高めた。

3診目では，症状は次第に軽減し，胸水もほとんど消失していた。そこで「緩なれば本治を図る」ため，弁病と弁証を結合させて，扶正と祛邪を同時に行う考え方にもとづき，主に肺がんに対しては益気養陰で扶正し，解毒化痰で散結した。

＊葶藶大棗瀉肺湯：『金匱要略』収載処方で，葶藶子と大棗の2味からなり，「肺癰喘して臥するを得ず」と記載されている。朴炳奎氏は胸水を伴う肺がんに応用している。

Comment

日本では，西洋医学的な標準治療を拒否する患者は，医療側として扱いに困る場合が多い。しかし，中国では患者は自由に医療を選択することができるため，中医師が患者のことを考えて西洋医学との併用を勧めたにもかかわらず，自己責任で中薬単独治療を行う場合もしばしばみられる。この症例では観察期間の2年弱の間に中薬治療単独で症状・所見の改善を認めている。（平崎）

症例7

郁仁存（首都医科大学附属北京中医病院腫瘍センター名誉主任）

患者：趙〇，58歳，女性。
初診：1998年7月31日
主訴：リンパ節の腫れ
現病歴：左鎖骨上リンパ節の腫大を自覚したため，1998年7月14日，

局部の生検を施行したところ，病理診断の結果は「低分化腺がん」であった。このため，原発巣検索を施行し，「左上肺がん・左鎖骨上リンパ節転移・低分化腺がん」と診断された。すでに手術の機会を逸していたため，化学療法と放射線療法を同時に行った（化学療法はシスプラチン・エトポシドなど。放射線療法は10回）。

既往歴：10年以上前に，HBsAg陽性を指摘されている。

現症：咽の違和感と痛みがある。食欲は正常。不眠。

所見：舌尖紅，薄黄苔。脈弦細。

中医診断：気陰両虚・瘀毒内結

治則：益気養陰・活血散結

処方：沙参30g，麦門冬30g，太子参30g，五味子10g，天花粉15g，女貞子15g，枸杞子10g，山茱肉10g，鶏血藤30g，生黄耆30g，焦三仙30g，鶏内金10g，砂仁10g，竹茹10g，丹参15g，莪朮10g。

> 経過

2診（1998年11月13日）：再度CT検査を施行したところ，左肺上葉の結節性病変は縮小傾向で，縦隔リンパ節転移が認められた。化学療法をビノレルビン・シスプラチンに変更し，1クール後に白血球減少を認めた。白血球減少症治療剤を用いたが，2,800/μlであり，化学療法を中止した。食欲と睡眠は良好だが，倦怠感がある。咳嗽はない。大小便は正常。舌紅，薄白苔。脈は沈滑細数。処方は党参15g，生黄耆15g，白朮10g，茯苓10g，鶏血藤30g，女貞子15g，枸杞子10g，山茱肉10g，仙霊脾10g，紫河車10g，鶏内金10g，焦三仙30gとした。

3診（11月27日）：血算を再検し，白血球数4,100/μlまで回復したため，化学療法を再開。舌淡紅，薄白苔。脈は沈細滑。処方は，沙参30g，生黄耆15g，白朮10g，太子参30g，鶏血藤30g，女貞子15g，枸杞子10g，山茱肉10g，仙霊脾10g，紫河車10g，鶏内金10g，焦三仙30g，丹参15gとした。

4診（1999年2月12日）：化学療法2クールを終了した。白血球数（WBC）2,600/μl。食欲・睡眠は良好。軟便。舌淡紅，歯痕，白苔。脈は細滑。処方は，陳皮10g，半夏10g，白朮10g，茯苓10g，党参10g，生黄耆30g，鶏

血藤30g，女貞子15g，枸杞子10g，紫河車10g，大棗5個，鶏内金10g，焦三仙30g，鶏内金10g，地骨皮15g，前胡10g，浙貝母10gとした。

5診（3月5日）：CT画像上では，病巣の明らかな縮小が認められた。WBC 8,000/μL。白痰（粘稠ではない）を喀出。食欲・睡眠良好。軟便。尿は少なめ。舌淡紅，歯痕，白苔。脈は弦滑。処方は，生黄耆30g，太子参30g，白朮10g，茯苓10g，陳皮10g，半夏10g，鶏血藤30g，女貞子15g，枸杞子10g，紫河車10g，大棗6個，鶏内金10g，焦三仙30g，石葦15g，白花蛇舌草30g，草河車15gとした。

6診（6月25日）：化学療法終了。WBC 3,200/μl（白血球減少症治療剤使用後），CEA 16μg/l。白痰が出るが，食欲・睡眠は良好，大小便は順調。舌質淡紅，苔薄白。脈は沈細滑。処方は，生黄耆30g，党参15g，鶏血藤30g，女貞子15g，枸杞子10g，山茱肉15g，焦三仙15g，砂仁10g，鶏内金10g，生薏苡仁15g，白花蛇舌草30g，浙貝母10gとする。

7診（2000年1月14日）：最終化学療法から10日後。今までの治療経過をまとめると，左上肺低分化腺がん発見後1年半，左鎖骨上リンパ節転移のため，手術は行わず，放射線療法（合計30回）と化学療法（シスプラチン＋エトポシドなど）に中薬を合わせた治療を行った後，NP療法（ビノレルビン＋シスプラチン）にて白血球減少のため，いったん中断した。回復の後，さらにマイトマイシンC＋シスプラチン，カルボプラチン＋エトポシドなどの化学療法を再開していた。

ときに顔面の腫脹感，体の腫れぼったい感じがある。食欲はあり，睡眠も良好，大小便も正常。舌尖部の紅赤，薄い白苔，脈は沈滑。最近の血算は，WBC 5,400/μl，Hb 9.9g/dl，PLT 132×10³/μl。処方は，生黄耆30g，白朮10g，太子参30g，茯苓10g，陳皮10g，仙霊脾10g，女貞子15g，枸杞子10g，山茱萸10g，焦三仙30g，当帰10g，鶏内金10gとする。

8診（4月14日）：病状は安定している。食欲も良好。怒った後，胸の悶える感じがある。全身の腫れぼったい感じは軽減した。大便は有形便ではなく，日に2～3回。舌淡紅，苔は薄く中央が黒色。脈は沈細弦。処方は，生黄耆30g，白朮10g，党参15g，茯苓10g，草河車15g，白花蛇舌草30g，車前子15g，焦三仙30g，当帰10g，砂仁10g，鶏内金10g，枳殻10g，枸杞子10g，鶏血藤30gとする。

9診（2001年2月20日）：胸部CT検査では，病巣は変化なし。倦怠感・不眠・動悸・明らかな胸の悶え感はない。たまに咽がイガイガして，咳をする。食事摂取は保たれており，大便は不調。舌尖部は紅色，薄い白苔。脈は沈細弦。処方は，沙参30g，太子参30g，麦門冬15g，桔梗10g，草河車15g，白花蛇舌草30g，五味子10g，生黄耆30g，生甘草6g，鶏血藤30g，女貞子15g，枸杞子10g，焦三仙30g，鶏内金10g，砂仁10g，生甘草10gとする。

10診（2003年4月11日）：胸部CT検査では，右下肺部の結節性病変があり，中に空洞を認めた。この病変は，以前に較べると次第に明瞭になってきており，増大傾向であった。2次性の肺がんの可能性も考えならなければならなかった。咳はなく，ただ喀出しやすい白い痰が認められた。呼吸困難感はなく，食事摂取も保たれており，睡眠も良好。大小便は正常。舌尖部紅，黄苔。脈は沈細弦。処方は，沙参30g，太子参30g，麦門冬15g，五味子10g，生黄耆30g，鶏血藤30g，女貞子15g，枸杞子10g，草河車15g，竜葵20g，白英20g，苦参15g，焦三仙30g，鶏内金10g，砂仁10g，生甘草10gとした。

考察

この患者は，確定診断されたときには，すでに鎖骨上と縦隔リンパ節に転移がみられ，病期はⅢBであった。しかも低分化腺がんの悪性度は高いことが知られている。すでに手術の機会を逸していたため，放射線・化学療法と中薬治療を行った。放射線・化学療法の有害反応はよくみられるが，中薬治療を併用すれば，その有害反応を減少させて効果を増強させることができる。

この例は，気陰両虚で瘀毒内結の状態である。西洋医学の放射線・化学療法は中医学でいうところの祛邪解毒・化瘀散結に相当する作用がある。中薬処方に含まれる生脈散（太子参・麦門冬・五味子）・沙参・女貞子・天花粉・山茱肉は益気養陰のために，生黄耆・太子参・枸杞子は補気，鶏血藤・丹参・莪朮は放射線・化学療法の感度を増すために配剤されている。竹筎・焦三仙・鶏内金・砂仁は和胃醒脾し，消化を助け，気陰を補益し，放射線・化学療法をサポートする。

2診目のとき，放射線・化学療法の副作用で白血球が減少して，倦怠感が

出現した際は，生脈散と養陰薬を減らして，気血を補陽し，健脾益腎作用を強化する内容とした。具体的には党参・白朮・茯苓・生黄耆で補気健脾し，女貞子・枸杞子・山萸肉・仙霊脾で肝腎を滋補し，紫河車で気血を大いに補い，鶏血藤で活血し，焦三仙・鶏内金で消化を助けた。化学療法が終了した後は，西洋医学の治療による祛邪解毒・化瘀散結の作用がなくなったため，中薬治療では健脾益腎の構成に加えて，草河車・白英・竜葵・苦参などの解毒抗癌薬を加えて継続服用させることで，大変良好な効果を発揮した。

Comment

この症例はstage ⅢBの低分化腺がんで，約5年間安定して経過していた。中薬治療が奏効し，担がん生存につながった可能性がある。（平崎）

症例8

孫桂芝（中国中医科学院広安門病院腫瘍科主任）

患者：沙〇，43歳，男性。大学教師。
初診：1982年8月15日
主訴：咳嗽・発熱
現病歴：1982年3月から，繰り返し感冒に罹患するようになった。咳嗽・発熱の症状があり，抗炎症薬で改善するが，また症状がぶり返すということを繰り返す。痰の中にはしばしば糸状の血が混じることがあった。同年4月，地元の病院でX線撮影をしたところ，右肺門部の陰影（辺縁不整）と肺紋理の増強を指摘された。1カ月間，抗結核薬治療を試みたが，陰影が縮小せず，症状も軽快しないため，肺がんが疑われた。同年7月，気管支内視鏡生検を施行し，肺腺がん（中心型）と診断された。罹患部位により手術の適応はなく，北京の某病院で化学療法（マイトマイシンC, 5-FU，ビンクリスチン）を施行された。咳嗽は軽減し，痰の中に糸状の血液は混じらなくなるなど，症状が緩解し，X線画像上でも肺門部の陰影の縮小を認めたため，順調に退院と

なった。しかし，1983年8月より右鎖骨上の腫瘤，胸悶感と息切れが出現し，咳嗽の再増悪，白色で粘稠な痰も認められるようになった。

現症：身体胸悶感があり，息切れがする。白色で粘稠な痰を喀出する。食欲不振・溏便。

所見：顔色は青白い。舌質淡紅，白膩苔が付着。脈は沈細数。右鎖骨上に約4×3cm大の腫瘍塊が容易に見てとれ，数個のリンパ節が一塊となっている。聴診上，右肺部の呼吸音は減弱し，ラ音は聴取できなかった。

中医診断：肺癰・肺脾気虚・痰湿凝聚

治則：健脾益気・清肺化痰・散結消積

処方：党参12g，白朮10g，茯苓15g，山薬20g，陳皮10g，清半夏10g，生薏苡仁15g，浙貝母10g，桔梗12g，夏枯草15g，草河車15g，敗醤草12g，白花蛇舌草15g，甘草10g，鼈甲15g（煎薬，1日量）を14日分処方し，毎日2回に分けて服用とした。

経過

2診：食欲は増加し，咳痰は軽減した。大小便も正常。しかし，なお咳嗽と胸悶感があり，眠りは悪く，よく夢を見る。舌質淡紅，歯痕があり，白苔が付着。脈は細数。前回の処方に，杏仁10g，白僵蚕10g，遠志10gを加え，14日分を処方。また別に加味西黄丸[*1]（1回2粒，1日3回）を併用した。

1983年11月：当院に入院し，中薬と化学療法の併用療法を行った。化学療法はAFM（ドキソルビシン，5-FU，メトトレキセート）で，同時に補肺健脾・益気昇血の中薬治療を行った。黄耆30g，当帰10g，生地黄10g，党参15g，白朮10g，土茯苓15g，清半夏10g，桔梗10g，百合30g，杏仁10g，冬虫夏草6g，甘草10g（煎薬，1日量）を濃煎し，分2服用とした。明らかな化学療法の副作用はみられず，咳嗽などの症状は軽減した。化学療法後のX線では胸部陰影は明らかな変化は認められなかったが右鎖骨上のリンパ節はやや縮小した。患者は退院自宅加療を希望した。このため，処方は芦根30g，桃仁10g，杏仁10g，冬瓜仁10g，生薏苡仁15g，魚腥草30g，白僵蚕10g，百部15g，桔梗12g，浙貝母12g，太子参

15g，仙鶴草15g，白花蛇舌草15g，草河車15g（煎薬，1日量）を30日分とし，人工牛黄散[*2]（1回2粒，1日3回）を併用した。

2カ月後には，患者の顔色はよくなり，食事の摂取量も増加した。右鎖骨上リンパ節も明らかな縮小（大きなものは1.5×1cm，小さなものは1×0.5cm）を認めた。このリンパ節は弾性硬であったが，痛みはなく，首の動きに影響を与えることもなく，仕事も継続できた。その後も中薬と中薬製剤を継続して服用し，患者は担がん状態で4年2カ月にわたって生存したが，1987年10月，肺炎のため死去した。

考察

肺は皮毛に合し，呼吸を主り，嬌臓となし，寒熱に耐えられない。このため外邪はまず肺を犯す。「肺は貯痰の器」といわれているように，寒熱虚実・陰陽表裏を問わず，およそ病は痰が肺絡を閉ざし，咳嗽・胸悶・息切れ・喀血などの症状が現れる。また，「脾は生痰の源」といわれているように，脾が虚してしまうと散精できなくなり，肺はこれによってさらに虚してしまう。ゆえに，肺脾気虚・痰湿阻肺は，肺がんによくみられる証型である。処方中の党参・白朮・茯苓は甘潤の生薬で，健脾に働き，肺の清粛の機能を発揮させる。陳皮・清半夏・浙貝母・桔梗・甘草は化痰止咳し，夏枯草・草河車・敗醤草・白花蛇舌草は腫瘍細胞の増殖を抑制して生体防御力を高める。本症例では攻補を同時に行い，生体防御力を十分に調節したため，良好な効果が得られたと考えられる。

- [*1] **加味西黄丸**（かみせいおうがん）：『外科全生集』収載の犀黄丸をもとに作成された。牛黄・人工麝香・乳香・没薬からなり，清熱解毒・消腫散結の効能がある。
- [*2] **人工牛黄散**：人工牛黄・炙没薬・三七粉・山慈菇・生薏苡仁・水紅花子・珍珠粉・西洋参・何首烏・炮山甲などを粉末にしたもの。

Comment

鎖骨リンパ節の腫脹を認めたことから，肺がんStage ⅢBである。43歳という若さから，本来は進行はかなり速いと考えられた。そのような状態で4年生存したことは，非常に良い経過と考えられ，中薬治療が奏効した可能性が高い。
（平崎）

症例 9

李建生（北京五棵松中医クリニック主任）

患者：劉○, 73 歳, 女性。
主訴：咳嗽・胸悶感
現病歴：2005 年 8 月, 咳嗽・胸悶感・倦怠感・冷えなどにより甘粛省腫瘍病院を受診。CT 検査で肺門部に 3～4cm 大の占拠性病変が認められた。生検結果は腺がんであった。患者はその後, 北京腫瘍病院・北京中医病院・北京中日友好病院など, 多くの病院を受診したが, おしなべて手術や化学療法を勧められる結果であった。患者は高齢で体力に自信がなく, また 1995 年に行った乳がんの手術でこりたらしく, 手術や化学療法・放射線療法は希望しなかった。中医治療を希望して受診した。
現症：咳嗽・胸悶感・薄く多量の喀痰がある。味を感じず, 咽は渇かず, 体は冷えて下肢の重だるい感じがする。息切れ・倦怠感がある。
所見：顔色は青白い。舌胖大, 歯痕あり, 白滑苔が付着。脈は沈遅無力。
中医診断：正虧陽弱*・気陰両虚・痰毒瘀互結
治則：益精助陽・益気養陰を主として, 化痰解毒を補助治療とする。
処方：冬虫夏草 1 g, 蛤蚧 20 g, 守宮 10 g, 紫河車 20 g, 霊芝 10 g, 枸杞子 15 g, 菟絲子 15 g, 女貞子 15 g, 仙霊脾 20 g, 西洋参 15 g, 北沙参 10 g, 冬瓜子 10 g, 生薏苡仁 10 g, 金蕎麦 20 g, 白花蛇舌草 20 g, 全蝎 3 g, 露蜂房 10 g, 蟾皮炭 6 g, 金銭白花蛇 10 g, 蜈蚣 2 g。

経過

　この処方を基本とし, 症状に応じて加減して 2 年以上服用した。患者の病状は安定し, 咳嗽・胸悶感・倦怠感・冷えなどの症状は軽減した。顔の血色がよくなり, 元気そうになり, 自律して行動できるようになった。生化学検査の各項目は異常がなく, CT 検査では肺内の腫瘍は縮小傾向で, 新たな病巣は確認できないとのことであった。患者はその後も継続して服薬して, 肉体鍛錬を続けた。

考察

腫瘤は陰疽の範疇に属し，腎精虧損・腎陽不足により発生する。この患者は高齢で腎陽不足であるうえに，10年前の乳がん手術で腎陽虧虚が増悪し，虚弱が極限に達していた。このため，治療は益精助陽・益気養陰が適当と思われた。この症例で満足な効果が得られたのは，弁証が正確で用薬が適切であったからである。また，腫瘤は慢性消耗性疾患であり，長期間の継続服用が大切な点である。さらに肉体鍛錬や食事療法を併用すれば，相まって益精助陽の目的が達せられる。

＊**正虧陽弱**：正気が虧損し，陽気が弱っている状態を指す。

Comment

周辺症状が改善し，腫瘍が縮小傾向であることから，中薬治療により良好な経過が得られたと言える。標準治療を行わないのは倫理的に問題であるとの見方があるが，本症例のように高齢で標準治療に耐えられる自信がないという患者の希望があれば，西洋医学的に無治療で経過を見てもよいのではないかと思われる。（平崎）

症例 10

張代剣（北京中医薬大学教授）

患者：張○，58歳，男性。技術者，江西省出身。
初診：1988年6月
主訴：左胸背部痛
現病歴：1988年2月，長年続く咳嗽のため，北京通県結核病研究所でX線検査を施行し，肺がん（左上肺野）と診断された。同院で切除術を施行し，術後病理診断にて腺がんと判明した。その後，化学療法（マイトマイシンC 4mg，シクロフォスファミド100mg，ビンクリスチン硫酸塩1mg）を施行し，3週目に白血球数が10,500/μlから5,400/μlへと減少し，多汗・脱毛・食欲不振が出現したが，乾燥血漿を経静脈

投与しながら化学療法を続けた。4週目には極度に衰弱し，眼の周りが黒く落ち込み，滝のような汗が出て，全身倦怠感があり，食事の匂いを嗅ぐのもいやだと訴え，血が混じった痰が認められた。白血球数は4,400/μlとなった。1日おきにアミノ酸500mlと血漿200mlを投与しながら，第5週の化学療法を完了した。この際，前述の症状はさらにひどくなり，体重も6kg減少していた。このため，本来6週間の予定だった化学療法をいったん終了とし，同年5月に退院し，自宅療養となった。

現症：全身状態は悪くはない。左の胸背部痛と左上肢の動きの悪さ，咳嗽・喀痰・食欲不振を訴えた。大小便は正常。

所見：舌質は紅色で，薄い舌苔が付着。脈は沈細。

中医診断：脾腎気血虚弱・肝腎虧損・肺積

治則：益気健脾・宣肺止咳・抗癌止痛

処方：炙黄耆50g，炙党参20g，橘皮6g，杏仁12g，川貝母12g，白朮12g，茯苓12g，絲瓜絡9g，鶏内金15g，菟絲子9g，罌粟殻6g，半枝蓮30gの煎薬と，加味西黄カプセル[*1]を開始し，毎朝気功をするように指示した。以降はこの処方を基本とし，痰が多いときは清半夏10g，天南星9g，眠りが悪いときは酸棗仁20gを追加した。

経過

1988年11月より2クール目の化学療法を開始したため，化学療法の効果を増し，毒性を軽減するために前方に補腎養血の生薬（女貞子15g，枸杞子15g，鶏血藤30g）を加味し，扶正解毒エキス[*2]を併用した。そうしたところ，この患者は血漿輸血やアミノ酸投与をすることなく，順調に6週1クールの化学療法を終えることができた。薬物の総量は5-FU 2.4g，ビンクリスチン6mg，シクロフォスファミド4.8gであったが，白血球数は4,800〜8,400/μlを維持し，食欲も保たれ，異常な発汗もなく，体重も55kg前後を維持できていた。

目下のところ，患者の全身状態はおおむね良好で，食欲も睡眠も正常である。有形便は出ないものの，小便は正常である。疲れると息切れを感じ，た

まに汗をかくが，気功を根気強く続け，ときには出勤できるようになった。

1989年1月時点では，脳・胸部CTおよび腹部超音波検査では再発や異常所見は認められていない。

考察

この症例は，中医の弁証論治が化学療法の副作用を軽減した1例である。患者は手術の後で体力の弱っているときに，さらに化学療法を行い，危機的な状態になった。アミノ酸投与や血漿輸血などの栄養補充をした場合でも，副作用による症状が次第に増悪したため，化学療法を中止せざるを得ず，1クールを完遂することすらできなかった。患者の脾腎気血虚弱・肝腎虧損などの症状にもとづいて，益気補陰・健脾和胃・滋補肝腎の薬物を投与して，後天の本（脾）・先天の本（腎）を充たすことで咳嗽・喀痰の標を抑えることを治療原則とした。気功を補助治療として勧め，身体を強壮にして，正気を育成した。そうしたところ，2クール目は完遂することができ，副作用に対しても効果を発揮した。これらより，中薬を化学療法に併用することで，抗腫瘍効果を高める可能性が示唆された。

*1 **加味犀黄カプセル**：牛黄・麝香・乳香・没薬・蟾酥・粟などが主体。解毒散結・消腫止痛の効能がある。

*2 **扶正解毒エキス**：中日友好病院で抗腫瘍作用目的に開発されたエキス剤。生黄耆・生地黄・金銀花・黄連・麦門冬・石斛・陳皮・鶏内金・山楂子・竹筎・枸杞子・女貞子からなる。

Comment

がんに対する集学的治療は患者の体力的な負担を強いるため，治療が継続できない場合が多い。輸血や点滴などで栄養を人工的に補って検査上の数値に改善はみられても，倦怠感などの症状がとれず，問題が解決できない場合も多々みられる。こういった臨床現場で直面する問題は，学術文献でのデータが少なく，西洋医が対処に困る部分でもある。このような場合に，弁証論治という別の視点から生体のゆがみを判断して治療することで，体力がつき，がん治療を完遂させることができる。（平崎）

症例 11

郁仁存（首都医科大学附属北京中医病院腫瘍センター名誉主任）

患者：孔○，40歳，男性。
初診：1999年10月20日
主訴：倦怠感・息切れ。
現病歴：1999年3月15日，河北省石家荘で左全肺切除術を施行。手術は成功し，病理組織検査の結果は腺扁平上皮がん，縦隔リンパ節転移1/4，T3N1M0），StageⅢA。術後に化学療法3クール（シクロフォスファミド＋シスプラチン）を終了した。
生活歴：喫煙（タバコ30～40本/日，20数年）
現症：息切れと倦怠感があり，労作時に増悪する。咳嗽は多くはない。大小便は正常。
所見：舌質は淡暗で，薄白苔が付着。脈は沈細滑。
中医診断：肺積・気陰両虚・瘀毒内蘊
治則：益気養陰・化瘀解毒
処方：北沙参30g，麦門冬15g，五味子10g，太子参30g，生黄耆30g，山豆根6g，草河車15g，鶏血藤30g，女貞子15g，枸杞子10g，白花蛇舌草30g，竜葵15g，焦三仙各10g，鶏内金10g，砂仁10g。

経過

2診（2000年4月4日）：服薬後，体調は好転したが，午後になると微熱が出て，大便はすっきり出ない。舌質は暗淡で，薄白苔が付着。脈は細。同じ治療方針とし，処方は，太子参30g，沙参30g，生地黄15g，麦門冬15g，鼈甲15g，地骨皮15g，青蒿15g，竜葵20g，白英30g，猫爪草10g，焦三仙各10g，鶏内金10g，砂仁10gとした。

3診（4月29日）：体調はよいが，午後になると熱感があり，睡眠の調子はよくない。舌質暗赤で，薄白苔が付着。脈は細滑。処方は，生黄耆30g，太子参30g，赤芍10g，莪朮10g，麦門冬15g，五味子10g，白英30g，竜葵20g，蛇莓15g，草河車15g，女貞子15g，枸杞子10g，牡丹皮12g，

地骨皮 15g，焦三仙各 10g，鶏内金 10g，砂仁 10g を用いる。

4診（2001年12月21日）：前回の処方を服用し始めてまもなく午後の熱感は次第になくなり，継続して中薬を服用。自覚症状はほぼ問題なく，CTや超音波検査などのフォローの検査では，おしなべて異常を認めなかった。ときに大便がすっきりしない感じがある程度で，食事・睡眠も良好。舌質淡白で，白苔が付着。脈細滑。処方は太子参 30g，沙参 30g，生黄耆 30g，草河車 15g，白花蛇舌草 30g，竜葵 20g，半枝蓮 15g，枸杞子 10g，鶏血藤 30g，浙貝母 15g，焦三仙各 10g，砂仁 10g，桔梗 10g，生甘草 6g とする。

5診（2002年2月1日）：最近，不眠があり，大便もすっきり出ない。舌質淡紅，薄白苔が付着。脈は沈細滑。前回の処方から桔梗・生甘草・浙貝母・半枝蓮を去り，白英 30g，蛇莓 15g，炒棗仁 30g，首烏藤 30g を加える。

6診（7月5日）：左肺腺扁平上皮がん術後3年あまり（化学療法3クール施行後）。最近の検査では異常は認められず。今のところ明らかな不調はない。食欲良好。軟便1～2回。夜間の睡眠は良好。舌質は淡暗赤で瘀斑あり。薄白苔が付着。脈は沈細滑。処方は生地黄 30g，太子参 30g，麦門冬 15g，五味子 10g，草河車 15g，白花蛇舌草 30g，白英 30g，石見穿 15g，土茯苓 15g，女貞子 15g，枸杞子 10g，焦三仙各 10g，鶏内金 10g，砂仁 10g とする。

7診（10月11日）：9月の胸部CT検査では異常なし。夜間に夢を見ることが多く，舌は暗赤で瘀斑があり，薄白苔が付着。脈は細滑。前回の処方に竜葵 15g を加える。

8診（2003年2月14日）：体調はほぼよいが，大便がすっきり出ず，睡眠も悪い。舌暗赤で薄白苔が付着。脈は細弦。処方は，沙参 30g，太子参 30g，生黄耆 30g，麦門冬 15g，五味子 10g，草河車 15g，白花蛇舌草 30g，白英 30g，竜葵 20g，石上柏 15g，女貞子 15g，枸杞子 10g，鶏血藤 30g，焦三仙各 10g，砂仁 10g とする。

9診（9月26日）：術後すでに4年半が経過している。最近の検査では異常なし。食事は良好だが，大便は相変わらずすっきり出ず，睡眠もよくない。舌暗赤で白苔が付着。脈は細弦。処方は，生黄耆 30g，沙参 30g，太子参 30g，鶏血藤 30g，女貞子 15g，枸杞子 10g，天花粉 15g，石上柏

15g，山豆根6g，草河車15g，炒棗仁30g，首烏藤30g，鶏内金10g，砂仁10gとする。

10診（2004年3月19日）：左肺腺扁平上皮がん術後5年が経過。定期検査では異常なし。食欲良好。大小便異常なし。舌暗赤，瘀斑があり，薄白苔が付着。脈は沈弦。前回の処方から沙参・首烏藤を去り，莪朮10g，焦三仙各10gを加える。

11診（10月15日）：ここ3カ月，睡眠が悪く，大便がすっきり出ない。汗が出て，体に熱感がある。舌暗赤，薄白苔が付着。脈は沈弦滑。処方は，沙参30g，生黄耆30g，太子参30g，麦門冬15g，五味子10g，鶏血藤30g，女貞子15g，枸杞子10g，山茱肉10g，浮小麦30g，山豆根6g，草河車15g，石上柏15g，白花蛇舌草30g，焦三仙各10g，砂仁10g，炒棗仁20gとする。

12診（2005年2月18日）：食欲・睡眠は良好。発汗も改善。便秘がち。舌暗赤，薄白苔が付着。脈は沈細滑。前回の処方から山豆根・浮小麦・炒棗仁・鶏血藤を去り，半枝蓮15g，栝楼15g，鬱金10gを加える。

13診（2006年8月4日）：左肺腺扁平上皮がん術後7年半が経過。ときにインターフェロンを投与されている。胸部X線・超音波・腫瘍マーカー検査の結果は，すべて正常だった。前回の処方を真面目に服用し続けて，通常通りに仕事をし，現在に至っている。2003年からは高血糖を指摘され，内服薬によってコントロールできている。睡眠はやはりよくない。舌暗赤，薄白苔が付着。脈は沈細小滑。処方は，沙参30g，生黄耆30g，太子参30g，鶏血藤30g，女貞子15g，枸杞子10g，浙貝母10g，生薏苡仁15g，山薬10g，草河車15g，白花蛇舌草30g，丹参15g，麦門冬15g，焦三仙各10g，鶏内金10g，砂仁10gを1剤とし，週に3〜4剤を水煎して分2で服用とした。

考察

本症例は腺扁平上皮がんで，しかも縦隔リンパ節転移が1/4であった。左全肺切除の半年後に中薬治療を開始した。舌に瘀斑があり，また喫煙歴が20数年あることから，早くから肺気不足・瘀毒内結があったと推察される。術後長期にわたり舌質暗赤などの気虚血瘀の証がみられたため，益気補肺・

解毒祛瘀の処方を一貫して処方した。抗がん方剤として腺がんや扁平上皮がんを標的として使用される竜蛇羊泉湯（竜葵・蛇苺・白英）や，土茯苓・山豆根・草河車・石上柏・半枝蓮・白花蛇舌草の類を選択した。中西医結合治療により，この患者は再発や転移がなく，7年半も生存し，通常通り仕事ができており，体調も良好であるなど，生活の質も保たれている。

Comment

StageⅢAの肺がんが7年半にわたって寛解状態を維持していることは，非常に良好な経過といえる。しかも腺扁平上皮がんは，腺がんや扁平上皮がんに比べて予後が不良であるという報告があり（水島豊ほか．肺腺扁平上皮癌34例の臨床的検討．肺癌．1995，35（1）），中薬治療が良好な結果を生み出した可能性が高い。（平崎）

症例12

郁仁存（首都医科大学附属北京中医病院腫瘍センター名誉主任）

患者：何○，69歳，女性。
初診：2002年4月26日
主訴：咳嗽・疲れたときの腰背部のだるさ。
現病歴：約40年前より気管支拡張症と肺気腫を合併し，たびたび大量の喀血を繰り返していたが，10年前からは安定していた。2001年12月，左上肺部に直径1.8cmの腫瘤を指摘されたが，肺機能がきわめて悪く，手術や肺生検・気管支ファイバースコープを施行できなかった。このため中薬治療を希望して受診した。
現症：咳嗽・少量の黄色痰がある。疲れたときに，腰背部の痛みを伴う腫れぼったい感じがある。
所見：舌質は暗で薄黄苔が付着。脈は沈細滑。
西医診断：左肺腫瘍
中医診断：肺積・肺腎気虚・痰熱毒結

治則：益気活血・清熱化痰
処方：沙参 30 g，太子参 30 g，麦門冬 15 g，五味子 10 g，草河車 15 g，白花蛇舌草 30 g，前胡 10 g，杏仁 10 g，葶藶子 15 g，浙貝母 10 g，百部 10 g，赤芍 15 g，益母草 15 g，魚腥草 30 g，地竜 10 g，鶏内金 10 g，焦三仙各 10 g，砂仁 10 g（煎薬，1 日分）

経過

2 診（2002 年 5 月 10 日）：前回の処方を服用してから咳嗽が明らかに改善した。両方の腰背部の脹りと痛みは変わらずあり，疲れると症状が増悪する。睡眠中夢が多く，食欲は良好で，大小便は順調。舌質は暗赤で，薄白苔が付着。脈は沈細滑。すでに効果が現れ始めているため，基本的に前回の処方を継続したが，浙貝母を川貝母に変更し，地竜を去って，大棗を 6 個加えた。

3 診（5 月 31 日）：咳嗽は減少し，痰もほとんどない。腰の腫れぼったい痛みがあり，声はささやくように小さい。副鼻腔（蝶形骨洞）炎があるが，頭痛はなく，食欲と睡眠は良好だが夢見が多い。大小便は順調。舌質は暗赤で薄黄苔が付着。脈は沈細滑。処方は沙参 30 g，太子参 30 g，麦門冬 15 g，五味子 10 g，草河車 15 g，白花蛇舌草 30 g，前胡 10 g，杏仁 10 g，紫菀 10 g，桔梗 10 g，生甘草 6 g，葶藶子 15 g，川貝母 10 g，枳殻 10 g，赤芍 15 g，益母草 15 g，焦三仙各 10 g，砂仁 10 g，鶏内金 10 g とする。

4 診（2006 年 6 月 28 日）：久しぶりの受診であるが，この間ずっと中薬を服用し続けていた。肺の腫瘍は徐々に増大してきた。2003 年 1 月には，協和病院で肺がんと確定診断された（病理学的な検査はしていない）。2005 年 11 月に CT で再検査した際には，腫瘍は 4.7×3.4 cm で，辺縁不整で分葉状，右肺下葉前底区に 0.8×0.8 cm の結節影と縦隔リンパ節腫大を認めた。症状は咳嗽があり，たまに痰に血が混じる。左胸の上部と右頸部に違和感がある。食欲は良好で，大小便は正常。舌質は淡い暗赤色で，薄白苔が付着。脈は沈細滑。処方は，夏枯草 15 g，浙貝母 10 g，石上柏 15 g，太子参 30 g，麦門冬 15 g，五味子 10 g，生黄耆 30 g，丹参 20 g，鶏血藤 30 g，草河車 15 g，白鮮皮 10 g，女貞子 15 g，枸杞子 10 g，海藻 15 g，焦三仙各 10 g，鶏内金 10 g，砂仁 10 g とした。

> **考察**

　本例は肺がんに気管支拡張症と肺気腫を合併していたため，現代医学の治療（手術・化学療法・放射線療法）ができなかった。中薬服用のみで，腫瘤を指摘されてから4年半が経過しても良好なADLを保っている症例である。呼吸機能があまりに悪かったため，確定診断の病理学的検査ができなかったが，徐々に腫瘍が増大してきたことと，縦隔リンパ節への転移を認めたことから，臨床的に肺がんの診断に至った。気管支拡張症と肺気腫を長く患っていたため，気虚と瘀血が認められた。病気が長期間に及んだため気虚になり，これに乗じて肺の中に邪実である腫瘍塊が生じた。このため治療は扶正祛邪を原則として行った。手術や放射線・化学療法を行わなかったため，患者の体力は失われず，正気と邪気が同じレベルで拮抗した状態となり，担がん状態で長く生存することが可能になったと思われる。病理診断はなくとも，組織学的診断にかかわらず肺の塊は中医学では「肺積」と考えられ，随証治療で病気をコントロールして良好なADLを保てることが，中医治療の大きな特徴と考えられるため，ここにあえて特記する。

> **Comment**

　慢性閉塞性肺疾患（COPD）の患者は，肺がんの発症率が高いといわれており，肺がんとCOPDの合併例は比較的多くみられる。またCOPDの合併により，予後は悪くなるといわれている。この症例からは，中薬治療がこのような合併症のある肺がん患者の担がん生存の一助になりうる可能性が示唆される。（平崎）

症例13

李佩文（北京中医薬大学教授）

患者：劉○，54歳，女性。
主訴：咳嗽・多汗
現病歴：1年前から寝汗と微熱があり，2カ月前から空咳が出現したとのことで，某医院を受診。胸部X線とCT検査で，右肺下葉に直径

3cm大の辺縁不整な腫瘍像を認めた。経皮穿刺吸引肺生検では，腺がん細胞を認めた。患者は体力がなく，手掌足心の熱があり，午後になると約38℃の発熱があった。感染症治療が無効であり，消炎鎮痛薬を毎回服用しても，一時的に熱が下がるのみでまた上がった。服がビショビショになるほどの大汗をかき，加えてめまい・腰の重だるさ・不眠・食欲不振・便秘などの症状がみられた。手術を勧められていたが，全身状態不良のため施行できず，中薬治療を目的に受診。

所見：痩せて顔色は土気色。ときどき空咳をする。舌紅，乾燥した黄苔が付着。脈は沈細数。

中医診断：肺積・肝腎陰虚・肺燥

治則：養陰潤肺・滋補肝腎

処方：六味地黄湯加減（生地黄20g，熟地黄20g，山茱萸15g，山薬10g，沢瀉10g，茯苓10g，牡丹皮15g，百合20g，浮小麦30g，山海螺15g）

経過

2診時には，微熱・発汗はなくなり，咳嗽が改善して痰の喀出も容易になり，体力も増強した。このため，早めに手術を受けるように勧めた。

考察

患者は多汗・煩熱・乾咳を訴え，そのうえ長い間寝汗が続いていて，五心煩熱の状態にあり，腰の重だるさもあって，これらの症状は腎陰虚に符合する。よく「陰，虚すれば則ち熱す」や「水虧くれば則ち火熾ん」などといわれるが，『景岳全書』火証には「陰虚の者はよく熱を発す，此れ真陰虧損するを以て，水，火を制せざるなり」と記載されている。このようにしてできた虚火が金を傷るために乾咳が出現するのである。古人はかつて六味地黄丸で痰火の諸症を治療した。この処方中の熟地黄・山茱萸は，腎水を滋補して滋陰養血するため，量は多く用いる。また，牡丹皮は虚熱を去り，浮小麦は気を益して止汗徐熱し，百合は滋陰潤肺する。さらに山海螺は益気養陰・消腫散結し，多汗・虚熱の症状を改善する。

> **Comment**
>
> 西洋医学の標準治療によって改善が期待されるがん患者に対しては，中医師は手術や化学療法・放射線療法などを積極的に勧めるべきである。何らかの理由で標準治療ができずにいる患者に対しては，中薬治療によってその原因を解除し，患者を標準治療にのせることもできる。（平崎）

症例14

李佩文（北京中医薬大学教授）

> 患者：劉○，60歳，男性。
> 主訴：乾性咳嗽
> 現病歴：20日前から咳嗽があり，血の混じった痰が出たため，地元の病院を受診。CT検査・X線検査では，縦隔肥大と左肺腫瘍像を認めた。気管支ファイバースコープでの生検結果は，高分化扁平上皮がんであった。鎖骨上リンパ節と上部縦隔リンパ節の腫大を認めたため，放射線治療を合計20回行った。しかし，放射線治療の副作用による体の不調に耐えられず，中薬治療を希望して受診。
> 現症：乾性咳嗽（痰はなし）・口と咽の乾き・嚥下困難感・めまいがある。目のゴロゴロする違和感がある。腰と膝の重だるい感じがあり，午後になると掌と頬がほてる。尿は黄色い。
> 所見：舌紅，舌苔は剥がれ尽くしていて鏡面舌。脈細。
> 中医診断：熱毒灼傷肺陰・肝腎陰虚
> 処方：六味地黄丸加減（熟地黄10g，山茱萸10g，山薬15g，沢瀉10g，茯苓10g，牡丹皮20g，菊花10g，天門冬15g，麦門冬15g，旱蓮草15g）14日分。

> **経過**

2診時には，咽の乾き・腰の重だるさ・熱感は改善し，めまいと発熱も消失した。乾性咳嗽も明らかに減少した。前回の処方は有効であると思われたため

継続とし，中薬を服用しながら，放射線療法を最後まで行うように指導した。

> **考察**

放射線療法は，腫瘍細胞を消滅させるためによく用いる方法である。特に近年の放射線設備と照射野選択の技術は進歩している。しかしながら，まだ今もなお正常組織の障害や無菌性炎症を引き起こすなど，数多くの「熱証」を生み出している。この症例では，照射野が広く，線量も大きいため，陰液を損なってしまったと考えられた。六味地黄丸加減を用い，「壮水の主，以て陽光を制す*」ことに成功した。この処方には牡丹皮を大量に用いて涼血し，虚熱を清し，瘀血を散じた。また，旱蓮草には滋陰益腎・涼血止血の効能があり，菊花には解毒・養肝・明目と，上焦の虚熱を清する効能がある。処方全体で，標と本をともに治療でき，放射線の副作用を緩和させることができたと思われる。

* **壮水の主，以て陽光を制す**：壮水は腎陰のこと。『黄帝内経素問』至眞要大論篇の「諸寒之而熱者，取之陰」に対する王冰の註釈。苦寒の薬を使ってもかえって熱が出るのは，腎陰不足による虚熱であるからで，腎陰を潤すことで陽熱を抑えることができるという意味。

> **Comment**

症例 13 と同様で，中薬治療によって，患者に西洋医学の治療を完遂させることを目標にしている症例である。放射線治療から生じる副作用を熱証としてとらえ，滋陰薬を使って改善するという方法は，中医ならではの発想である。（平崎）

症例 15

李佩文（北京中医薬大学教授）

患者：秦○，64 歳，女性。
主訴：腰背部痛

現病歴：1年前，左肺腺がんに対して放射線療法を施行。半年前から腰背部痛が出現し，1カ月前からは増悪したため，入院となった。

現症：腰痛のために寝返りが打てず，下肢に力が入らない。歩行も緩慢。午後になると手掌足蹠の熱感が出現する。煩躁状態で精神状態も落ち着かず，多夢・不眠がある。便秘。

所見：舌質紅，薄黄苔が付着。脈細。骨シンチグラフィーでは，骨転移を示唆する第3,4腰椎の集積が認められた。腰椎X線では，骨破壊を認めた。

中医診断：腎水不足・陰虚火旺

治則：滋陰降火

処方：知柏地黄丸加減（熟地黄15g，山茱萸10g，山薬10g，沢瀉10g，茯苓10g，牡丹皮10g，知母20g，黄柏20g，桑寄生20g，骨砕補15g）を14日分投与。

経過

再診時，腰背部痛は明らかに軽減し，下肢に力も入るようになり，離床して歩けるようになった。煩熱も消失し，舌の津液も多くなった。早めに放射線治療を受けるように勧めた。

考察

中医学では「腎は骨を主る」「腰は腎の府」という表現がある。肺がんの腰椎転移により腎虚精虧・骨髄不充を引き起こし，腰脚の痛みと筋力低下の症状が出現する。『景岳全書』腰痛には「腰痛証，凡そ悠悠戚戚とし屢ば発して已まざる者は，腎の虚なり」（腰痛でシクシク痛み，頻発してなかなか治らない者は腎虚が原因である）と記載されている。本症例の患者は陰虚火旺なので，知柏地黄丸を用い，知母・黄柏を大量に使うことで滋陰降火を期待した。桑寄生を加えて筋骨を強くして肝腎を補い，骨砕補で補腎養血・強骨壮腰し，腎虚の腰痛を止めた。この患者は，中薬を服用後，寝返りも打てるようになり，歩行もしっかりできるようになり，次の治療に進むことができた。

> **Comment**
>
> がんの骨転移によって,痛みや骨折や麻痺などが起き,患者のADLは著しく低下する。骨転移の管理は,患者のQOL保持にとって重要であり,この症例によって中医治療が骨転移に奏効する可能性が示唆された。(平崎)

症例16

李佩文(北京中医薬大学教授)

> **患者**:宋○,61歳,男性。
>
> **主訴**:めまい
>
> **現病歴**:半年前に左肺扁平上皮がんを指摘され,放射線療法および2クールの化学療法を施行した。血色素,白血球数や免疫細胞の数値が低いため,中薬治療を希望して受診。WBC 3,000/μl,Hb 9.2 g/dl,PLT 95×10^3/μl,CD3 65%,CD4 33%,CD8 30%,CD4/CD8 1.1,NK 16%。
>
> **現症**:めまい・腰痛・足のだるさがある。足に力が入らない。空咳が出るが,痰はほとんどない。黄色尿・便秘。
>
> **所見**:羸痩があり,顔色が青白い。舌質は淡白で,薄い舌苔が付着。脈は細数。
>
> **中医診断**:肝腎陰虚・気血両虧
>
> **処方**:六味地黄丸加減(熟地黄15g,生地黄15g,山茱萸10g,山薬15g,沢瀉10g,茯苓10g,女貞子10g,桑椹子30g,当帰20g,阿膠20g)

> **経過**

服薬開始半月後に再来。顔色には赤みがさし,めまいや息切れ,便秘の症状は軽減し,足腰に力が入るようになった。検査数値はWBC 4,500/μl,Hb 11.5 g/dl,PLT 112×10^3/μl,CD3 76%,CD4 46%,CD8 29%,CD4/CD8 1.58,NK 20%となった。

考察

放射線療法や化学療法を行うと，しばしば免疫機能が損なわれる。西洋医学でのG-CSF製剤をはじめとするサイトカイン製剤は即効性があるが長続きはせず，長く使うと気血双虧・気陰両虚の症状が出現してくる。本症例は肝腎陰虚の症状が明らかで，中医学では「腎は骨を主る」「腎は蔵精を主る」「肝は蔵血する」の説があるように，陰精虧損の状態では肝木を養えないため肝腎虚損となり，血液検査での免疫細胞の数値の低下へとつながる。六味丸で肝腎を滋補し，桑椹子で生津補血・潤腸通便し，当帰・阿膠で補血し，女貞子で肝腎を滋養することで，気血相補・補腎養肝の効果が認められた。

Comment

放射線や化学療法の副作用を軽減することも中薬の大きな効果の1つである。西洋医学の病名と中医学の臓腑弁証がうまく対応し，成功した中西医結合治療の1例といえる。（平崎）

症例 17

李建生（北京五稞松中医クリニック主任）

患者：高○，53歳，女性。
初診：2005年1月
主訴：胸悶感
現病歴：2004年11月，椎間板ヘルニアに罹患した際に，CT検査で右肺周囲性肺がん（腺がん）を指摘された。腫瘍は4.0×3.0×3.0cm大で，右鎖骨上リンパ節転移を認めた。同年11月26日より化学療法を2コース施行し，腫瘍の縮小を認めたが，白血球・血小板が減少した。輸血治療で血小板は回復したが，白血球は3,500/µlであり，さらなる改善を求めて当科を受診した。
現症：頭痛・胸悶感・胸痛・咳嗽・全身倦怠感がある。寒がりで，表情に精彩がない。発作性の動悸・不眠がある。食欲は良好で，大小便は

正常。
所見：舌胖大，歯痕あり，薄白苔が付着。脈細沈。
中医診断：精虧陽弱。『黄帝内経素問』に，「七七任脈虚し，太衝脈衰少し，天癸竭き，地道通ぜず，故に形壊れ子無きなり」とあるように，49歳を過ぎて腎陽が不足して，腫瘍が発生したのである。
処方：霊芝30g，紫河車30g，守宮10g，蛤蚧10g，冬虫夏草1g，枸杞子30g，菟絲子30g，女貞子30g，補骨脂20g，乾蟾皮3g，山茱萸60g，生地黄100g，生黄耆60g，西洋参18g，肉蓯蓉30g，金蕎麦100g，北沙参30g，五味子30g，牡丹皮15g，当帰30g，地竜15g。

経過

上記の処方を症状に応じて加減しながら，2年以上にわたり継続治療した。胸悶感・頭痛は軽減したが，椎間板ヘルニアの痛みはまだあり，動作に制限がみられた。

2007年10月から頻繁に痙攣を起こすようになった。処方は有効だったので変えずに，痙攣症状に対し，別に蜈蚣60g，全蝎40g，鼈甲40g，亀板40g，生牡蛎40g，穿山甲40gをすりつぶして粉末にしたものを，90等分して分包し，1回1包，1日3回沖服とした。

2008年1月に問い合わせをした際には，痙攣の症状は明らかに改善し，食事摂取も良好で，大小便も正常とのことであった。

考察

肺がんは正虚の状態で，邪気が虚に乗じて入るものであるが，それだけではなく化学療法もさらに正気を傷つける。「腎は骨を主り，髄を生ず」「脳は髄海」である。腎が不足すれば髄海が空虚になり，邪気が髄海に転移する。養腎益精し，髄海を充たす治療がよい。だから益精助陽の方剤が奏効する。久しく臥すれば筋を損ね，筋脈が失養すれば痙攣を起こす。治療は筋脈を滋養するのがよく，鼈甲や亀板を用いて真陰を補塡し，涵木を滋水し，熄風潜陽する。

> **Comment**
> 痙攣を頻繁に起こした理由は記載されていないが，脳転移の可能性もある。中薬で症状が改善しているのは注目すべきことである。（平崎）

症例18

花宝金（中国中医科学院広安門病院副院長）

患者：国○，62歳，男性。
初診：2008年1月30日
主訴：咳嗽
現病歴：2006年10月，咳嗽が出現したが，特に気にとめずに治療はしなかった。その後，咳嗽が間歇的に増悪するようになった。2007年5月には倦怠感が著明になり，北京同仁病院を受診。胸部CT検査では，右肺下葉に軟組織影，その外側には小さな辺縁不鮮明な腫瘤影，右側胸腔内に中等度の胸水，少量の心嚢水，両側胸膜の肥厚，縦隔リンパ節腫大を認めた。喀痰塗抹染色では，扁平上皮がんが認められた。化学療法を勧めたが，患者は拒否し，中薬治療を希望して当科を受診した。
現症：顔面蒼白・無気力・労作後の息切れ・倦怠感がある。咳嗽と喀痰がある（薄くて量は多いが血液混入なし）。ときに胸部に脹痛がある。食事摂取は良好で，大小便は異常なし。
所見：舌質淡で，薄白苔が付着。脈は弦細。
西医診断：右肺下葉扁平上皮がん（肺門・縦隔リンパ節・肺内転移，右側胸水，心嚢液貯留，T4 N2 M1a，Stage IV）
中医診断：肺積・陽虚痰凝
治則：温陽利水・益気化痰
処方：炙附子（先煎）16g，乾姜10g，生黄耆80g，白朮15g，猪苓20g，茯苓20g，青皮6g，陳皮6g，葶藶子15g，椒目9g，桑葉12g，杏仁9g，沢蘭15g，沢瀉15g，竜葵15g，白英20g，猫爪草30g，生

姜 5 片，大棗 5 個とし，煎薬で 7 剤を処方し，1 日 1 剤服用とした。

経過

7 剤を服用後，無気力・息切れ・咳嗽・喀痰が以前より明らかに改善した。超音波では，胸水は少量で，心嚢水は消失していた。

考察

中医学では，生体内の水分代謝は，肺・脾・腎の 3 つの臓器が協力し，陽気の温煦作用によってなされている。寒痰凝滞・気血瘀結の腫瘍には，必ず陰寒内盛・陽気虚衰・気化不利があり，これによって水分の代謝が異常となり，胸水などが生じる。本症例の顔面蒼白・無気力・労作後の息切れ・倦怠感・咳嗽・薄くて量の多い痰は，一連の陽虚・痰湿内阻の症状と考えられ，温陽利水法による治療が適応となる。附子・乾姜で中陽を温補し，葶藶子で破堅逐邪して水道を通利し，咳嗽気喘を治す（葶藶子は，味辛苦・性大寒・肺経の生薬で，苦はよく降泄し，寒は熱を除くのである）。これらに辛開苦泄の椒目を加えることで瀉肺逐水の効果を増強する。沢蘭・沢瀉・猪苓は水を率いて下行し，水飲を小便から排泄させる。猫爪草・白英・竜葵は解毒消腫の作用があり，やはり水を導き下行させる。生黄耆・白朮・茯苓・青皮・陳皮・大棗・生姜は健脾化湿の作用があり，水液を運化させる。桑葉・杏仁は気機を昇降させて水道を疏理し，また化痰止咳の効果も有する。これらの生薬を合わせて用いることにより，温陽利水・益気化痰の効果が得られる。まさに『済生方』にある「先実脾土，脾実則能舎水」（まず脾土を実する。脾を実すれば則ちよく水を舎つ）の通りである。

Comment

中薬治療により，がん性胸水と心嚢水に改善を認めた症例である。がんの胸水は呼吸苦を生じるため，がん患者の生活の質を落とす。また，心嚢水は進行すれば心機能の低下を招くため，予後は悪くなる。かといって無理に穿刺して除去するのは危険を伴うばかりでなく，患者の体力を奪うことになる。これらを中薬で治療することは，患者の体力を温存しながら苦痛を除くという点で非常に重要である。（平崎）

症例19

朴炳奎（中国中医科学院広安門病院腫瘍科主任）

患者：谷○，69歳，女性。
初診：2000年11月7日
主訴：1カ月以上続く発作性の咳き込み。
既往歴：高血圧
現病歴：感冒の後，発作性の咳き込みがあり，2000年9月20日，北京復興病院にてX線検査を施行したところ，左上肺に3×3.5cm大の腫瘍を指摘された。両側鎖骨上リンパ節の腫大は認められなかった。喀痰塗抹染色で，細胞型は不詳であったが，がん細胞を認めた。T2 N0 M0，Stage Ⅰ B。
現症：夜間と明け方に，最もひどい発作性の咳き込みがある。胸悶感と倦怠感があり，顔色が悪い。大小便は正常。睡眠はよくなく，夢が多い。口が乾き，痰は粘稠。
所見：脈は弦細。舌質はやや暗赤で津少，薄い黄苔が付着。CEA 19.5μg/l。
中医診断：肺積・気陰両虚・痰毒膠結
治則：益気養陰・化痰散結・解毒消積
処方：半枝蓮15g，白英12g，莪朮9g，白僵蚕12g，薏苡仁12g，全栝楼12g，夏枯草12g，白朮15g，太子参15g，土茯苓12g，黄耆30g，甘草6g，炒麦芽12g，炒穀芽12g（煎薬，1日量）とし，30日分を処方した。軟堅消瘤片[*1]，西黄解毒カプセル[*2]を併用した。

経過

2診（2000年12月5日）：咳嗽は著明に軽減した。痰の中に糸状の血が混じる。ときに倦怠感，頭部の熱感がある。他の症状は不変。舌質暗紅で津少。脈弦滑。陰虚火旺・毒損肺絡の証に属する。半枝蓮15g，白英12g，莪朮9g，白僵蚕12g，薏苡仁12g，全栝楼12g，夏枯草12g，白朮15g，太子参15g，土茯苓12g，黄耆30g，甘草6g，知母10g，枳殻5g，山薬12g，仙鶴草15g，炒三仙30g（煎薬，1日量）15日分を処方。併用

エキス剤は前回と同じ．

3診（2001年1月2日）：倦怠感は改善した．しかし，なお少量の粘痰を喀出する．血液は混じっていない．たまに胸悶感・胸痛を感じる．咽は乾いて痛む．食欲はあり，大小便は正常．解毒抗癌を主として，一方で正気を養う．半枝蓮15g，白英12g，白僵蚕12g，全蝎3g，蜈蚣3匹，黄耆30g，白朮15g，玄参15g，沙参12g，炒三仙15g，甘草6g（煎薬，1日量）30日分を処方．併用エキス剤は前回と同じ．

4診以降，前回の薬に少し加減して継続服用とする．

2001年5月8日：中国医学科学院腫瘤病院にて再検査，CEA 25.6μg/l．胸悶感・咳嗽・傾眠傾向・倦怠感・動悸・息切れ・口乾がある．大小便は異常なし．舌質は暗赤，薄い白苔が付着．脈弦細，やや渋．心電図では不完全右脚ブロック，心拍数98/分．胸部X線では病巣は安定．当院で入院加療とした．痰毒阻絡・心気虧虚の証であり，治療は解毒化痰・益気養心がよいと考え，桔梗9g，杏仁9g，沙参9g，麦門冬9g，白朮15g，芡実10g，山薬10g，枳殼12g，黄耆30g，太子参12g，陳皮9g，莪朮9g，夏枯草12g，炒三仙30g，肉桂5g，甘草6g，法半夏9gを処方．併用エキス剤は前回と同じ．入院中はこの処方に加えて，康莱特[*3]・欖香烯[*4]を点滴投与した．化学療法・放射線治療は行っていない．2カ月後には咳嗽は消失し，病状が安定したので，薬を持参して退院．以降は益気養陰・化痰通絡・解毒軟堅の方針で中薬を1年あまり服薬している．

考察

この患者は高齢であり，手術や化学療法・放射線療法を拒否し，中薬治療を選択した．診断は明らかで，肺積と弁病した．本虚標実で気陰両虚が本，毒瘀痰結が標と弁証し，治療は標本をともに考慮し，益気養陰・化痰散結・解毒消積の剤を投与した．方中の太子参・黄耆・白朮は扶正，夏枯草・白僵蚕・莪朮は軟堅通絡，半枝蓮・白英・土茯苓は清熱解毒作用があり，これらで消積して標を治す．炒麦芽・炒穀芽で健脾消食し，後天の本を補い，土旺金生にする．患者の病状の変化に応じて，扶正と袪邪の処方配分を調整し，症状に応じて加減する．2診・3診のように，患者の体力が回復してきたときには，解毒通絡の方に治療の重点をシフトさせていった．4診の場合は，患者の虚

状が目立ったので，処方は健脾益腎で扶正することを主体とした。このようにすれば，病気を根本から治すことができ，良好な経過を得ることができる。

* *1 軟堅消瘤片：夏枯草・薏苡仁・拳参・北敗醬草からなる。健脾益気・解毒散結の効能がある。
* *2 西黄解毒カプセル：人工牛黄・人工麝香・乳香・没薬・冬虫夏草・西洋参・薏苡仁・拳参・山慈菇からなる。加味西黄丸や加味西黄カプセルと同様に，『外科全生集』の犀黄丸が原処方であり，西洋参などの補剤が加味されている。
* *3 康莱特：薏苡仁の有効成分を抽出して注射液にしたもの。動物実験で，抗がん作用・化学療法への感受性を増す作用が報告されている。
* *4 欖香烯：温鬱金から，がんに対して有効な成分を抽出したもの。

Comment

Stage ⅠBの肺がん症例を，中薬治療のみで経過をみていて，咳嗽などの症状の改善を認めている。高齢者の場合は，体力的に余裕がなく標準治療を行えない場合があり，中薬治療の適応となる。また，中国の場合は日本ほど医療保険が充実していないので，経済的な理由から中医治療が選択されることもある。（平崎）

症例20

朴炳奎（中国中医科学院広安門病院腫瘍科主任）

患者：李○，61歳，男性。
主訴：発作性の刺激性咳嗽・痰に血が混じる。
初診：2002年4月26日
現病歴：2002年3月17日，感冒をきっかけに，発作性の刺激性咳嗽・胸悶感・糸状の血が混じった粘稠痰が出現した。通州胸部腫瘤病院で胸部X線，CTを撮影し，1.5×2.2cm大の左肺上葉占拠性病変を指摘された。4月3日，宣武病院での喀痰塗抹検査で，腺がん細胞（分化は比較的良好）が確認された。気管支鏡検査では，がん細胞は認められなかった。臨床診断は左肺腺がん，T1N0M0，StageⅠA。患者は，手術や化学療法放射線療法を拒否し，当科外来を受診した。

現症：前医で感染症の治療を受け，咳嗽は軽減していたものの，なお胸悶感，左胸の痛みがあり，糸状の血が混じった粘稠痰が出る。倦怠感・食欲不振・不眠・咽の乾き・硬便傾向・手掌足蹠の発熱がある。

所見：舌質は淡紅，薄い白苔が付着し，津少。脈は滑で，尺脈は重按して無力。

中医診断：肺積・気陰両虚・痰瘀膠結・毒損肺絡

治則：益気養陰・化瘀祛痰・解毒寧絡

処方：全栝楼15g，杏仁10g，桔梗10g，海蛤殻15g，沙参10g，麦門冬10g，黄耆30g，太子参15g，白朮15g，山薬12g，肉蓯蓉15g，女貞子15g，当帰15g，炒三仙30g，白豆蔲5g，生地炭*1 15g，側柏葉15g，甘草10g（煎薬，1日量），15日分を投与。

経過

2診（5月11日）：服薬後，顔色が以前よりよくなった。痰は一時多めの粘痰が出て，それ以降，痰の量は明らかに減ってきた。胸悶胸痛・倦怠感・咽の乾き・手掌足蹠の熱は，明らかに改善した。ときどき咳嗽があり，たまに痰に血が混じることがある。まだ倦怠感・多汗・不眠・食欲不振がある。舌質暗淡，舌苔は厚め。脈は沈滑。処方は前回に従う。黄耆40g，太子参15g，白朮15g，防風12g，杏仁10g，桔梗10g，生地炭15g，側柏炭15g，白僵蚕15g，白英15g，蛇莓15g，莪朮9g，土茯苓15g，炒三仙30g，甘草10g，白花蛇舌草15g（煎薬，1日量），30日分を投与。煎薬に加えて，益肺清化膏*2 15gを1日3回，または西黄解毒カプセル2粒を1日3回交互服用とする。

3診（6月3日）：服薬してから顔色は明らかによくなった。食欲も改善し，咳嗽もほとんどなくなり，たまに痰が出るが血は混じらない。ただ，ときに胸痛・胸の悶えがあり，不眠・倦怠感・硬便傾向がある。腰や膝が痛んで力が入らない。舌質は暗淡，薄い白苔が付着。脈は沈細。黄耆30g，太子参15g，白朮15g，山薬12g，草河車15g，蛇莓15g，八月札15g，枳殻10g，菟絲子15g，狗脊15g，枸杞子15g，懐牛膝15g，白英15g，土茯苓15g，猪苓15g，炒三仙30g，甘草10g（煎薬，1日量），30日分を投与。エキス剤は前回に同じ。

この後，半年以上，服薬を続けたが，何かの事情で通院しなくなった．

考察

この症例は，手術や化学療法・放射線治療を拒否して中医治療を求めてきた例である．腫瘍の分化度は比較的よいせいか，症状は虚のものが多い．がんの場合に標の所見でよくみられる実の症状は明らかではない．このため，中医治療も「正を養えば，積は自ずと消す」の原則にもとづいて，益気養陰・健脾益腎の剤を中心とした．しかし，同時に益肺清化膏や西黄解毒カプセルでの解毒抗癌治療を忘れずに行った．3診で菟絲子や枸杞子などの補腎薬を混ぜたのは，「上の病は下から治す」や「金水相生*3」の意味である．また，水が盛んになれば火を制することができ，もし土が盛んになれば金が生じる．つまり，肺は濡潤になり，肺の治節機能*4が発揮される．この例も数カ月後には肺の症状が明らかに改善された．

*1 **生地炭**：生地黄を生のまま焙煎したもの．生地黄の滋潤清熱作用を残したまま，粘膩の性質を除いたもの．胃腸障害が少なく止血効果が期待できる．
*2 **益肺清化膏**：黄耆・党参・沙参・桔梗・紫菀・麦門冬・拳参・仙鶴草・白花蛇舌草からなる．益気養陰・清熱解毒・化痰止咳の効能がある．
*3 **金水相生**：金と水は五行の母子関係にあり，お互いに影響を及ぼしていること．肺（金）を治療する際に，腎（水）も同時に治療する場合がある．
*4 **治節機能**：『黄帝内経素問』霊蘭秘典論篇に「肺は相傅の官，治節出ずるなり」と記載されている．肺は心臓を助け，全身の気血津液を治理調節する働きがある．

Comment

朴氏は，根治可能な場合には，患者や家族に「手術ができるならば必ずやりなさい」と指導している．しかし，患者側の希望が強い場合は，この症例のように，やむを得ず中薬治療が主体となる．西洋医学の治療を行わない場合でも，症状の軽減が認められていることから，腫瘍の縮小効果は別として，中薬治療が少なくとも患者の医療機関に対する要求の一側面（症状の軽減・生活の質の改善・精神の安定など）を満たしていることは確かである．（平崎）

症例21

劉嘉湘（上海中医薬大学附属龍華病院腫瘍科教授）

患者：鄭○，73歳，男性。
初診：2001年4月18日
主訴：労作時の咳嗽・喀痰を伴う息切れ感。
現病歴：2001年3月初めより息切れが出現。3月8日某病院にてCT検査を施行し，右上肺に腫瘤影と無気肺，縦隔リンパ節転移を指摘された。入院にて経気管支肺生検を施行し，「縦隔リンパ節転移を伴う肺右上葉後節扁平上皮がん，閉塞性肺臓炎，T3 N2 M0，StageⅢA」と確定診断された。対症療法にてやや好転したため同院退院となり，当科を受診した。
現症：動くと息切れがする。激しい咳嗽があり，痰が多い。食欲不振・疲労困憊。大便はすっきりとは出ない。夜間尿2〜4回。
所見：舌質は紫暗で，苔薄。脈は小滑，尺弱。
中医診断：肺腎両虚・痰毒瘀滞・清粛不良
治則：健脾温腎・軟堅散結・化瘀解毒
処方：生黄耆30g，莪朮9g，白朮9g，茯苓15g，仙霊脾15g，肉蓯蓉30g，木饅頭15g，杏仁9g，開金鎖30g，石上柏30g，石見穿30g，七葉一枝花30g，夏枯草12g，海藻12g，乾蟾皮9g，八月札15g，全栝楼30g，王不留行12g，生牡蛎30g，鶏内金12g，生山楂子9g，穀芽15g，麦芽15g（煎薬，1日量），28日分を連続服用。

経過

2診（2001年5月16日）：動くと息切れがするが，咳嗽はやや少なくなり，痰も減ってきた。食欲はある。大便も順調。夜間尿は1〜2回。舌質は暗赤，薄い舌苔。脈は細，尺弱。前回の処方から麦芽を去り，炙紫苑12gを加える。

3診（11月14日）：10月19日にCT検査を再度施行したが，4月18日と大きな変化はない。右上肺の無気肺はやや改善。動いた際の息切れ症状は，

以前と比べると改善したが，咳嗽はまだ少しあり，痰も少しある。食欲良好で，元気そうである。舌質は紫暗，薄い舌苔。脈は細，尺弱。前回の処方から莪朮を去り，丹参12gを加え，継続服用。

2002年10月に聞き取り調査をしたところ，病状は安定し，生活も自立しているとのことであった。

考察

この患者は，肺がんの進行期から末期の状態で，リンパ節転移を伴っていた。初診時は動くと息切れがし，食欲不振・倦怠感があり，夜間尿が頻繁で，脈は小で尺脈は弱く，肺腎両虚の証であった。また，痰が多くて咳が激しく，舌質は紫暗色で，脾虚・脾失健運・痰毒瘀滞と考えられた。そこで，健脾温腎・軟堅散結・化瘀解毒を治療方針とした。処方は温腎薬の仙霊脾・肉蓯蓉に四君子湯を合方し，そこから邪を助長する恐れのある温性の人参を去り，益気托毒の効果のある生黄耆を加えた。木饅頭は，別名薜茘果とも呼ばれ，補腎・解毒・活血の効能がある。石上柏・石見穿・七葉一枝花・夏枯草・海藻・全栝楼・乾蟾皮・莪朮・八月札・王不留行・生牡蛎などは，理気化瘀・軟堅解毒の作用があり，胸部腫瘍の患者で痰毒瘀滞が認められる場合には常用の生薬である。経験上，健脾益気の薬と温腎薬を合わせると，先天と後天の気を同時に補うことができ，金水相生させ，腎が温煦されて蔵精し，脾気は化して津液が巡り，肺気が充ちて肺の機能が安定する。これらによって，固本祛邪の目的を達成することができる。

Comment

肺がんに伴う咳嗽の症状はしばしば執拗で，患者のQOLを低下させる。西洋医学ではコデインなどの麻薬が用いられるが，効果が不十分な場合も多い。中薬治療は，肺がんに伴う咳嗽に対する有力な治療手段といえる。（平崎）

症例22

劉嘉湘（上海中医薬大学附属龍華病院腫瘍科教授）

患者：郝○，68歳，男性。
初診：2000年3月20日
主訴：咳嗽・喀血
現病歴：2年前に右上肺気管支原発の肺がんを指摘され，化学療法4クールと放射線療法1クールが施行された。
現症：手足がだるく，動くと息切れがする。繰り返す咳嗽・喀血（血液の中に壊死組織とドロドロした塊が混じる）・耐え難い不動性の右胸背部痛・微熱がある。顔色に艶がない，声も低く弱い。
所見：舌質は暗赤で，微白苔。脈は細軟。胸部X線上，右上中肺野に無気肺があり，超音波では右胸腔内に少量の胸水を認めた。
中医診断：肺脾気虚・瘀血痰毒の内結・肺失散粛[*1]
治則：益気健脾・化瘀解毒・粛肺化痰
処方：生黄耆30g，党参12g，白朮12g，茯苓15g，杏仁9g，炙紫菀15g，山海螺30g，陳皮9g，半夏9g，石上柏30g，石見穿30g，七葉一枝花15g，茜草根30g，仙霊脾15g，肉蓯蓉30g。

経過

服薬後3日で痰の中の塊が減少し，5日後には喀血が止まった。1週間後には顔色もよくなり，胸痛も軽減した。2カ月後の時点で，病状は安定し，喀血や壊死物を吐くことはなくなったとのことである。

考察

この患者は，肺がんの進行期から末期の状態である。化学療法と放射線療法の後，正気が虚して痰瘀が内結していた。初診時には艶のない顔色で，手足のだるさ，声が低く力がない，咳嗽・息切れがあり，動くと増悪した。脈は細軟。これらの所見からは肺脾気虚が考えられた。また，ドロドロした塊が混じった痰，固定した部位の胸背部疼痛，舌質暗赤から考えられるのは，

瘀毒内結であった。そこで，治療は益気健脾・化瘀粛肺とし，処方は六君子湯に粛肺化痰・解毒化瘀の生薬を加えた。この処方の工夫点は，仙霊脾・肉蓯蓉の温腎薬の薬対[*2]を使用していることである。「肺は気の主となし，腎は気の根となす」「(腎は) 五臓六腑の精を受け，これを蔵す」といわれているように，温腎すれば真陽が充ちて精気が蓄えられ，五臓が養われれば肺の治節の機能が発揮される。この症例では活血化瘀の薬を使わなかったが，気虚が本であり，気虚によって血行が不暢となっている。そこで，益気することで化瘀・摂血・托毒の効果が出る。扶正することで瘀を留滞させないようにする。こうすれば，祛瘀しても正気が傷つくことはない。瘀の症例であっても，必ずしも活血化瘀にこだわる必要はなく，大切なのは正しく弁証することなのである。

*1 **肺失散粛**：肺の宣散機能と粛降機能が障害されている病態。
*2 **薬対**：中薬で固定的に頻用される2生薬の組み合わせのこと。

Comment

　この症例は，中薬治療により短期間で喀血・胸痛などの症状が改善している。もちろん，がんは完治できていないと思うが，周辺症状を改善するのは，患者の苦痛を取り除くという点で重要である。（平崎）

症例23

劉嘉湘（上海中医薬大学附属龍華病院腫瘍科教授）

患者：李○，51歳，女性。
主訴：発熱・咳嗽
現病歴：1994年4月12日，上海市肺科病院にて診断的胸腔切開術を施行した。術中，がんが胸膜（臓側・胸壁側）に広汎に浸潤し，胸水も認められたため，切除術は行われなかった。病理検査で右上肺腺扁平上皮がんと診断された。同年5月16日からは当院に入院となり，益気健脾解毒の中薬治療を行い，病巣は安定していた。入院中の8月中

旬より午後の発熱（38℃前後）が認められるようになった。感染の兆候はなく，腫瘍熱と考えられた。消炎鎮痛の坐薬を与え，一時的に効果は認められたが，午後の発熱をコントロールできなかった。そこで，再度弁証を行った。

現症：咳嗽・少量の白色痰・倦怠感・寒がり・食欲不振。
所見：舌質は淡，薄白苔。脈は細。
中医診断：中気不足・虚陽上浮
治則：補中益気・昇清降濁
処方：生黄耆30g，升麻9g，柴胡9，白朮9g，当帰9g，陳皮9g，甘草3g，乾姜3g，大棗5個を煎薬で処方。

経過

服薬後7日で体温は正常化し，咳嗽も軽減して，寒がらなくなり，症状は明らかに好転した。

考察

本症例は，末期肺がん患者の午後の発熱が，高熱ではなかったが長く続いたため，倦怠感・食欲不振・寒がり・淡白舌・脈細などの中気不足の症状を呈するようになった。そこで，益気退熱・昇清降濁で治療した。処方は補中益気湯から人参を去り，乾姜を加えて甘温除熱の効果を増強させた。李東垣は，『黄帝内経』の「労するは之を温める」「損するは之を益す」の考え方にもとづいて，「辛甘温の剤を以て，その中を補い，その陽を昇らせ，甘寒によりその火を瀉すれば則ち癒ゆ」と述べている。この治験例では弁証が正確で，処方が要所を押さえていたので，このような効果を得たのである。

Comment

がん患者においては，陰虚による発熱と陽虚による発熱の場合があり，治療法も異なってくる。本症例では陽虚と診断した。陰虚と陽虚の鑑別は，書籍には簡単なように記されているが，実際の臨床の現場ではしばしば難しく，仔細な患者観察により可能となる。（平崎）

症例 24

李佩文（北京中医薬大学教授）

患者：劉〇，65歳，男性。
初診：2003年3月15日
主訴：咳嗽・喀痰
現病歴：2003年2月，血の混じった痰を吐き，胸悶感が出現し，某医院にて精査。X線画像上，右肺門に辺縁粗造で小分葉を伴う腫瘤影と縦隔リンパ節腫大を認めた。CT検査でも右肺門に約5×4cm大の腫瘍と数カ所の縦隔リンパ節腫大と肺気腫，ブラを認めた。喀痰細胞診では異型細胞を認め，扁平上皮がんの可能性が高いとの診断であった。患者は肺気腫と肺性心も合併しており，化学療法や放射線療法を行うことができず，中薬治療を希望して受診した。
現症：煤けた顔色で，痩せている。咳嗽があり，鮮血が混じった粘稠痰が出る。手掌足蹠の熱・多汗・口渇・便秘。バチ状指を認める。
所見：舌質紅，乾燥した薄黄苔が付着。脈は細数。
処方：平肺方加減*（沙参30g，麦門冬20g，生地黄20g，浙貝母15g，魚腥草10g，木蝴蝶10g，桑白皮10g，紫菀15g，五味子10g，白芨15g，旱蓮草10g，栝楼皮10g，牡丹皮15g，白英10g，白花蛇舌草20g）分2服用とし，7日分を処方した。

経過

2診（3月22日）：咳嗽は軽減し，痰に血が混じらなくなった。汗は止まり，大便の通じもよくなった。まだ口渇があり，舌質紅，苔は少なく，脈は細。前回の処方に天花粉10g，金蕎麦15gを加味して14日分処方した。

3診（4月6日）：諸症状は寛解して口渇も消失した。処方を持って本籍地に帰った。

その後は間があきつつも代理人が薬を受け取りに来た。少し咳が出て痰がある以外は調子がよく，外出して散歩できるようになった。半年後のCT検査では，腫瘍の大きさに明らかな変化はみられなかった。

> 考察

　この患者は一連の陰虚の症状を呈した。生地黄・沙参・麦門冬で滋養陰液，浙貝母・魚腥草・白英・白花蛇舌草で清熱解毒散結，紫菀・木蝴蝶で潤肺止咳，栝楼皮・桑白皮で清熱化痰，牡丹皮・旱蓮草・白芨で清熱涼血止血，五味子で肺気を収斂した。薬方と証が一致したため，明らかな効果が得られた。

　*平肺方：党参・沙参・百合・麦門冬・五味子・桑白皮・貝母・栝楼・白芨・魚腥草・白花蛇舌草からなる。李佩文氏が肺がん治療に対して，養陰清熱・解毒散結を目的に作成した処方。

> Comment

　中薬治療によって，血痰や咳嗽，多汗などの症状が改善した症例である。半年後の腫瘍の大きさも変化しておらず，よい経過といえる。（平崎）

症例25

李佩文（北京中医薬大学教授）

患者：67歳，女性。
主訴：咳嗽
現病歴：3カ月前から咳嗽・胸痛が出現し，7日前から血痰を認めたため，2000年7月，某院受診。胸部CT検査では右上肺野に7.3×5.2 cm大の腫瘤と縦隔リンパ節腫大を認めた。気管支鏡検査での生検結果は中分化腺がんであった。化学療法（ビノレルビン＋シスプラチン）を3クール，右肺野の病巣と縦隔リンパ節に放射線療法を1クール（28日間で計56Gy）施行した。治療が終了して10日後に中薬治療を希望し受診。初診時の血算はWBC 3,200/μl，Hb 10 g/dl，PLT 170×10^3/μl。
現症：空咳で痰は少ないが，出るときには血が混じっている。口乾・咽の乾き・羸痩・疲労倦怠・息切れ・手掌足心の熱・心煩・不眠・寝汗。
所見：舌質紅，微苦。脈細数。
中医診断：肺の気陰両虚

治則：補益気陰・解毒散結・抗癌

処方：生黄耆30g，百合10g，沙参15g，石斛15g，白芍10g，桑葉10g，枇杷葉10g，貝母10g，黄精10g，山薬30g，生地黄15g，麦門冬15g，玄参10g，玉竹10g，五味子10g，八月札20g，猫爪草10g，半枝蓮30g，白花蛇舌草30g。

経過

服薬1カ月後には咳嗽は基本的には消失し，食欲・睡眠も明らかな改善を認めた。白血球の減少傾向・貧血も改善し，体重も増加した。その後さらに化学療法を3クール施行したが，何ごともなく順調に終了し，中薬を長期間服用して病状は安定している。

考察

この症例では，黄耆・山薬で補脾益気し，百合・沙参・生地黄・麦門冬・黄精で肺腎の陰を滋補した。また，白芍・五味子の酸味で陰を収斂して止汗安神させ，桑葉・枇杷葉・貝母で潤肺止咳。玉竹・石斛で胃陰を養って生化の源を助け，玄参で滋陰清熱解毒し，八月札・猫爪草・半枝蓮・白花蛇舌草で解毒散結して抗がん作用を期待した。

Comment

中薬治療によって，咳嗽・食欲不振・不眠の改善を認め，さらに白血球の減少傾向も改善したため，化学療法を継続できた症例である。中西医結合治療が成功している。（平崎）

症例26

李佩文（北京中医薬大学教授）

患者：劉○，63歳，男性。
初診：2002年5月

主訴：嗄声

現病歴：2001年6月，声のかすれと左の鎖骨上リンパ節の腫れを自覚。近医でのX線およびCT検査で，右肺がん（中心型），縦隔リンパ節転移を指摘された。耳鼻咽喉科で精査したところ，声帯の腫脹発赤やポリープなどの所見はなかったが，左側声帯の振動の著しい低下を認めた。同年6～12月，化学療法を6クール，放射線療法を1クール施行。腫瘤の縮小が認められ，左鎖骨上リンパ節の腫脹は消失した。しかし，嗄声の症状は変わらなかった。

現症：嗄声・羸痩・空咳がある。痰は粘稠で，量は少なく喀出しにくい。右胸の脹悶感と不快感がある。便秘・黄色尿。

所見：舌紅，薄黄色で，乾燥した舌苔が付着。脈細。

中医診断：喉瘖

治則：潤肺鳴金*・祛風散結

処方：北沙参15g，麦門冬15g，紫菀10g，百合15g，全栝楼10g，浙貝母15g，木蝴蝶10g，白僵蚕15g，蟬退15g，白蒺藜10g，枇杷葉10g，金蕎麦20g，白花蛇舌草15g（煎薬，1日量，分2服用）を14日分投与。

経過

2診（2002年6月）：嗄声は明らかに軽減した。空咳も出なくなり，痰が容易に喀出できるようになった。便秘も改善した。しかし，まだ黄色尿があり，舌所見や脈所見には変化がみられなかった。前回の処方に魚腥草10g，馬勃15gを加味し，14日分処方。新聞を読み，発声練習をするように指導した。

3診（服用2カ月後）：諸症状は寛解し，嗄声も消失した。

考察

胸部腫瘍の末期には，陰虚の症状が多くみられる。本症例は，養陰祛風・鳴金散結を治療原則にした。処方は白僵蚕・木蝴蝶の2つを君薬とした。白僵蚕は熄風止痙・軟堅散結の作用があり，中風失音症と咽喉疾患に対する常用の生薬である。最近の研究では，その水煎成分は抗腫瘍・催眠・抗驚厥・

脊髄機能回復などの作用が報告されている。木蝴蝶も肺経の要薬であり，潤肺止咳利咽の作用があるため，臨床上では喉痺嗄声に常用される。最近の報告によると，この生薬の成分のクリシンが細胞毒性・抗腫瘍作用を有している。臣薬である蟬退・白蒺藜・百合・全栝楼は，祛風・止痛・寛胸に働く。佐薬である浙貝母・北沙参・麦門冬・紫苑は，養陰・清肺・化痰作用を有する。前胡・枇杷葉は肺に帰経し，他の生薬の作用を上方に導く使薬とした。末期胸部腫瘍の反回神経麻痺は，往々にして口乾や舌燥症状，粘稠痰などの陰虚の症状を呈し，加えて放射線治療の副作用が陰虚を増悪させるため，滋陰潤燥の中薬を重要視することにより，潤肺鳴金の効能を果たすことができた。また，別の角度からみると，神経麻痺は，中医学の「風症」と類似しているため，白僵蚕・白蒺藜・蟬退・前胡などの祛風通絡作用が奏効した可能性もあり，このことは古典における「散風利咽により喉痺を治す」との記載に一致する。

＊潤肺鳴金：肺を潤し，発声機能を回復させること。肺は五行では金であり，声帯や気管支なども中医学では肺に含まれる。

Comment

検査値はよくなったが症状が残る，といったことは，さまざまな疾患で臨床上よくみられる。そのような場合は，西洋医学的な対症療法よりも中医治療の方が有効である。（平崎）

症例 27

孫桂芝（中国中医科学院広安門病院腫瘍科主任）

患者：左○，51歳，男性。大学講師。
初診：1984年7月22日
主訴：咳嗽・胸痛・胸悶感
現病歴：有毒化学物質に長期間接触した経歴がある。1984年の旧正月の後，特に誘因がなく胸部に刺すような痛みが間歇的に出現し，夜間に増悪した。痛みは鎮痛薬で軽減したが，狭心症の治療は無効であっ

た。日に日に痩せてきて，2カ月で体重が5kg減少した。疲労倦怠・咳嗽・血の混じった痰を認めたため，地元の病院でX線検査を受けたところ，右肺野周辺の辺縁不整な陰影と，肺門部腫大を指摘された。北京腫瘍病院で気管支鏡検査を施行し，生検による病理診断の結果は「右肺小細胞型未分化がん（小細胞がん）」であった。患者は化学療法の副作用を恐れて退院した。中薬治療を希望して，当院受診。

現症：胸痛・胸悶・咳嗽・羸痩・倦怠感・動悸・不眠。
所見：舌質紅，黄膩苔が付着。脈細やや数。
中医診断：肺癰・痰熱互結・邪気凌心
治則：清熱滌痰・宣肺寧心
処方：全栝楼15g，清半夏10g，黄連5g，杏仁10g，橘紅10g，桔梗10g，浙貝母10g，款冬花10g，夏枯草15g，魚腥草15g，鬱金10g，草河車15g，蓮子心3g，甘草10g，遠志10g，炒棗仁30g（煎薬，1日量）分2服用で15日分処方した。

経過

2診（8月16日）：服薬後，胸痛はよくなり，胸悶感が軽くなった。睡眠もよくなり，食欲が増し，顔色もよくなった。

入院して，中薬治療に化学療法を併用することとした。化学療法では，ビンクリスチン1mg＋エンドキサン800mg（週1回投与）と，プレドニゾロン60mg（連日投与，分2，週ごとに10mgずつ減量）を，6週間施行した。CT画像上では，腫瘍塊は10%の縮小を認めた。

その後，放射線療法を5週間行ったが，PLT6.8万/μl，ALT上昇，悪心・食欲不振・口腔咽頭乾燥が出現し，黄色の喀痰を認めた。そのため，放射線療法を中止し，一時中薬治療のみを行うこととなった。処方は北沙参15g，麦門冬15g，金銀花15g・連翹10g，板藍根15g，生黄耆30g，生薏苡仁30g，生地黄12g，枸杞子15g，清半夏10g，淡竹筎10g，甘草10gとした。

7週後にX線を再検したところ，腫瘍はほぼ消失していたが，両肺紋理の増強を認めた。地固め療法として，千金葦茎湯合百合固金湯加味（葦茎30g，桃仁10g，杏仁10g，冬瓜仁10g，生薏苡仁15g，百合10g，生地黄12g，北沙参15g，百部15g，川貝母12g，魚腥草15g，桔梗12g，生黄耆30g，

紫菀 10g，敗醬草 12g，草河車 15g）を処方し，加味西黄丸を併用とした。その前後に化学療法を3コース行った。

　治療開始2年後には患者は仕事を再開した。5年後に，患者は海外移住することになったが，全身状態は良好で，通常通りの生活を営み，19年が経過している。

考察

　この症例の病機は痰熱互結・邪気凌心であり，黄連・款冬花・夏枯草・魚腥草・草河車・敗醬草・蓮子心の苦寒薬を用いて瀉心清熱し，全栝楼・清半夏・橘紅・桔梗・紫蘇梗・浙貝母を用いて清熱化痰・寛胸開結した。化学療法や放射線療法の期間は，副作用のことを考慮して，気陰兼顧・清熱化痰の中薬を配合した。治療は的を射ていたようで，患者は長期生存でき，良好な効果を認めた。

Comment

　小細胞性肺がんは，無治療では進行が速く，きわめて予後不良とされている。一方，化学療法や放射線療法に感受性が高く，内科的治療が重要となる。この症例において中薬治療が奏効したと思われる点は2つある。1つは，患者が化学療法を恐れて標準治療を拒否していたが，中薬治療で全身状態を回復させ，精神的にも安定させて治療への積極性を回復した点である。2つ目は，小細胞性肺がんは，限局性であったとしても再発率が高く，平均生存期間は2年前後といわれているが，この患者は19年もの長期にわたって生存している点である。（平崎）

症例28

花宝金（中国中医科学院広安門病院副院長）

患者：武○，75歳，女性。
初診：2004年12月13日

主訴：咳嗽
現病歴：半年前から咳嗽・喀痰を繰り返し，近医にて慢性気管支炎と診断され，抗生物質や鎮咳薬などを処方されていたが，症状は一進一退でコントロールできていなかった。2004年11月，地元の腫瘍専門病院で肺がんと診断された。患者と家族は手術を拒否し，中医治療を希望して受診した。
現症：激しい咳嗽・胸悶感・息切れ・喀痰があり，痰の中に糸状の血液が混じる。全身倦怠感・食欲不振・摂食不良。大小便は順調。舌質淡やや暗赤。脈沈細。
中医診断：肺脾気虚・痰湿阻滞
治則：健脾益気・祛湿化痰に降肺止咳を併用する。
処方：生黄耆60g，太子参15g，生白朮15g，茯苓20g，陳皮6g，生薏苡仁20g，半夏10g，杏仁10g，前胡10g，紫菀12g，款冬花12g，仙鶴草15g，生地黄炭12g，三七粉（沖服）3g，半枝蓮10g，白花蛇舌草30g，生麦芽20g，鶏内金15g（煎薬，1剤を1日で服用）とした。

経過

28剤を服用して喀痰が著明に減少し，息切れも治まって，痰の中に血液が混入しなくなった。食欲も以前より出てきた。そこで，仙鶴草・生地黄炭・三七を去り，沙参・天門冬・麦門冬などの益気養陰の生薬を加えた。その後は，症状に応じて加減して，1年以上経過しているが，病状はおおむね安定している。

考察

この患者は，手術も化学療法・放射線療法も受けておらず，初診時は肺脾気虚を本，痰湿蘊肺を標と考えて，健脾益気・祛湿化痰を治療方針とした。処方は六君子湯に生黄耆を加えて健脾益気・燥湿化痰し，杏仁・前胡・紫菀・款冬花を加えて降逆止咳し，仙鶴草・生地黄炭・三七粉を加えて止血し，小麦芽・鶏内金を加えて理気健脾消食し，後天の本を気づかい保護した。肺がん治療の要点は，肺ではなく脾である。まさに「病を治すには本を求めよ」である。

Comment

中薬単独治療の症例である。病期は不明であるが,症状の改善を認めている。
（平崎）

症例 29

花宝金（中国中医科学院広安門病院副院長）

患者：紀○, 51歳, 男性。
初診：2006年5月10日
主訴：咳嗽
現病歴：2003年12月25日, 中国医学科学院腫瘍病院にて左肺がん切除術を施行。術後病理診断は, 中分化型扁平上皮がん, リンパ節7/16, T2N2M0, StageⅢAであった。術後に化学療法を2コース行った（薬物の種類と量は不詳）。中薬治療を希望して受診した。
現症：朝方の微熱（37.1℃前後）・咳嗽・喀痰（量は多め）・嗄声・左胸部の膨満と不快感。舌質淡紅, 薄白苔が付着。脈細。
中医診断：肺積・風熱内鬱・気鬱痰阻
処方：昇降散加減[*1]を用いた。姜黄10g, 生大黄8g, 蝉退6g, 白僵蚕12g, 杏仁10g, 生薏苡仁20g, 白豆蔲10g, 生黄耆60g, 生白朮15g, 茯苓20g, 陳皮6g, 荷梗12g, 木香6g, 砂仁6g, 竜葵20g, 升麻6g, 青蒿20g, 半枝蓮20g（1日量, 煎薬, 大黄と砂仁は後から入れる）14剤を処方した。

経過

2診（6月14日）：朝の微熱は消失して, 体温は36.5℃前後になった。咳嗽・喀痰は軽減したが, 嗄声は変わらない。舌質淡暗赤で, 薄白苔が付着。脈弦細。前回の処方に木蝴蝶6g, 天南星15gを加えて, また14剤を処方した。

その後, 嗄声は以前と比べて軽減し, 他の諸症状も軽減した。現在, 患者

の病状は安定していて，さらなる治療を行っている。

考察

本症例は，肺がんの化学療法後の不養生で，微熱などの風熱内鬱の症状が出現した。咳嗽・多量の喀痰・舌淡紅・薄白苔・脈沈細の所見は，痰湿内阻を表している。痰湿内阻により昇降気機が暢やかでなくなり，嗄声や左胸部の膨満と不快感が生じる。弁証は風熱内鬱・気滞痰阻であり，治療には昇降散加減を用いた。処方中の蟬退・白僵蚕は風熱を疏散し，升麻・青蒿を配合することで透邪解熱の効能を高め，また同時に大黄・姜黄で濁飲を降ろし，昇降を同時に行って気機を調節する。患者は痰湿内阻の証なので，杏仁・薏苡仁・白豆蔲を加えて宣上・暢中・滲下する*2。生黄耆・生白朮・茯苓・陳皮で健脾燥湿化痰し，荷梗・木香・砂仁で気機を舒暢させる。竜葵・半枝蓮には解毒抗癌作用がある。これらを合わせることで，全体的に昇降気機を宣暢させて燥湿化痰する効果があり，この症例に奏効した。

* 1 **昇降散**：『傷寒温疫条弁』収載。白僵蚕・蟬退・姜黄・大黄からなる。昇清降濁・散風清熱の効能がある。
* 2 **宣上・暢中・滲下**：杏仁・薏苡仁・白豆蔲は，三仁湯の君薬である。杏仁は上焦の肺気を宣利し，白豆蔲は中焦の脾気を暢ばし，薏苡仁は滲湿利水し下焦から湿熱を去る。

Comment

中医治療の特徴の1つに，複数の症状に対する弁証論治がある。現代医学の診断は肺がんで，難治性疾患ではあるが，このようにさまざまな症状を呈する場合は，伝統中医学からみても，アプローチの方法があり，治療に着手しやすいといえる。（平崎）

2

肝胆がん

概論

　肝臓がんは，中国では日常診療で診る機会の多い疾患である。B・C型肝炎ウイルス感染や，アフラトキシン，飲水中のアオコ毒素などへの暴露，飲酒・喫煙，遺伝などが原因としてあげられる。中国では，江蘇省・福建省・広東省・広西省など東南部の沿岸地域に多くみられ，腫瘍死亡数において第2位である。難治性の悪性腫瘍で，特に早期を過ぎると進行が速く，合併症も多くて，予後は不良である。

　中医学では，肝臓がんは「積聚」「伏梁」「肝積」「癥瘕」「脾積」「癥積」「黄疸」などの範疇に属する。生体が邪毒を受けて湿濁湿熱が内生し，さらに飲食不節や脾胃の損傷，ストレスなどが増悪因子となって肝気鬱滞・気滞血瘀が生じ，結集して積となる。脾陽は湿邪によって障害され，湿邪が鬱滞して化熱し，鬱蒸して黄疸を生じる。

　頻用する治療法には，疏肝理気・行気活血・化瘀消積・清熱利胆・瀉火解毒・養陰柔肝・益気養血などがある。術後の再発患者や手術適応のない患者，化学療法を中断した進行期以降の患者においては，羸痩・倦怠感・食欲不振・消化不良・腹部膨満感・下痢・悪心嘔吐など，上腹部の腫瘍塊の増大に伴う症状が出現し，しばしば腹水・全身衰弱・悪液質などを伴う。早期には肝鬱が主体であるが，気滞湿阻が関係している。さらに進行すると，血瘀・湿熱・熱毒などの症状が現れてくる。末期になると，陰虚や津虧の症状が出てくる。

　また，肝臓がんの病巣は肝臓であるが，脾胃と密接な関係がある。肝臓がんを長く患っているうちに肝と脾がともに病み，昇降機能が乱れ，運化が失調して他の臓腑へも波及し，水穀の精微と濁飲の分別が不良となり，前述の進行期の症状が出現する。季肋部の脹りと痛みは，肝の疏泄失調により肝気

が巡らなくなるためであり，脾の運化機能と密接に関係している。もし，脾の運化作用が正常であれば，肝の疏泄作用は改善され，季肋部の症状も改善するはずである。また，脾の運化によって腹水も防ぐことができる。このように，全過程において，脾胃の治療は重要な位置を占める。疏肝理気・健脾和胃・化瘀散結・清熱解毒を通じて気血の生成を促進し，後天の本を気づかい保護することは，症状を改善し，患者の苦痛を減らしてQOLを向上させるばかりでなく，免疫力を増強して，延命効果にもつながる。(平崎)

症例 1

周岱翰（広東省中医腫瘤治療センター主任）

患者：黄○，52歳，男性。
初診：1997年3月6日
主訴：黄疸
現病歴：慢性肝炎・肝硬変のため，3年前から中西医結合治療を受けてきた。半年前から食欲不振があり，体重が3～4kg減って痩せてきた。3カ月前に広州某病院で原発性肝臓がんと診断され，切除術が施行された。術後1カ月から尿と眼球結膜が黄染してきたため，受診した。
現症：皮膚の黄疸・尿の黄染・羸痩・倦怠感・口苦・食欲不振・下痢。他院の超音波検査では，肝右葉肝門部付近に2.6×2.3cm大の腫瘤影を認めた。間接ビリルビン・直接ビリルビン・胆汁酸の上昇がみられ，AFP 1,580 ng／ml。
所見：舌質暗赤，乾燥した薄黄苔。脈弦数。
中医診断：黄疸・肝積・湿熱蘊結・肝盛脾虚
治則：清肝解毒・利胆退黄
処方：茵蔯蒿湯合五苓散加減（茵蔯蒿20g，山梔子15g，大黄12g，茯苓15g，猪苓15g，沢瀉15g，白朮15g，党参20g，半枝蓮30g，渓黄草*30g）を煎薬で20剤投与し，1日1剤の服用とした。

> 経過

2診（3月28日）：倦怠感が軽減し，食事摂取もやや改善したが，まだ脂っこいものや肉類は食べられない。濃茶色だった尿は，普通の茶色になった。便溏・煩躁・口苦があり，夜寝苦しい。薄黄苔。脈弦緩。湿熱互結・肝鬱気滞の証と考えられ，治則は清肝利胆・祛湿利胆とし，茵蔯蒿湯合小柴胡湯加減（茵蔯蒿20g，山梔子15g，大黄10g，柴胡15g，黄芩15g，白芍15g，半枝蓮30g，渓黄草30g，茯苓20g，白朮15g）を用いた。15剤を処方した。

3診（4月15日）：黄疸と尿の色が明らかに改善してきた。気力・体力も改善し，食欲が出てきて，睡眠も徐々に改善してきた。大便は有形便。しかし，両目の周りに隈ができていた。舌は絳舌で瘀斑があり，薄黄苔が付着。脈弦細。肝胆湿熱の証で，治法は清肝利胆とする。再度，茵蔯蒿湯合五苓散加減（茵蔯蒿20g，山梔子15g，大黄10g，猪苓20g，茯苓20g，白朮15g，沢瀉15g，桂枝10g，半枝蓮30g，渓黄草30g，仙鶴草20g）を煎薬で20剤処方。

4診（5月8日）：気分はよい。4月に手術を行った病院での超音波検査では，肝右葉肝門部の腫瘍は1.8×1.5cm大へと縮小を認めた。間接ビリルビン・直接ビリルビン・胆汁酸値の減少，AFP 530ng/mlへと改善を認めた。体重は初診時より2.5kg増加した。口苦・黄色尿・大便やや硬・目の周りの隈などの症状はあるが，食欲・睡眠は良好。舌質紅絳，苔は少ない。脈弦滑やや数。湿熱はまだ除かれておらず，肝熱血瘀の証と考えられた。茵蔯五苓散合下瘀血湯加減（䗪虫6g，桃仁15g，大黄15g，茵蔯蒿15g，山梔子15g，茯苓20g，猪苓20g，白朮15g，白芍15g，半枝蓮30g，仙鶴草30g）を煎薬で20剤投与し，1日1剤の服用とした。

5診（6月2日）：前回の処方を服用して溏便に似た便が1日に2～3回出るようになったが，排便後の満足感はある。黄色尿は軽減したが，食欲は低下気味で，睡眠は十分とはいえない。夜間尿。口乾はあるが口渇はない。目の下の隈は軽減した。舌質絳，白苔が付着。脈弦細。肝盛脾虚の証であり，治則は清肝利胆・健脾祛湿とする。茵蔯蒿湯合小柴胡湯加減（茵蔯蒿20g，山梔子15g，柴胡15g，黄芩15g，白朮15g，白芍15g，党参30g，法半夏15g，半枝蓮30g，渓黄草30g）を煎薬で15剤処方。

6診（6月20日）：気力・体力ともによい。食欲正常。大便は順調。舌質やや紅，歯痕あり，薄白苔が付着。同様の弁証・治療法と考えて，同じ処方を15剤投与。薬膳として，西洋参炖鶏湯[*2]・全鼈（スッポン）・猪骨苡米湯[*3]の類を，を勧めた。

7診（10月17日）：体が少し弱って，食欲が低下している。尿はときどき黄色いが，前回の処方を1～2週間服用すると症状は軽くなる。手術をした病院で検査したところ，肝右葉の占拠性病変はすでに消失していた。AFP 106 ng/ml。中薬を継続して服用するように指導し，全鼈猪骨鍋と半枝蓮をよく食べるように指示した。

8診（1998年7月10日）：顔の血色がよく，和やかな表情。どこも悪いところはないという。画像所見・肝機能・AFPなど，すべて正常範囲内。倉庫の管理人の仕事に復帰している。初診時の茵蔯蒿湯合五苓散を毎月7剤，自分で買って服用している。その後は10年間経過を確認しているが，元気である。

考察

黄疸という言葉は，早くは『黄帝内経素問』平人気象論篇に記載がみられる。また，張仲景は，黄疸の発病と湿熱は関連があるとしている。その主な原因となる臓腑は脾であり，その治療は「ただその小便を利す」と述べている。本症例は原発性肝臓がんで，黄疸がその主な症状であった。初診時は，湿熱蘊結・肝盛脾虚の証と考えられた。飲食不節や過度の飲酒，不規則な食事摂取によって脾胃が傷つけられ，運化失調を招いて湿濁が内生し，鬱して化熱となり，湿熱が肝胆に熏蒸する。そのため，胆汁がいつものルートを通らず，皮膚を燻すように染めるとともに，膀胱に流れて体と尿が黄色くなる。さらに，湿熱が腸の気機を阻滞して大便が滞る。熱邪が内に盛んになり，津液を灼傷し，口苦症状が出る。肝気が鬱結して木が土に乗じ，脾気が虧損して運化が悪くなり，皮膚に潤いがなくなる。このため，倦怠・食欲不振・羸痩などの症状が出現する。舌質暗紅・乾燥した薄黄苔・脈弦数は，湿熱蘊結の症状である。治則は清肝解毒・利胆退黄の作用がある茵蔯蒿湯合五苓散加減などが適当と考えられた。処方中の茵蔯蒿は清熱化湿・解毒退黄の要薬であり，『神農本草経』では味苦・性平で，熱結黄疸を主治するとしており，山梔子・

大黄は清熱散結の作用で熱毒を蕩滌する。五苓散の君薬は味鹹・性寒の沢瀉で，鹹は水腑に走り，寒は熱邪に勝つ。佐薬である猪苓・茯苓の淡滲の作用は，水道を通調し，膀胱に下輸するとともに水熱を瀉す。白朮の燥湿健脾は堤防となり，水を制する。党参・白朮・茯苓は健脾益気の力を増し，半枝蓮・渓黄草には清熱解毒・活血祛瘀・利水消腫の効能がある。これらを合わせることにより，湿熱を分消させて二便より去り，清肝利胆・退黄解毒の効果を発揮させる。

　肝臓がんの病変部位は中医学では肝と脾である。本症例は黄疸が主症であり，湿熱互結が主な病機で，脾虚・肝鬱・瘀血などの兼証がみられた。処方は茵蔯蒿湯を軸にして，四苓散・四君子湯・五苓散・小柴胡湯・下瘀血湯などを加えて治療した。症候により処方を選択し，処方の方意を考えて抗がん生薬を加味して，薬証が一致したために，効果はてきめんに現れた。瘀血は肝臓がんの基本的な病因病機であるが，肝臓がんの病理産物でもある。特に進行期から末期の肝臓がんにおいて，鼻血・歯肉出血・血便，ひどいときには吐血や血便などがみられる。これらは，明らかに瘀血による症状であるが，ここで活血化瘀の処方を使う場合は，慎重かつ上手に用いなければならない。駆瘀血薬を多量に用いたり長期に使ったりすれば，さらなる出血を引き起こす危険性があり，健脾を考慮しながら摂血する必要がある。

*1 **渓黄草**：シソ科ヤマハッカ属オオヒキオコシ *Rabdosia serra*（Maxim.）Haraの全草。清熱利湿・涼血散瘀の作用がある。急性肝炎・胆嚢炎に用いる。
*2 **西洋参炖鶏湯**：鶏もも肉・西洋参・枸杞子・大棗などを材料にしたスープ。
*3 **猪骨苡米湯**：はと麦・豚骨・生姜などを材料にしたスープ。

> **Comment**
> 　この症例は，術後1カ月で再発した肝臓がんが中薬治療で消失した症例である。残念なことに，西洋医学での治療内容が詳細に記されていないが，1997年当時の中国の医療事情を考えると，西洋医から肝動脈塞栓療法や経皮的エタノール注入療法・ラジオ波焼灼療法などの最新治療を受けながら，それを中医に隠して治療をしていた可能性は低く，おそらく術後は中薬単独治療であったと思われる。また，超音波の技術を疑うこともできるが，AFPが全身状態改善後に正常化していることから，肝臓がんの再発の診断は間違いないと思われる。（平崎）

症例2

孫桂芝（中国中医科学院広安門病院腫瘍科主任）

患者：張〇，45歳，男性。
初診：1987年9月
主訴：特記すべき症状なし。
既往歴：慢性肝炎
現病歴：1987年8月，健康診断の超音波検査で，肝右葉に11×10.5cm大の，周辺にハローを伴う低エコー域を指摘された。某病院で精査したところ，AFP陽性（ロケット免疫電気泳動法＞1,000 ng/ml），季肋下8cmに肝臓の辺縁を触れ，少量の腹水を指摘された。
現症：顔色不良（暗黒）・倦怠感・腹部膨満感・ときどき溏便がみられるが，そのほかには不調なし。
所見：脈象は細小弦。舌質暗紅，胖大，歯痕あり，白苔が付着。
中医診断：脾虚挟瘀
治則：健脾益気・活血化瘀
処方：枳実消痞湯合平肝飲加減（生黄耆30g，党参15g，白朮10g，茯苓15g，杭白芍15g，八月札12g，凌霄花12g，枳実10g，厚朴10g，水紅花子10g，鱉甲15g，薏苡仁30g，敗醬草15g，桃仁10g，鬱金10g，仙鶴草15g）に水を加えて煎じ，200mlに濃縮したものを2回に分けて服用する。さらに軟肝内服液（桃仁・杭白芍・狼毒など）を1回10ml（1日2回），抗癌1号注射液[*1] 4ml筋注（1日2回），克癥堅丸[*2]（1丸，1日2回）を併用。

経過

治療後，病状は安定して，食欲も増し，腹脹も軽減した。

2カ月後に超音波検査を施行したところ，肝右葉の占拠性病変は8×7cm大に縮小していた。患者の希望により，入院加療。上記の薬剤のほか，2日に1回，清開霊[*3] 20mlを5％ブドウ糖500mlに混ぜて点滴投与した。顔色はよくなり，食欲も増して，病状は安定した。AFPは依然として陽性（ロケッ

ト免疫電気泳動法1,000 ng/ml）。

3カ月後には天気の乱れや感情の起伏によりたまに季肋部痛が出現する以外は特に不快症状はなくなったため，退院となった．退院後は中薬治療を1年半施行した．

風の便りでは1989年の年末頃からは，民間薬を自己判断で服用し，効果がみられず，病状が悪化した．腹脹・腹水・悪心・倦怠感，さらには咳嗽があり，再度入院．処方は太子参15g，白朮10g，茯苓15g，猪苓30g，青蒿30g，鼈甲30g，沢瀉15g，八月札12g，莪朮15g，清半夏10g，淡竹筎10g，白花蛇舌草15g，鬱金10g・焦山楂15g・焦檳榔15gとし，清開霊20mlの静脈点滴（毎日）と加味西黄カプセル2粒（1日3回，食後服用）を併用した．一度は症状が寛解したが，次第に肝臓の腫瘍は増大し，さらに消化管出血を起こして亡くなった．

考察

この症例は，肝臓がん末期であり，化学療法や放射線療法を行わずに中医治療のみで2年生存した．また，腫瘍も一度は縮小を認めたことから，中薬治療は肝臓がんに一定の効果を有することがわかる．

*1 抗癌1号注射液：烏骨藤，バンレイシ科 *Fissistigma glaucescens* (Hance) Merr.の根部の有効成分の抽出物．抗癌・消炎・平喘作用がある．経口薬は消癌平片（消癌平滴丸・消癌平分散片）．
*2 克癥堅丸：内容は不明．中国には，内容が公開されていない中成薬もある．
*3 清開霊：コール酸・バイカリンや，珍珠母・水牛角・金銀花・山梔子・板藍根などの抽出エキスからなる．清熱解毒・化痰通絡・醒神開竅の効能がある．

Comment

補（健脾益気）と瀉（活血化瘀）を同時に行っている．がん治療においてはこの両者が必要であると思われるが，西洋医学では手術や化学療法・放射線療法などの瀉の治療の研究は進んでいるが，残念ながら補に相当する治療が乏しいのが現状である．（平崎）

症例3

邵夢揚（河南中医学院客員教授）

患者：高○，70歳，男性。
初診：2004年6月2日
主訴：右季肋部痛
現病歴：2004年3月頃から右季肋部痛が出現し，食欲も減退したため，同年5月に某省立病院を受診し，原発性肝細胞がんと診断された。CT検査で肝右葉に5×6cm大の実質モザイク状の腫瘍塊を認め，肝機能障害（ALT 256U/l, AST 387U/l, γGTP 520U/l, ALP 386U/l）と腫瘍マーカーの上昇（AFP 468ng/ml），B型肝炎ウィルス抗原抗体（HbsAg, HbeAg, HBcAb）の上昇が認められた。病院側は手術治療を計画したが，患者と家族は拒否した。評判を聞いて中医治療を希望し，受診した。
現症：右季肋部痛・膨満感・胸苦しさ（怒ると増強）・煩躁不眠がある。食欲不振で，特に脂っこいものが食べられない。舌には薄白苔が付着し，脈は弦。
中医診断：肝積・肝気鬱結
治則：疏肝理気・健脾和中
処方：逍遙散加減（柴胡20g，当帰12g，白芍15g，白朮10g，茯苓15g，鬱金10g，香附子12g，八月札30g，甘草6g，炒延胡索15g，炮山甲10g，菝葜30g，三白草30g，猫爪草30g，青皮10g，焦三仙各10g）

経過

2診：20日分を服薬後，顔色がよくなり，右季肋部痛・胸の悶え感・腹部膨満感・食欲不振などの症状に明らかな改善を認めた。しかし，睡眠はまだよくはなく，脂っこいものが食べられない状態も続いている。脈弦細。舌質淡紅，薄白苔が付着。前回の処方に琥珀（沖服）3g，珍珠母30gを加えたものを20日分処方。

3診：初診から合計40日分を服薬した。顔色・食事摂取・体力・睡眠・季肋部痛は，おしなべて改善した。ただし，腹部膨満感と脂っこいものが食べられないのは変わりない。再検査では，ALT 67 U/l，AST 82 U/l，γGTP 103 U/l，ALP 98 U/lと肝機能が改善し，腫瘍マーカーもAFP 96 ng/mlに改善した。さらに，CT検査では肝右葉の腫瘍は3×5cm大に縮小していた。そこで柴胡10g，白芍10g，白朮15g，八月札30g，菝葜30g，土茯苓30g，虎杖30g，三白草30g，蟾酥皮10g，蜈蚣3匹，山慈菇10g，炮山甲10g，薏苡仁30g，珍珠菜30g，枸杞子30gを煎薬で処方し，続けて服用するように指導した。

その後は症状に応じて加減した処方を服用した。煎薬を服用しないときは克瘤清カプセル・肝清丸＊を服用し，病状は安定して経過している。

考察

この患者は，手術や化学療法・放射線治療を受けなかった例で，初診時に肝気鬱結と弁証し，疏肝理気・健脾和胃の逍遥散加減を治療薬とした。この処方中の柴胡・鬱金・香附子・青皮は疏肝理気・解鬱止痛，当帰・白芍・枸杞子は柔肝養血，八月札は理気活血，白朮・茯苓・甘草は健脾和中，焦三仙は健脾和胃・食積化食に働き，後天の本を気づかい保護する作用がある。この処方で柴胡・八月札・菝葜・猫爪草・虎杖・三白草・土茯苓を重用したのは，疏肝理気・活血消積を強化することによって再発や転移を予防するためである。

＊**克瘤清カプセル・肝清丸**：いずれも邵夢揚氏が創製した抗がん中成薬であるが詳細な内容は不明。

Comment

中薬治療のみで肝占拠性病変の縮小を超音波で確認できた症例である。中薬が有効であったと思われるが，その後の年単位での経過がどうなったかが知りたいところである。（平崎）

症例 4

潘敏求（湖南省中医薬研究院臨床研究所所長）

患者：廖○，59歳，女性。
初診：2004年3月11日
主訴：季肋部痛
現病歴：長年B型肝炎・肝硬変を患っている。2004年1月，上腹部の脹りと不快感・食欲不振・倦怠感を自覚するようになった。2月9日の超音波検査では，右肝後葉に5.7×5.4×6cm大の腫瘍塊を指摘された。AFP 808.61ng/ml（正常値25ng/ml以下）で原発性肝臓がんと診断された。
現症：右季肋部の脹りと痛み，食欲不振・腹部膨満感・倦怠感・大便溏。
所見：舌質淡，白苔が付着。脈弦細。
中医診断：肝鬱脾虚
治則：健脾理気・化瘀軟堅・清熱解毒
処方：党参12g，黄耆20g，白朮12g，茯苓15g，炒扁豆12g，柴胡10g，香附子10g，陳皮10g，醋製鼈甲15g（先煎），桃仁10g，三七3g（沖服），生牡蛎30g（先煎），䗪虫3g，全蝎5g（沖服），蚤休20g，半枝蓮20g。

経過

服薬2カ月後には3.8×3.6cm，4カ月後には2.5×1.7cm，10カ月後には0.5×1cmに腫瘍の縮小を認めた。

2007年8月26日の再受診の際には体調は良好とのことであった。

考察

この患者はB型肝炎・肝硬変を患っていて，季肋下に腫瘍があり，上腹部の脹りと不快感・食欲不振・倦怠感・大便溏などの症状を訴え，血瘀毒結・脾虚気滞の証に属すると考えられた。これは疫毒の邪が肝臓に侵襲し，気機を鬱滞させ，毒と瘀が結びついて脾胃を損傷したと考えられた。そこで，党

参・黄耆・白朮・茯苓・炒扁豆で健脾益胃を行い，柴胡・香附子・陳皮で主に疏肝理気を行い，醋製鼈甲・桃仁・三七・生牡蛎・䗪虫・全蝎を補助として用いて化瘀軟堅を行い，蚤休・半枝蓮を佐薬として清熱解毒した。諸薬の配合には，健脾理気・化瘀軟堅・清熱解毒の効能があり，この症例の病機に適合して満足のいく効果が得られた。

Comment

この症例でも，中薬治療のみで肝占拠性病変の縮小を認めている。最終的な消失までは確認していないが，3年後に元気な姿を確認している。このことから，肝硬変による肝不全への進行も防げている可能性があり，ウィルス性肝炎後の肝臓がんに対しては中薬は有効な治療といえる。（平崎）

症例5

孫桂芝（中国中医科学院広安門病院腫瘍科主任）

患者：孫〇，45歳，男性。山東省出身。
主訴：右季肋部の脹痛
現病歴：B型肝炎，肝硬変を指摘されている。HBsAgは持続的に陽性。2001年，右季肋部の脹痛が出現し，山東省腫瘍病院にて原発性肝臓がん（巨大型腫瘍14.2×8.5cm, AFP 2,000ng/ml以上）と診断された。がんの病変が大きすぎるため，医師は積極的に動注化学療法を勧めなかった。このため，中薬治療を目的として，広安門病院を受診。
治則：主に益気活血・軟堅解毒を行い，あわせて疏肝理気の治療を行う。
処方：太子参・生白朮・土茯苓・炒枳殻・凌霄花・藤梨根・八月札・炮山甲・亀板・鼈甲・鶏内金・白花蛇舌草・金蕎麦・敗醤草・水紅花子・白芨・甘草などとした。

経過

3カ月後には患者の症状は軽減し，腹脹も和らいだ。そこで，焦山楂・焦

檳榔・九香虫・生麦芽を加味した。

　半年間，継続して服用したところ，CT検査で腫瘍の面積が約半分に縮小していることを認めた。

　その後，山東省腫瘍病院にて動注化学療法・塞栓術（シスプラチン90mg，マイトマイシンC 12mg，5-FU 1,000mgを油性造影剤と混合して注入した後に塞栓物質を用いる）を一度行った。しかし，術後1カ月の評価で病巣の縮小を認めなかったため，それ以降，動注療法は行わず，中薬のみを服用し続けた。

　2007年5月に病状を問い合わせたところ，病状は安定していて，食欲もあり，睡眠も良好で，特に症状はなく，通常通り仕事や生活ができているとのことだった。

考察

　肝臓がんは進行が早く，用薬を適切に行わないとすぐに大きくなるため，難治性である。中薬によって土を養うことで金を生じる，金が盛んであれば水を生じる，水が盛んになれば木を潤して火を制することができ，肝火は下降する。そうして肝の機能は平和となり，症状が好転し，正気が回復し，邪は侵攻できなくなって退却する。この症例の治療経過では，「肝の病を見，肝・脾に伝わるを知る，将にまず脾を実せよ」「脾実すれば肝を補うなり」の理論にもとづいている。これによって患者は長期の生存が可能となった。ここで注意すべきは，中薬治療は長期の調理が必要であり，一朝一夕に片がつくものではないということである。

Comment

　巨大な肝臓がんの症例が中薬治療により腫瘍の縮小を認め，さらに6年間症状の悪化もなく就労可能なレベルで安定しているのは驚くべきことである。病気が肝硬変だけであったとしても非常によい経過であり，中薬が肝疾患によい効果を及ぼすことがわかる。（平崎）

症例6

潘敏求（湖南省中医薬研究院臨床研究所所長）

患者：汪○，40歳，男性。タクシー運転手。
初診：2002年7月21日
主訴：腹部膨満感・右季肋部痛
現病歴：2カ月前から倦怠感・食欲不振・右季肋部の鈍痛が出現し，近くの人民医院で精査した。超音波検査では，肝右葉に5×6cm大の占拠性病変を認めた。肝生検を施行し，原発性肝臓がんと診断された。試験的開腹術では切除不能と判明したため，中薬治療を目的に受診した。
現症：倦怠感・腹部膨満感・右季肋部のだるい痛み・食欲不振。溏便が日に3～4回。
所見：舌質淡紅色，薄白苔が付着。脈弦。
中医診断：肝鬱脾虚・瘀毒内結
治則：健脾理気・化瘀軟堅・清熱解毒
処方：党参12g，黄耆20g，白朮12g，茯苓15g，柴胡10g，香附子10g，陳皮10g，醋製鼈甲15g（先煎），三七3g（沖服），䗪虫3g，全蠍3g（沖服），蚤休20g，半枝蓮20g，鶏内金5g，蒼朮10g，炒扁豆12g。

経過

服薬1カ月後には顔色がよくなり，食事摂取もよくなり，大小便も順調になった。たまに右季肋部痛を感じるとのこと。前回の処方から鶏内金・蒼朮・炒扁豆を去り，当帰・川楝子・桃仁を加えた。

このように症状に合わせて加減しながら治療すること，1年あまりで病状は安定した。2003年11月7日に超音波検査を行ったところ，腫瘤の大きさには変化がなかった。現在に至るまで体調はおおむね良好で，今でも仕事に出てタクシーを運転している。

> 考察

　この患者は中薬を服用後，長期間，腫瘍の増大を認めていない。しかも体調もよく，普段通りに仕事ができている。このことは，扶正祛邪の尺度から正しく病状を把握していれば，生体内の陰陽の均衡を保つことができ，人体と腫瘍が長期間にわたって「和諧」した状態を維持できることを示している。まさしく『黄帝内経素問』生気通天論篇に記載されているところの「陰平らかにして陽秘すれば，精神乃ち治す」である。この法則に反すれば，「陰陽離決すれば，精気乃ち絶す」の状態となる。

> Comment

　切除手術ができなかった理由の記載はなく，不詳である。しかし中薬で周辺症状を改善し，腫瘍の増大を抑えることができれば，西洋医学的な他の治療（ラジオ波焼灼術・経皮的エタノール注入療法・肝動注化学療法）の適応の可能性もないわけではない。（平崎）

症例 7

李佩文（北京中医薬大学教授）

患者：韓○，75歳，女性。
初診：2007年8月15日
主訴：右季肋部痛
現病歴：2005年12月，右上腹部の不快感が出現し，検査で肝右葉腫瘍を指摘された。2006年1月26日，開腹術を施行し，術中病理診断では「肉腫様がん」と判明した。腹腔内にも多数の腫瘤を認めたが，切除できなかった。術後に動脈塞栓術を3回施行した。2007年8月5日に施行した超音波検査では，腹腔内に最大直径14cmのものをはじめとする多数の実質性占拠性病変を認めた。肝右葉には16×10cm大の円形の低エコー影を認めた。右季肋部の痛みがひどく，夜眠れないなどの症状があり，受診した。

> 現症：中等度から重度の右季肋部痛（コデインやトラマドールなどの鎮痛薬を毎日何度も服用している）。上腹部の膨満感もあり，触られるのを嫌がる。痛みは両脇から下腹部まで放散し，嘔気によって軽減するが，思い悩んだり怒ったりすると増悪する。羸痩体型。脂っこいものが食べられない。安定剤を服用しているが，夜眠れない。便秘・下腿浮腫。
> 所見：舌質淡紫。脈弦。
> 中医診断：肝気鬱結
> 治則：疏肝解鬱・理気止痛
> 処方：柴胡疏肝散加減（柴胡 10 g，川芎 10 g，香附子 10 g，枳殻 10 g，仏手 10 g，陳皮 10 g，焦三仙各 10 g，白朮 10 g，茯苓 15 g，野菊花 10 g，石見穿 10 g，白芍 10 g，炙甘草 10 g，1 日量）を煎じて分 2 服用とし，7 日分投与した。

経過

2 診（2007 年 8 月 28 日）：疼痛は，明らかに軽減した。すでに鎮痛薬と安定剤は服薬をしていない。噯気と放屁も増え，便秘は改善した。下腿はまだむくんでいる。脈弦細。舌質淡紅。前回の処方に牛膝 10 g，木瓜 15 g を加えて 14 日分を投与。

2007 年 9 月 25 日：家族が来院。患者は臥床して，痩せて気力がなく，顔色も青白いが，食欲はあり，疼痛は消失し，下腿浮腫も軽減しているとのこと。そこで，四君子湯加減にて調理を行った。

考察

患者の右季肋部痛は上腹部膨満感を伴い，触られるのを嫌がり，また噯気により軽減し，感情の変化と症状が連動しているなどのことから，明らかに肝鬱気滞と考えられた。そこで治療は疏肝理気が主体となった。処方中の柴胡は疏肝解鬱し，芍薬は肝と脾に入って養血斂陰・柔肝止痛し，甘草の甘平は除煩して肝血を和し，攣急を緩めた。芍薬と甘草の酸甘が相まって，養血止痛した。香附子・枳殻・仏手・陳皮で補助することで行気止痛ができた。

Comment

本症例は，腹腔・肝臓に多発した肉腫様がんに伴う疼痛症状が中薬治療で改善した例である。がんという病名にとらわれない用薬である。がんの疼痛は，心理的な不安や焦燥感により増幅されていることが多い。したがって，心身両面からのアプローチが必要となってくる。そういった意味で柴胡疏肝散は気持ちを和らげながら，同時に疼痛の身体的原因を取り除く良い処方といえる。（平崎）

症例 8

李佩文（北京中医薬大学教授）

患者：劉○，55歳，男性。
初診：2007年1月6日
主訴：右季肋部痛
現病歴：10年以上前から慢性B型肝炎と肝機能異常を指摘されていた。3年前からは超音波上で，肝硬変の所見があった。2006年10月5日，超音波検査で肝右葉に直径6.5cm大のモザイク像がみられ，原発性肝細胞がんが疑われ，後にCT検査で確診された。AFP＞500ng／ml。その後，動脈塞栓術を2度施行した。
現症：背部に放散する右季肋部の鈍痛があり，20日前からトラマドールと止痛片を服用しているが次第に増悪している。痛みによる不眠・下腿浮腫・食欲不振・黄色尿・煩躁がある。羸痩し，浅黒い顔色。右上腹部，季肋下5〜6cmに硬い腫瘍を認め，痛みのため触られるのを嫌がる。
所見：舌質紫色で舌側面に瘀斑を認める。脈渋。
中医診断：瘀血阻滞・経脈臓腑失養
治則：活血化瘀・通絡止痛
処方：復元活血湯加減（柴胡10g，当帰15g，紅花10g，桃仁5g，炙山甲10g，炙鼈甲10g，甘草5g，莪朮10g，生黄耆15g，党参10g，

陳皮 10 g，八月札 10 g，鬱金 10 g，白花蛇舌草 15 g）を 14 日分処方。患者には水をよく飲んで，新鮮な蓮根と百合根をよく食べるように指示した。

> 経過

2 診（1 月 19 日）：痛みが軽減して，トラマドールは服用しなくなった。寝る前に止痛片（アミノピリン・フェナセチン・カフェインなどを含む鎮痛薬）を服用すれば眠れるようになった。煩躁しなくなり，食事量も増加した。渋脈ではなくなった。しかし，やはり舌に瘀斑を認める。前回の処方から紅花・桃仁・莪朮を去り，烏薬 10 g，緑萼梅 5 g，川牛膝 10 g を加えて，14 日分処方。

3 診：痛み止めを一切服用しなくてすむようになった。下腿浮腫は消失した。飲食が増加し，体力もついた。脈象は渋脈から弦脈へと変化した。

> 考察

三棱・䗪虫・水蛭・虻虫などの破血薬は，病状がよくなれば服用を中止すべきである。大量の長期投与は，出血を招くので控えるべきである。2 診目で紅花・桃仁・莪朮を抜いて，蓮根と百合根をよく食べるように指示したのは，出血を防ぐためである。「気が巡れば血も巡る」という考え方から，この症例では陳皮・鬱金・八月札・緑萼梅などの，気分に働く薬を用いている。

> Comment

　原発性肝細胞がんによる疼痛が中薬治療で緩和された症例である。また医食同源の考えから蓮根（涼血散瘀・止渇徐煩）や百合根（補陰潤肺・清心安神）などを食事で取るように指導している。がんは慢性疾患なので，このような食事指導も重要になってくる。ただ，がん患者が忌避すべき食事に関しては各医師により指導方法が異なり，何を食べてもよいという老中医もいれば，辛いものや太刀魚に至るまで，こと細かに禁じる中医師もいて，中医学からみたがんの食事方法に対する一定の見解はない。（平崎）

症例9

孫桂芝（中国中医科学院広安門病院腫瘍科主任）

患者：徐○，66歳，男性。
主訴：特記すべき症状なし。
現病歴：1961年，黄疸を伴うB型急性肝炎を患い，治療後に肝機能は改善した。その後に不調はなく，B型肝炎の5項目の検査は，HBe抗体陽性無症候性キャリアの状態であったため，さらなる治療は行われなかった。1997年5月，検査で肝臓内に占拠性病変を指摘された。中国医学科学院腫瘍病院でCTおよびMRI検査を行い，肝臓がんと診断された。本人は年齢が若くないため，動脈塞栓術や外科的治療を拒否し，中薬治療を希望して受診した。
治則：益気活血・軟堅解毒に加えて疏肝理気。
処方：太子参・生白朮・土茯苓・炒枳殻・凌霄花・藤梨根・炮山甲・亀板・川厚朴・鶏内金・白花蛇舌草・半枝蓮・水紅花子・桃仁・甘草など。

経過

治療の経過中，患者のAFP値は一時2,000 ng/ml以上になったが，保存的治療により徐々に下降した。腫瘍の成長速度は遅くなり，大きさの時系列的変化は約4×3cm（1997年），約7.3×6.5cm（2001年），約8.3×8.1×5.4cm（2003年）であった。2003年3月まで通算5年10カ月，患者は担がん生存し，行動も自立しており，明らかな不調もみられなかった。

Comment

B型肝炎・肝臓がんの症例で，中薬治療により腫瘍の増大が比較的緩慢に経過した。本症例での用薬は孫氏の肝臓がんに対する頻用処方である。肝臓は沈黙の臓器と呼ばれ，症状がないことが多い。このため中医の弁証も難しく，弁病的にならざるを得ない。このような中西結合医の治験例での用薬は非常に参考になると思われる。（平崎）

症例 10

林洪生（中国中医科学院広安門病院腫瘍科主任）

患者：楊○，76歳，男性。教師。
初診：1999年6月14日
主訴：右季肋部の違和感
現病歴：1999年4月，右季肋部の違和感と，軽度の腹部膨満感が出現し，次第に痩せてきた。某病院でCT検査を施行し，肝右葉に約3×5cm大の腫瘍と少量の腹水を指摘された。HbsAg（＋），HbeAg（＋），HbcAg（＋），AFP＞350ng/ml，ALT 86Uで，原発性肝臓がんⅢ期と診断された。肝動脈内注入化学療法や塞栓術を希望せず，中薬治療を希望して受診した。
現症：右季肋部の不快感・腹部膨満感・午後の微熱（37.4℃）・食欲不振・倦怠感・軟便・赤い尿がある。羸痩し，顔色は土気色。眼球結膜に黄疸なし。全身の表在リンパ節は触知せず。腹部は平坦で右季肋下3cmに肝辺縁を触知し，表面に凹凸あり。腹水徴候（±），下肢に軽度の圧痕浮腫。TP 5.6g/l，Alb 2.6g/l，AFP＞350ng/ml，CT画像上，肝右葉に4×5cm大の腫瘍と少量の腹水が認められた。
所見：舌質紅，黄膩苔が付着。脈細滑。
中医診断：肝積。弁証は肝鬱脾虚・湿熱互結に属する。
治則：清熱利湿・疏肝健脾
処方：黄耆15g，白朮15g，薏苡仁15g，白豆蔲6g，佩蘭10g，杏仁10g，清半夏10g，厚朴10g，山梔子12g，藿香10g，炒柴胡6g，枳殻10g，竹葉15g，猪苓15g，茯苓15g，焦三仙30g，竜葵15g，徐長卿15g，緑萼梅15g，白花蛇舌草15gを煎薬で30日分処方。

経過

2診（7月15日）：発熱症状は改善し，腹部膨満感も軽減した。食欲不振と倦怠感も改善したが，まだ右季肋部の不快感はある。腹部超音波検査では，腹水は消失していた。舌質淡紅，薄黄苔。脈弦細。疏肝健脾・化瘀消積の

2．肝胆がん　101

治療を行う。党参12g，黄耆15g，白朮15g，生薏苡仁15g，炒露蜂房6g，鬱金12g，延胡索15g，莪朮10g，炮山甲12g，牡丹皮12g，厚朴12g，木香6g，藤梨根15g，八月札15g，凌霄花15g，白花蛇舌草30gの煎薬に加えて，西黄解毒カプセル（1回3カプセル，1日2回）とした。

その後半年はこの処方を基本処方とし，症状に応じて加減した。半年間の服用後，諸症状は明らかに改善した。ALT 54U，TP 6.6g/l，Alb 3.8g/l，AFP 100ng/ml，CT画像上，腫瘍は3×4cm大。寝たきりであったが，車に乗って外出できるまでに回復した。

考察

肝臓がんは，中医学では「肝積」「癥瘕」「積聚」「鼓脹」「癖黄」などの範疇に属し，病因病機は情志抑鬱・臟腑失調・気血虚弱・飲食不消・脾虚湿困である。もし，湿鬱化熱すれば黄疸となり，気滞血瘀すれば肝積となる。本症例は原発性肝臓がんⅢ期であり，血管内治療を拒否したため，完全に中医治療のみを行った。まず，舌・脈象・症状から分析し，肝鬱脾虚による運化失調があり，湿邪が内停して長期化したため，化熱したと考えられた。湿熱困脾・三焦不暢によるものであったため，鬱と虚を本病，湿と熱を標病とした。急性症状であれば標治し，緩慢な症状であれば本治を行う。治療としては，まず湿熱を清利し，三焦を宣暢する。湿が去り，熱が除かれるのを待ち，疏肝健脾の生薬を多く用いて本治を行う。具体的には三仁湯加減を主として，黄耆で補気利尿し，山梔子・竹葉・茯苓などの湿熱清利作用で補佐した。2診時には患者の腹部膨満感が軽減し，食欲が徐々に戻り始めた。湿熱が除かれたためと判断し，疏肝健脾・化瘀消積の治療を行った。さらには解毒抗癌作用のある西黄解毒カプセルを併用し，扶正とともに抗癌の効果が発揮された。

Comment

B型肝炎・肝臓がんの症例で，中薬治療により腫瘍の縮小と，栄養状態（アルブミン値）・ADLの改善を認めている。（平崎）

症例11

邵夢揚（河南中医学院客員教授）

患者：趙○，68歳，女性。
初診：2006年2月1日
主訴：発熱
現病歴：2005年7月，特に誘因なく，右季肋部の不快感・食欲不振・悪心が出現し，地元の病院で精査。HbsAg（＋），HbcAb（＋），HbeAg（＋），AFP 300 ng/ml。超音波検査で肝右葉に4×5 cm大の腫瘍を指摘された。上海の某病院で，同年10月20日に切除術を施行した。術後の病理診断では肝細胞がんであり，肝門部リンパ節転移は6/10であった。術後化学療法（5-FU，アドリアマイシン，シスプラチン）を1クール施行したが，副作用が強く，継続できなかった。中薬治療を希望して受診した。
現症：疲れきった表情をしている。高熱（39.7℃）・赤ら顔・煩渇引飲*・発汗・悪熱・食欲不振・硬便。小便は順調。
所見：舌質紅，黄苔が付着。脈は洪大で有力。
西医診断：原発性肝細胞がん術後，肝門部リンパ節転移。
中医診断：肝積・気分熱盛
治則：清熱生津・潤腸通便
処方：白虎湯加減（石膏30 g，知母15 g，甘草6 g，粳米10 g，玉竹10 g，火麻仁12 g，焦三仙各20 g）を7剤を処方。煎薬で，1日1剤とした。

経過

2診（2月8日）：発熱38.3℃。食欲は増し，気分も前よりよくなった。口が乾燥し，心煩がある。小便は順調で，大便も硬便ではなくなった。舌質紅，黄苔，脈大。前回の処方から玉竹・火麻仁を去り，石膏・知母の量を減らし，人参・麦門冬を加えた処方（石膏20 g，知母10 g，甘草6 g，粳米10 g，焦三仙各20 g，人参12 g，麦門冬15 g）とする。7剤を処方。

3診（2月15日）：発熱37.5℃。ここ数日，眠れない。体力は回復し始めた。食欲は明らかに増進してきた。しかし，まだ心煩はある。大小便は順調。舌質紅，黄苔。脈大。知母を去り，竹葉15g，炙遠志10g，炒酸棗仁30g，茯神10gを加える。7剤を処方。

4診（2月22日）：発熱症状は消失。心煩・不眠は明らかに改善。舌質紅，薄黄苔，脈大無力。石膏を去る。人参12g，麦門冬15g，竹葉15g，炙遠志10g，炒酸棗仁30g，茯神10g，甘草6g，粳米10gを7剤処方。

5診（3月2日）：四肢に力が入らず，大便はやや軟便。そのほかには，明らかな不調はない。食欲と睡眠は正常。舌質紅，薄黄苔。脈弱。処方は，太子参12g，生白朮15g，茯苓15g，甘草6g，神麹15g，山楂子15g，麦芽15g，生薏苡仁20g，熟薏苡仁20g，山豆根12g，炮山甲10g，夏枯草12gとし，7剤を処方。

6診：患者の病状は安定している。弁証して，四君子湯に清熱解毒・活血散結の生薬を加味した。処方は，太子参15g，生白朮15g，茯苓20g，生薏苡仁30g，熟薏苡仁30g，炮山甲10g，虎杖15g，三白草30g，白花蛇舌草30g，珍珠菜30g，浙貝母15g，水蛭10g，焦三仙各10g，甘草6gとした。

その後継続して中薬を服用している。

考察

本症例は原発性肝細胞がんの患者で，初診時は疲れきった表情で，高熱・赤ら顔・煩渇引飲・発汗・悪熱・食欲不振・硬便・舌質紅・黄苔・脈洪大有力などの自他覚所見が認められ，中医弁証は気分熱盛であった。邪が内に伝わり，裏熱が盛んになって，壮熱して悪寒のない状態となった。また，熱によって津液が焼灼されて，煩渇引飲がみられた。熱蒸して外越したため，熱のため自汗が出た。脈大有力は，経に熱が盛んとなったためである。

治則は清熱生津で，処方は白虎湯加減を用いた。処方中の石膏が君薬で，気分内盛の熱を制する。苦寒で潤の性質をもつ知母を臣薬とし，石膏が肺胃の熱を冷ますのを助け，苦寒潤燥の性質を借りて滋陰する。甘草・粳米は佐使薬で，益胃護津し，寒の性質をもつ薬が胃を痛めるのを予防する。この4薬を一緒に用いることで清熱生津する。熱が下がって煩が取り除かれ，津液

が生じて渇がやめば，邪熱内盛の諸症状が取り除かれる。

『医宗金鑑』刪補名医方論では，柯琴の言葉を引用して，次のように述べている。「陽明の邪熱化に従う，故に悪寒せず悪熱し，熱蒸して外越し，故に熱して汗自ら出づ。熱胃中を爍し，故に渇して水を飲まんと欲す。邪盛にして実，故に脈滑，然るに猶ほ経に在り，故に浮を兼ねるなり。蓋し陽明は胃に属す。外は肌肉を主り，熱有りと雖も未だ実ならず，終に苦寒の味のよく治する所にあらざる也。石膏辛寒，辛はよく肌熱を解し，寒はよく胃火に勝る。寒性は沈降にして辛はよく外に走る。両つ内外を擅にするの能，故に以て君となす。知母苦潤，苦は瀉火を以てし，潤は滋燥を以てするが故に臣となす。甘草粳米を用ひて中宮を調和し，且つよく土中に火を瀉す。甘にして稼穡と作す。寒剤之を得て其の寒を緩め，苦薬之を得て其の苦を平にし，沈降の性をして皆味に留連せしむ。二味を得て佐となし，大寒の品の脾胃傷損の慮なきを庶うなり。煮湯は胃に入り，脾に輸し，肺に帰し，水精は四布し，大煩大渇除くべき」

また玉竹・火麻仁は潤腸通便し，焦三仙は健脾和胃して後天の本を保護する。これらの生薬を混ぜることによって，清熱生津・潤腸通便の効果が得られた。

2 診時は，発熱症状が改善したため石膏・知母を減らし，大便が硬くなくなったので玉竹・火麻仁を去った。口燥口渇・心煩は気津両傷の表れなので人参を加えて元気を益し，津液を生じさせ，麦門冬を加えて養陰生津した。銭潢が「もし渇して水を飲まんと欲すれば，則ち邪熱已に陽明の裏に入り胃の津液枯燥するを知る。然して猶ほ必ずその表証なきを審らかにして，方に白虎湯を以て其の煩熱を解し，また人参を加へ以てその津液を救うなり」と説いているとおりである。

3 診時には，発熱などの症状は前よりよくなっていたが，心煩は残っていた。しかも不眠の症状が出現した。そこで，前回の処方から知母を去り，竹葉を加えて清熱除煩した。『医宗金鑑』竹葉石膏湯条解説の「大寒の剤を以て，易て清補の方と為す」の記載のようにした。また，別に炙遠志・炒酸棗仁・茯苓の安神作用で不眠の改善を期待した。

4 診時には，発熱症状は消失し，心煩・不眠の症状も前よりよくなっていたので，石膏を去った。

5診時には，四肢に力が入らない，軟便などの所見があり，気血生化の源の不足であると考えられたため，四君子湯に健脾和胃・清熱解毒・化瘀散結の生薬を加えた。気血生化の源が充足したので，後天の本が保護され，邪毒が抑えられた。

＊煩渇引飲：イライラするほど口渇がはなはだしく，しきりに飲みものを欲する状態。

> **Comment**
>
> 本症例では，腫瘍の大きさの経過の記載はないが，中薬治療で発熱症状の改善を認めている。（平崎）

症例 12

潘敏求（湖南省中医薬研究院臨床研究所所長）

> **患者**：李○，52歳，男性。
> **初診**：1983年5月20日
> **主訴**：腹部膨満感・腹痛
> **現病歴**：1983年5月1日，腹部の激痛が出現し，某県人民医院を受診した。血性腹水を認め，肝破裂・出血性ショックと診断され，開腹止血術を施行した。術中，肝臓に3×3cm大の穿孔性病変を認め，肝臓の修復術のみを行った。穿孔部位の病理組織結果は肝細胞がんであった。術後すぐさま中薬治療を希望して受診。
> **現症**：腹部膨満感・腹痛・食欲不振・全身倦怠感。
> **所見**：舌質淡白，薄黄苔が付着。脈細弱。
> **中医診断**：肝鬱脾虚
> **治則**：健脾理気・化瘀軟堅・清熱解毒
> **処方**：党参12g，黄耆20g，白朮10g，茯苓10g，柴胡10g，陳皮10g，鶏内金5g，大黄炭5g，炒枳殻10g，三七粉3g（沖服），醋製鼈甲15g（先煎），生牡蛎20g（先煎），香附子10g，蚤休20g，白花蛇舌草20g，甘草5g（煎薬，1日分）。

経過

　服薬1カ月で全身状態は速やかに改善した。食欲も増し，腹部膨満感も消失した。気分も以前に比べると，はるかによくなった。その後も引き続き同じ処方を服用し続け，翌年7月からは職場に復帰できた。

　1986年9月25日，再検査したところ，全身状況は良好で，腫瘍も安定していた。この頃には通常の労働が可能となった。

　1991年11年，血尿が出現したため，近医にて精査したところ，尿路結石と診断された。主治医は，肝臓がんの診断は誤りであると考え，担がん患者であることを考慮せずに手術を行った。術後10数日で肺と頭皮に転移巣が出現し，治療したが効果がなく，その後死亡した。

考察

　この患者は，中薬治療によって担がん状態で8年あまり生存しており，病状も安定していた。尿路結石に対する手術で正気が損傷され，またたく間に肺や頭皮などに転移し死亡した。このことは，どんな時期であれ，がん患者の正気の保護を考慮すべきであることを示している。正気を損なう可能性のある治療を行うときは，医師は注意に注意を重ねるべきである。「正気内に存すれば，邪干かすべからず」「邪の湊まるところ，その気必ず虚す」といわれているとおりである。このきわめて重要な発病理論は，医師が腫瘍治療に際して最重要視すべきことである。

Comment

　西洋医学的には，尿路結石手術と10数日後の肝臓がんの転移には直接的な因果関係はないと考えるが，中医学では正気という概念を用いて説明できる現象であり，西洋医学でも患者の体力を考慮して治療する必要があることを示す例である。1986年の画像所見の詳しい記載が欲しいが，文脈から推察するに，術後と大きく変化はなかったのであろう。（平崎）

症例 13

孫桂芝（中国中医科学院広安門病院腫瘍科主任）

患者：肖○，49 歳，男性。北京出身。
初診：1972 年 4 月 6 日
主訴：腹部膨満感・右季肋部痛
現病歴：長年肝炎を患い，5 年前には肝硬変と診断されていた。2 カ月前より腹部膨満感，右季肋部痛が出現し，某医院にて肝臓がんと診断された。多量の腹水があり，数カ所の総合病院を受診したが，特に治療法はないと言われ，中医治療を目的に受診した。
現症：腹部膨満感・右季肋部痛・食欲不振・尿は少なく黄色・裏急後重がある。黒ずんだ顔色で，腹部は蜘蛛のように膨隆して腹水の所見がある。右季肋下には，硬く結節状のものを触知し，剣状突起下 9cm に肝臓を触知した。眼球結膜は黄染し，下腿部に圧痕浮腫がある。口乾があるが飲みたくはない。
所見：舌質紅絳・黄膩苔が付着。脈象は弦数，重按無力。
中医診断：積聚・鼓脹・肝胆湿熱・水湿内停
処方：茵蔯蒿湯合五苓散加味。茵蔯蒿 30 g，炒山梔子 15 g，猪苓 30 g，茯苓 15 g，沢瀉 15 g，杏仁 10 g，車前子 15 g（包煎），大腹皮 10 g，鼈甲 15 g，炮山甲 10 g，桃仁 10 g，赤芍 10 g，鬱金 10 g，広木香 10 g，半辺蓮 15 g，延胡索 10 g，甘草 6 g（煎薬，1 日量）を 15 日分処方し，連続服用とした。

> **経過**

5 月 9 日：服薬後，腹部膨満感は軽減した。尿量も増えて大便の出方も改善した。下腿浮腫も軽減し，空腹感を感じるようになった。しかし，まだ腹脹と食欲が完全ではない状態であった。脈弦細やや数。舌質紅絳，黄膩苔が付着。前回の処方に枳殻 10 g，川厚朴 10 g，螻蛄[*1] 1 対，商陸 10 g を加えて 14 日分を処方。
5 月 23 日：自立歩行で来院。顔色はまだ浅黒く，中等量の腹水もある。小

便は黄色，大便は1日2〜3回。処方は，党参12g，白朮10g，土茯苓30g，厚朴10g，枳殻10g，薏苡仁30g，八月札12g，水紅花子10g，猪苓30g，車前子15g（包煎），鼈甲15g，亀板15g，凌霄花15g，代赭石15g，鶏内金30g・生麦芽30g，半辺蓮15g，虎杖15g，藤梨根15g（煎薬，1日分）とした。また別に鼈甲煎丸[*2]（1回1丸，1日2回）を加えて軟堅散結・活血祛瘀の効果を高めた。

　この治療を1カ月施行した後，病状は大いに改善し，腹水も減少した。しかし季肋部痛・下腹部の冷痛（温めると気持ちがよい）・足の冷えがある。舌質紅絳，黄褐色苔が付着。上熱下寒の症状と考えて，前回の処方に肉桂8gを加えて，亀齢散（1回2g，1日2回）と加味西黄散（1回2粒，1日3回）を食後服用とした。

1973年4月18日：治療により食欲が増加し，体質も改善し，下腿浮腫が消失し，自分で身の回りのことができるようになった。西洋医学の病院で再検査したところ，肝臓がんの診断は誤りで，肝硬変に伴う腹水症であったと再診断された。これを聞いて患者は内服を自己判断で中断したところ，3カ月後には以前の症状がまた出現し，再度受診に来たとのことだった。腹水の増加がみられ，眼球結膜の黄染がある。小便は少量で赤色，大便は黒色で1日2〜3回。季肋部痛・不眠・食欲不振。平肝飲（太子参15g，白朮10g，土茯苓30g，陳皮10g，広木香10g，鬱金10g，柴胡10g，茵蔯蒿30g，猪苓30g，赤小豆30g，八月札15g，凌霄花12g，生山楂12g，白花蛇舌草30g，煎薬，1日量）とし，別に克癥堅丸（広安門病院創製，1回1丸，1日2回），亀齢散（1回2g，1日2回）を処方した。症状は徐々に改善し，患者は18年間生存している。

考察

『諸病源候論』には，癥瘕積聚の病因は「寒温の不調，飲食の不節，陰陽の不和，臓腑の虚損，並びに風邪を受け，留滞して去らず」と記されている。いったん肝積ができてしまえば，肝は疏泄条達できなくなり，脾胃の運化も失調し，水液失調のため鼓脹となる。久しければ熱を生じる。このため，茵蔯蒿・炒山梔子・半辺蓮・猪苓・茯苓・沢瀉で清熱利湿し，桃仁・赤芍・鬱金・延胡索・広木香・甘草で疏肝理気健脾し，鼈甲・亀板で軟肝散結・平肝

潜陽した。また処方全体では清熱利湿・疏肝健脾・消積散聚の効果があった。

- *1 螻蛄（ろうこ）：バッタ目（直翅目）キリギリス亜目コオロギ上科ケラ（*Gryllotalpidae*）の乾燥した全虫体を用いる。味鹹寒。無毒。利水通便の効能があり，水腫・石淋・小便不利・癰癤・癰腫悪瘡などに用いられる。
- *2 鼈甲煎丸：『金匱要略』瘧病篇に収載。鼈甲・射干・黄芩・柴胡・鼠婦・乾姜・大黄・芍薬・桂枝・葶藶子・石葦・厚朴・牡丹・瞿麦・凌霄花・半夏・人参・䗪虫・阿膠・露蜂房・硝石・蜣螂・桃仁からなる。原文では瘧病で癥瘕を形成しているものに用いると記載されており，がん治療に応用している。

Comment

　1970年代の中国の診断技術を考えると，当時は細胞診も行われておらず，現在のように画像技術も発達していない時代であり，初診時に肝臓がんであったかどうかは疑わしい。しかし，もし肝硬変のみであったとしても，多量の腹水・黄疸・浮腫（低アルブミン血症）を認めていることから，Child-Pugh分類Grade B以上であり，このような良好なコントロール（18年以上の生存）を得られたことは，現代医学的にみても興味深い。（平崎）

症例14

邵夢揚（河南中医学院客員教授）

患者：趙○，70歳，男性。農業。
初診：2004年10月9日
主訴：右上腹部痛・発熱
現病歴：16年前から胆石を患っていた。2004年6月に特に要因なく右上腹部の持続性疼痛が出現。地元の病院で精査したところ，超音波検査で胆囊に占拠性病変を認め，CT検査では5×6cm大の胆囊腫瘍と胆石を認めた。同年6月26日，鄭州の某病院で全身麻酔下で胆囊がん根治術を行った。術後の病理診断では胆囊腺がん，リンパ節転移6/9で，術後に化学療法（マイトマイシンC，5-FU，ビンクリスチン）を2クール施行した。その後，右上腹部痛と発熱のため，某病院で桂枝湯

や小承気湯などを処方されたが，改善しないため，当科を受診した。

現症：右上腹部痛・往来寒熱（熱感と悪寒が交互に来る）・口の苦み・咽の乾き・胸脇苦満・悪心嘔吐・鬱鬱微煩（鬱々として少し身悶えする）・便秘。

所見：舌黄苔。脈弦有力。

処方：大柴胡湯原方（柴胡15ｇ，黄芩12ｇ，芍薬15ｇ，半夏10ｇ，枳実12ｇ，大黄10ｇ，生姜6片，大棗6個）。

経過

4剤を服用して，往来寒熱・右上腹部痛などはほとんど消失した。その後，患者の状態は安定し，今も地固め療法を行っている。超音波，CTでは再発転移を認めていない。

考察

発熱症状は3つの陽病で出現するが，患者の症状や所見により，太陽病か陽明病か，はたまた少陽病かを鑑別しなければならない。本症例は，口乾・口苦・胸脇苦満・往来寒熱があり，少陽病期と符合した。また，嘔吐がやまず，鬱鬱微煩や便秘もあり，これらは陽明病の症状でもある。『傷寒論』第103条に「太陽病，過経十余日，反って二三之を下し，後四五日，柴胡の証なお有るものは先ず小柴胡湯を与う。嘔やまず心下急，鬱鬱微煩するものは，未だ解せずとなすなり。大柴胡湯を与えて之を下せば則ち愈ゆ」という記載がある。太陽病から少陽に転入して太陽表症がなくなった場合，これを「過経」と表現する。病が少陽に入れば治法は和解が主となり，みだりに下剤をかけるのはよくない。にもかかわらず，医者が間違って下剤を2, 3回かけて，その結果，幸いにも患者の正気がまだ残っていて盛んな場合は，まだ誤下によって変証が生じておらず，あと4, 5日は柴胡の証が残っている。そのような場合は，まず小柴胡湯で少陽を和解すべきである。もし小柴胡湯を服用しても嘔吐がやまず，心下急と鬱鬱微煩の症状がある場合は，たびたび下したために病邪が陽明にも入って化燥して実となったのである。本来少陽病が解していないうちは下法を用いるべきではないが，陽明裏実を兼ねている場合は下さないわけにはいかない。こうしたことから，大柴胡湯を用い，和解

と通下法を併用して行う。この患者も誤治の後で少陽と陽明の合病が出現していたため，大柴胡湯を用いて，明らかな効果が得られたのである。

> **Comment**
>
> 胆嚢がん術後の発熱と疼痛症状に対し，六経弁証により少陽に陽明裏実を兼ねていると判断し，大柴胡湯が奏効している。日本の古方派ではこの処方はよく用いられるが，この症例と同様に胆石や胆嚢炎などの報告，また気管支炎，胃潰瘍などの報告がみられる。腹証では腹力が充実していて胸脇苦満が顕著で，心下痞鞕と腹直筋の攣急がみられるのが特徴である。（平崎）

3 胃がん

概論

2003～2007年の中国の統計では，胃がんの発病率は人口10万人あたり33.14人で，悪性腫瘍の発病率のなかで第2位を占めている。死亡率は同じく10万人あたり24.34人で，悪性腫瘍による死亡数において第3位を占める。腫瘍の進展形式では，直接浸潤とリンパ行性，末期には血行性が多く，転移巣は肝臓・肺・膵臓・脳・骨などに多くみられる。

中医学では「胃脘痛」「心下痞」「反胃」「食噎」「心口痛」「胃翻」「伏梁」「積聚」などの範疇に属する。中医学での脾胃は中焦に位置し，「胃は受納を主り，脾は運化を主り，胃は降を主り，脾は昇を主る」といわれているように，昇降に関して重要な部位である。胃がんの病因としては，飲食の不摂・労倦・七情の乱れにより，脾胃の運行が失調し，昇降に障害が出て，気血のバランスが乱れ，火熱が内鬱し，内部に痰濁が生じ，積聚が形成されることが想定される。

各医師により弁証は異なるが，1985年の中国中西結合学会腫瘍専門委員会では，胃がんの中医学的分類として，肝胃不和・脾胃虚寒・気滞血瘀・胃熱傷陰・脾虚痰湿・気血両虚などがあげられている。（平崎）

症例1

孫桂芝（中国中医科学院広安門病院腫瘍科主任）

患者：李〇，71歳，男性。
初診：2001年6月
主訴：心窩部痛

現病歴：2001年1月，食事がスムーズに入っていかなくなった。食事量は変わらないが，食後に膨満感があり噫気（げっぷ）が出て，心窩部がシクシク痛むようになった。症状は軽くなったり強くなったりしたが，特に気に留めなかった。同年3月からタール状の黒色便が出て，同年5月に某病院で上部消化管内視鏡検査を施行し，噴門～胃底部に大きな潰瘍と糜爛を認めた。組織生検の結果は，胃低分化腺がん，一部粘液腺がん，胃がんIV期との診断であった。患者は心筋梗塞の既往があったため手術適応はなく，某部隊病院で化学療法を行い，テガフール・ウラシル（UFT）を1回3錠，1日3回服用した。服薬中に，食欲低下・悪心・脂っこいものが食べられない・心窩部の不快感とシクシクする痛みなどの症状が出現したため，受診した。

現症：食欲低下・悪心・脂っこいものが食べられない・心窩部の不快感・心窩部痛。大便は軟便で1日に2～3回。

中医診断：胃癌

治則：和胃降逆・益気解毒

処方：橘皮10g，竹筎10g，清半夏10g，太子参15g，炒白朮15g，茯苓15g，生蒲黄10g（包煎），白芷10g，血余炭10g，石見穿15g，威霊仙15g，露蜂房4g，虎杖12g，藤梨根15g，代赭石15g，生麦芽30g。

> 経過

服薬2日目には胃部不快感の軽減を自覚，吐き気もやや軽くなった。このため化学療法と併行して中薬を服用し続けた。

3カ月後には症状は明らかな改善を認めた。再度はじめの病院で内視鏡検査をしたところ，病変は明らかに改善し，滲出物も減少していた。そこで引き続きUFTの量を減らさず服用するように指示された。

当院でも食事が順調になり，胃部不快感・大便の状態も改善し，口乾症状も減ってきた。処方は北沙参15g，黄芩10g，清半夏10g，炒柴胡8g，玉竹10g，女貞子15g，太子参15g，蓮子肉10g，香茶菜10g，白芷10g，露蜂房4g，血余炭10g，代赭石15g，鶏内金30g，生麦芽30g，虎杖12g，石見穿15g，藤梨根15g，炙甘草10gを煎じたものを分4（1回約150ml）で服用とした。その後継続治療して，3～4カ月ごとに処方を調節した。

2003年12月の再診時には病状は好転し，疼痛や胸やけや胸の悶え感などは消失し，嘔気や呑酸，粘液を吐くなどの症状も軽減していた。大便はたまに軟便になり出にくくなる。脈細数。益気養胃・化瘀軟堅・解毒の治療を行うために，処方は太子参15g，炒白朮15g，茯苓15g，生黄耆30g，杭白芍15g，玉竹10g，女貞子10g，知母10g，牛膝10g，麦門冬10g，白芷10g，露蜂房6g，血余炭10g，凌霄花15g，虎杖10g，藤梨根15g，穿山甲6g，亀板10g，炙甘草10gとし，UFTも同時に服用した。
　腫瘍発見から6年後も担がん生存しており，食欲や大小便も順調で，生活は自立している。

考察

　IV期の末期胃がんの高齢患者で，心筋梗塞や高血圧の既往があり，手術不能の症例である。病状をよく踏まえたうえで脾胃を気づかい保護し，清熱解毒・化瘀軟堅の治療をしたところ，弁証が的を射ていて，処方も理にかなっていたので，担がん生存6年を達成することができた。

Comment

　胃がんのIV期の5年生存率は10%前後である。この症例は，きわめて良い経過であるといえる。（平崎）

症例2

郁仁存（首都医科大学附属北京中医病院腫瘍センター名誉主任）

患者：温〇，77歳，男性。
初診：2003年3月
主訴：食事が咽に痞える。
現病歴：2002年1月，食べると咽がつまる感じがして，近医にて上部消化管内視鏡検査を施行し，噴門部占拠性病変を認めた。病理診断では印環細胞*を含む腺がんとの診断。さらに診断的腹腔鏡を行い，術

中に約3cmの食道硬化性病変と肝左葉に0.2～0.8cm大の大小不同の円形結節を認めた。術中に血圧が低下したため，手術は終了した。術後診断は食道下部噴門腺がん，肝転移。高齢のため，化学療法・放射線療法は行われなかった。

現症：食べると咽がつまる感じがして，食後に胸が悶えて不快。食事量が少なく，だるさがある。大小便は正常。

所見：舌質暗紅，黄苔が付着。脈弦細。

中医診断：噎膈・脾虚肝鬱・瘀熱互結

治則：健脾和胃・疏肝清熱

処方：生黄耆30g，白朮10g，茯苓10g，太子参30g，枸杞子12g，鶏血藤30g，焦三仙30g，鶏内金10g，砂仁10g，小葉金銭草20g，姜黄12g，白英30g，竜葵15g，白花蛇舌草30g，土茯苓15g，草河車15g（1日量）を水から煎じて服用する。

経過

2診（3月29日）：諸症状は軽減した。舌質暗赤，白苔に変化。脈細ときに結代。前回の処方から土茯苓・白花蛇舌草・鶏血藤・小葉金銭草を去り，麦門冬・五味子・蛇苺・藤梨根を加える（生黄耆30g，太子参30g，麦門冬15g，五味子10g，白朮10g，枸杞子10g，焦三仙30g，鶏内金10g，砂仁10g，白英30g，竜葵20g，草河車15g，蛇苺15g，藤梨根20g，姜黄12g，土茯苓15g）。

3診（5月17日）：患者の病状は安定し，食欲は正常になった。咽のつまりもなし。大小便正常。舌質暗赤，微白苔。脈沈細。生黄耆30g，白朮10g，茯苓10g，太子参30g，枸杞子10g，鶏内金10g，砂仁10g，焦三仙30g，白花蛇舌草30g，土茯苓15g，大棗6個，白英30g，竜葵20g，蛇苺15g，藤梨根20g，姜黄12gを処方。

4診（6月14日）：病状は平穏で，特に症状はなし。処方は沙参30g，太子参30g，生黄耆30g，鶏血藤30g，女貞子15g，枸杞子10g，姜黄12g，白朮10g，茯苓10g，藤梨根20g，白英30g，竜葵20g，蛇苺15g，白花蛇舌草30g，焦三仙30g，鶏内金10g，沙参10g，炒棗仁20gとする。

5診（10月28日）：食欲正常。睡眠良好。大小便正常。舌質暗赤，薄白苔。

脈沈細。白英30g，竜葵20g，藤梨根20g，蛇莓15g，白朮10g，茯苓10g，土茯苓15g，草河車15g，太子参30g，生黄耆30g，女貞子15g，枸杞子10g，姜黄12g，焦三仙30g，鶏内金10g，砂仁10gを処方。

6診（12月6日）：患者の病状は安定。白英30g，竜葵20g，藤梨根20g，蛇莓15g，白朮10g，茯苓10g，土茯苓15g，草河車15g，延胡索15g，姜黄12g，冬凌草15g，太子参30g，生黄耆30g，女貞子15g，枸杞子10g，焦三仙30g，鶏内金10g，砂仁10gを処方。

7診（2003年4月18日）：白英30g，竜葵15g，藤梨根15g，蛇莓15g，土茯苓15g，冬凌草15g，八月札15g，草河車15g，延胡索15g，腫節風15g，太子参30g，生黄耆30g，鶏血藤30g，女貞子15g，枸杞子10g，焦三仙30g，鶏内金10g，砂仁10gを処方。

8診（6月27日）：噴門がんが見つかって1年半が経過するが，嚥下困難の症状はない。食欲・大小便は正常。生黄耆30g，太子参30g，鶏血藤30g，女貞子15g，枸杞子10g，藤梨根15g，白英30g，竜葵15g，蛇莓15g，土茯苓15g，冬凌草15g，八月札15g，腫節風15g，焦三仙30g，鶏内金10g，砂仁10g。

9診（9月26日）：噴門がん診断より1年8カ月が経過。全身状態は良好で，細胞性免疫機能も正常。舌質暗赤，黄苔。脈弦細滑。処方は沙参30g，生黄耆30g，太子参30g，女貞子15g，枸杞子10g，枳殻10g，姜黄10g，白英30g，竜葵15g，土茯苓15g，半枝蓮15g，焦三仙30g，鶏内金10g，砂仁10g，生甘草6g，石斛10gとする。

10診（2004年11月4日）：上部消化管内視鏡検査を施行。歯状線の下，噴門小彎側に隆起性新生物があり，境界は爛れていて辺縁不整，上縁は歯状線に達している。腫瘍は脆く，出血しやすい。診断は噴門がん（Borrmann I 型）。患者は継続して服薬を続けている。病状は安定しており，上部消化管内視鏡検査では，いつも噴門がんの診断で，生検結果は中分化型腺がんである。

11診（2006年7月14日）：噴門がん診断より4年半が経過。病状は安定し，全身状態は良好。食欲も正常で，元気そうである。大小便も正常。舌質暗赤，薄白苔。脈弦細滑。以前と同じ治法による処方とした。生黄耆30g，太子参30g，鶏血藤30g，女貞子15g，枸杞子10g，姜黄10g，白英30g，土茯苓15g，藤梨根20g，半枝蓮15g，冬凌草15g，腫節風15g，

八月札 15 g，焦三仙 30 g，鶏内金 10 g，砂仁 10 g。

考察

この症例は，初診時に，食べると咽がつまる感じがするということで，これは中医学の噎病にあたる。食後の胸悶不快感・食欲不振・倦怠感・舌質暗赤・黄苔・脈弦細などからは，脾虚肝鬱・瘀熱互結であると考えられた。扶正と祛邪を同時に行う原則から，黄耆・太子参・白朮・茯苓の健脾益気と枸杞子の滋養肝腎の両者を合わせて扶正として患者の免疫機能と抵抗力を増強させた。また，白英・竜葵・土茯苓・草河車・白花蛇舌草の清熱解毒で祛邪することによりがんに対抗し，小葉金銭草・姜黄・鶏血藤で疏肝利胆により通絡し，焦三仙・鶏内金・砂仁で導滞開胃した。服薬後に症状は迅速に消失し，3診時（2カ月半後）には咽のつまり・胸悶不快の症状が消失し，舌苔も薄白に変化し，脈は沈細を呈してきた。そこで金銭草を去り，藤梨根・蛇苺の解毒薬を加えた。効果があったため，処方を変えずに，この治療法を守り継続した。先天の本を強化するため，4診時に女貞子を加えて補腎の力を増強させた。

この患者は中薬治療を休まずに続けた。数年間続けて生黄耆・太子参・白朮・茯苓などの健脾益気の生薬，焦三仙・鶏内金・砂仁などの清脾和胃の生薬を使うことで脾胃・後天の本を育成するとともに，女貞子・枸杞子などで腎気を補うことによって先天の本を固めた。脾腎双補により，病状を速やかにコントロールできた。患者は担がん状態であるが，生活の質は良好である。

清熱解毒・祛邪抗癌の生薬は，すべて噎証の熱結に対して用いたのであるが，同時に現代の実験研究結果を参考にした。胃腸の腺がんに対しては，竜蛇羊泉湯（竜葵・蛇苺・蜀羊泉すなわち白英），藤梨根・腫節風・半枝蓮・白花蛇舌草・土茯苓・草河車・冬凌草などの祛邪の生薬に扶正を結合させることで，腫瘍に対する扶正祛邪の治療原則を実現させている。

＊印環細胞：腺がんの細胞型の1つ。進行性が高いとされる。

Comment

胃がんStageIVの症例。無治療の場合の生存期間中央値は3～4カ月といわれている。この症例は4年半以上生存しているため，中薬治療が奏効していると考えられる。（平崎）

症例3

孫桂芝（中国中医科学院広安門病院腫瘍科主任）

患者：梁○，41歳，男性。河北省出身，教師。
初診：1988年2月
主訴：心窩部の膨満感と痛み。
現病歴：1988年1月，上部消化管出血で某病院に緊急入院。外科で診断的開腹術を施行し，胃体部に巨大な腫瘍を認めた。膵臓・腹部大動脈に浸潤し癒着していたため，切除不能であった。このため保存的治療を目的に受診した。
現症：息切れ・倦怠感・心窩部の膨満感と痛み・腐った臭いのする噯気・口の中に涎が溢れる・寒がりで厚着・食欲不振・軟便・腰膝が重だるい。顔色は青白く，腹部はやや膨隆している。手術創の癒合は良好で，上腹部に軽度の圧痛があるが，肝脾は触知できず，腹水も認められない。
所見：脈象細やや弦数。舌質紅淡，胖大，歯痕あり。黄色の舌苔が付着。
中医診断：脾腎陽虚・気血不足
治則：温補脾腎・補気養血・解毒抗瘤。
処方：党参15g，炒白朮15g，茯苓15g，枸杞子15g，菟絲子10g，炮附子6g，山薬15g，補骨脂10g，生黄耆30g，当帰10g，生蒲黄10g（包煎），白芷10g，血余炭10g，藤梨根15g，鶏内金15g，代赭石15g，白花蛇舌草15g，焦三仙15g。

経過

上記の処方を2週間連日で服用したところ，食欲が増加し，冷えと足のだるさが軽減し，大便が有形になるなど，改善傾向であった。このため同処方を継続し，追加で加味西黄丸（1回2粒，1日3回）を食前あるいは食後に服用とした。同時に中薬501注射液[*]4ml筋注を1日2回行った。不良反応などはみられず，体力も回復し，顔色もよくなって食欲も増してきた。上腹部に触知していた腫瘍塊も縮小し，腹部は平坦になった。治療1カ月半後の上部消化管内視鏡検査では，胃内に大きな糜爛性病変は認めたものの充血は

なく，出血も認められなかった．血液検査では，肝機能や血算などに異常は認められなかった．少量化学療法（Day 1：アドリアマイシン 30 mg，Day 1〜5：5-FU 500 mg）を行い，同時に湯液（太子参 15 g，炒白朮 15 g，女貞子 15 g，枸杞子 15 g，生黄耆 30 g，仙鶴草 15 g，敗醤草 10 g，白芷 10 g，露蜂房 6 g，血余炭 10 g，竹筎 10 g，清半夏 10 g，生甘草 10 g，煎薬，1日量，分2）を6週間連続で投与した．

再診時には特に不快症状はなく，食欲も良好で，大小便も正常であった．腹部の腫瘤塊も明らかに縮小していた．処方としては，生黄耆 300 g，当帰 90 g，太子参 150 g，生薏苡仁 150 g，枸杞子 90 g，女貞子 90 g，夏枯草 150 g，白花蛇舌草 300 g，草河車 150 g，白芷 150 g，露蜂房 90 g，血余炭 90 g，清半夏 90 g，鬱金 60 g，大棗 30 個，香櫞 90 g．これらの生薬に水を加えて加熱し，煮汁を漉し取り，また水を加えて煮るという作業を3回繰り返し，3回分の煮汁を合わせてさらに加熱して濃縮してペースト状にして冷却したものに，人工牛黄散と蜂蜜 500 ml を加えて撹拌し，瓶に詰める．これを1回2匙，1日3回服用とした．

6カ月後に患者に病状を尋ねたところ，病状は安定し，食欲も良好で，睡眠も正常とのことだった．大便は，ときどき軟便になり，噫気もあるが，自分で活動できて，軽労働はできるとのこと．

1989年3月には，入院化学療法（前回と同じレジメン）を連続して6クール行ったが，化学療法の副作用からの回復も良好であった．一度，上部消化管内視鏡検査を行ったが，まだ潰瘍があり，胃粘膜の不整な増生を認めた．患者は，長期間にわたって中薬治療（煎薬と中薬製剤）を行い，同時に少量化学療法も併用し，担がん状態だが症状もなく3年8カ月生存している．

＊中薬 501 注射液：内容は不明．

> **Comment**
>
> StageⅢまたはⅣの胃がん症例である．切除不能で年齢も若く，進行は速いと思われたが，化学療法と中薬治療で良好なADLを保ちながら3年8カ月生存しており，良好な経過といえる．白芷・露蜂房，血余炭・蒲黄の構成は，孫氏の創製した胃がん処方である．（平崎）

症例 4

潘明継（福建中医学院教授）

患者：劉〇，35歳，男性。

主訴：嘔吐

現病歴：1973年に胃前底部がん・幽門部閉塞合併と診断された。腐乱臭のあるコーヒー様残渣物を頻回に嘔吐した。

現症：貧血・羸痩・倦怠感・口乾・便秘がある。煩躁して眠りにくい。

所見：舌質紅赤。上腹部を触診すると，可動性のあるアヒルの卵大の腫瘤塊を触知した。坐骨直腸窩に2カ所，ピーナッツ大の転移巣を認めた。

治療：体力低下と骨盤腔内の転移を考えると，手術の意義はあまりなく，中西医結合治療を行うこととなった。電解質異常を調える補液や，アミノ酸・ブドウ糖・ビタミン補充，抗生物質治療に加えて，扶正健脾・滋陰潤燥・降逆止嘔の中薬を併用した。

処方：生黄耆・党参・白朮・茯苓・甘草・呉茱萸・黄連・麦門冬・北沙参・太子参・知母・石斛・栝楼・柿蒂・陳皮・旋覆花・代赭石などの生薬を症状に合わせて加減しながら用いた。

経過

服薬3日後には嘔吐症状は消失し，半流動食を食べられるようになった。1週間後には離床して活動できるようになり，500m歩いても疲れなくなった。大便も順調で，口乾も消失。舌質は淡紅色に改善し，食欲が出てきた。10日後には体重が2kg増加し，気分も良好になった。

半月後に開腹術を行って病状の進行を診たところ，得られた病理診断は胃前庭部腺がんで，漿膜層・腹腔・骨盤腔・大網など広範囲に浸潤が認められた。すでに末期であり，姑息切除術のみを行った。

手術前後は通常の術前ルーチン処理が行われ，術後4日から約束処方である健脾理気湯（党参10g，白朮12g，茯苓12g，甘草3g，生黄耆25g，麦門冬10g，木香6g，北沙参10g，陳皮6g，栝楼仁15g，蓮子15g，鶏内金9g，穀麦芽各30g，神麯9g，川黄連4.5g）を開始した。病状に応じ

て加減し，7日分を服用したところで創口は一期癒合を認めた。

術後3週目から外来でMF療法（マイトマイシンC 48mg，5-FU 6,000mg，ビタミンB_6 2,400mg，デキサメサゾン24mg）を毎週2回6週続けて行った。それに合わせて扶正解毒の中薬を投与した。党参・白朮・茯苓・甘草・生黄耆・枸杞子・熟地黄・黄精・白花蛇舌草・白毛藤・三七・北沙参などを症状に応じて加減した。

その後も中西医結合治療を怠らずに続けた。化学療法は1年目3クール，2年目2クール，3年目1クール行った。3年間に服用した中薬は600剤に及んだ。

治療開始の半年後には半日の軽労働はできるようになり，1年後には全日の軽労働が可能になった。

3年後に再検査したところ，坐骨直腸窩のピーナッツ大の転移巣は大豆大になっていた。上部消化管X線造影では，残胃に異常を認めなかった。全身状態も良好であった。この時点で，患者はがんがもう治ったと勘違いし，医師が継続治療を勧めたのにもかかわらず，治療を中断した。その結果，手術から5年後に肝転移が出現し，病状の悪化が認められ死亡した。

考察

この症例は，手術前の扶正を目的とした中医治療がなければ手術ができず，また姑息手術ができていなければ，十分な中医治療もできなかったと考えられる。さらには，3年間の積極的な中西医結合治療ができていなければ，病勢をコントロールできなかったと考えられる。最後の2年間は，患者が治療を放棄したため，冬眠状態にあった腫瘍細胞が抑制から解除されて眠りから醒めて蘇り，猛烈な勢いで増殖した。そのため，正気が邪気に太刀打ちできない状態となって，患者は死亡に至ったのである。

Comment

よく「病気に漢方薬が効いたのではなく，たまたま良好な自然経過を経た患者に漢方薬を投与していただけだ」と言われることがある。しかし，この症例のように，中薬治療を中断して急に状態が悪くなった例をみると，中薬の抗腫瘍効果の存在はけっして無視できないものであると確信させられる。（平崎）

症例 5

孫桂芝（中国中医科学院広安門病院腫瘍科主任）

患者：馬○，56歳，男性。
初診：1983年7月
主訴：食欲不振
現病歴：1983年頃から特に誘因なく羸痩が出現した。また，顔色が悪くなった。食後に増悪する胃の膨満感があり，腐った臭いのする噫気が出て，肉が食べられなくなった。黒色の大便で，ときに便溏。下肢に力が入らなくなった。これらの症状のため，同年5月，某病院を受診。その際に，貧血（Hb 8.0 g/dl），便潜血強陽性を認めた。内視鏡検査では，胃前庭部小彎側に腫瘍（表面に糜爛と潰瘍が形成され出血）を認めた。病理検査では胃腺がんであった。このため，入院し，開腹術を施行したが，腫瘍と周辺組織および膵臓が癒着しており，剥離できないため，姑息的に胃と空腸を吻合するのみにとどまった。同年7月に紹介受診となった。
現症：食欲不振・動悸・息切れ・便溏・手足に力が入らない・不眠などの症状がある。
所見：顔色が悪く青白い。舌質淡白で胖大，白苔が附着。脈は沈細数。
中医診断：心脾両虚・正虚邪実
治則：補益心脾・扶正解毒
処方：人参帰脾湯加味（生晒参10g，炒白朮15g，生黄耆30g，遠志10g，茯苓15g，当帰10g，竜眼肉10g，炒棗仁15g，阿膠珠10g，仙鶴草15g，白花蛇舌草15g，大棗5個，焦三仙各15g，血余炭10g，煎薬，1日量，分3で服用）を7日分処方。

経過

再診時には，睡眠は改善し，動悸は軽減していた。溏便は有形便となり，食欲も改善した。脈象・舌象は変わらず。前回の処方に，白屈菜10g，藤梨根15g，虎杖12gを加味。梅花点舌丹[*1] 3gを1日2回服用とした。さら

には，当院腫瘍科創製の中薬製剤501注射液4mlを1日2回筋注した。

服薬4週後には，病状は明らかに改善した。顔色も体力も改善し，食欲も増し，貧血はHb 10.5 g/dlに改善した。検査のため入院。羸痩・倦怠感はあるが，黄疸や腹水はなし。上腹部に，可動性が少なく，硬い10×8 cm大の腫瘍塊を触知。生化学検査は，肝機能を含めてほぼ正常範囲内。

1983年10月から，少量化学療法（マイトマイシン6 mg，5-FU 500 mg，隔日6回投与）と合わせて，健脾益顆粒（党参・白朮・女貞子・枸杞子・補骨脂・菟絲子）を併用した。28日を1コースとして5コース施行した。化学療法の休薬期間には，煎薬の養胃抗瘤方（太子参15 g，杭白芍15 g，炒白朮15 g，茯苓15 g，生黄耆30 g，仙鶴草15 g，敗醤草15 g，香茶菜15 g，凌霄花15 g，藤梨根15 g，白花蛇舌草15 g，半枝蓮15 g，白芷10 g，露蜂房4 g，血余炭10 g）を服用した。これらの処置により，特に副作用はみられず，心下部の重い感じや胸やけの症状は改善した。食欲は徐々に増進し，顔色も体力も大いに回復してきた。このため患者は退院を希望した。退院前の超音波検査では，心下部の腫瘍塊は6×3.5 cm大であった。食事摂取もよくなり，睡眠も良好になった。大便は1日2回で，ときに軟便。小便は順調。夜間尿が3〜4回。肝機能や生化学指標は，おおむね正常。Hb 10.5 g/dl，WBC 4,000/μl前後。

退院後は，自宅で藤虎膏[*2]を作成し，毎回茶匙に2杯，毎日夜7〜8時に1回服用した。また，加味西黄丸を1回2粒，毎日3回服用した。

その後病状は安定し，体重も増加し，元気になった。

1983年10月〜1985年7月，2度の入院で3コースの化学療法を施行し，担がん状態ながらも軽い家事はこなす程度のQOLを保っていた。

1985年12月，消化管出血を起こし死亡。

考察

本症例は胃がんのIV期で，腫瘍は周辺臓器や膵臓に浸潤しており，また体質虚弱で消化管から長らく出血していたため，根治手術の適応はなく，中薬治療を中心に行った。少量の化学療法と扶正解毒の中薬治療により，QOLを保ちながら3年近く担がん状態で生存した。一般には腫瘍の末期の状態で，他の臓器への浸潤が認められる手術不適例の予後は1〜2年以内である。こ

れらのことより，末期がんの患者に中薬治療を導入することによって，症状やQOLの改善のみならず，予後の改善も期待できる。腫瘍に対する中薬治療の効果は緩慢であるが，担がん状態で安定させる効果があるといえる。

*1 梅花点舌丹：『瘍医大全』収載処方。梅花・冰片・牛黄・蟾酥・熊胆・珍珠・麝香・朱砂・葶藶子・乳香・没薬・沈香・血竭・雄黄からなる。疔毒悪瘡・癰疽発背・堅硬紅腫を主治する。

*2 藤虎膏：藤梨根・虎杖・生薏苡仁・白芷・露蜂房・血余炭・草河車・七葉一枝花・香茶菜などを3回煮て，煮汁を合わせてさらに煮詰めたものに蜂蜜を加えてかき混ぜペースト状にする。

Comment

症例2でも触れたが，StageIVの胃がんは無治療の場合の生存期間中央値が3～4カ月と言われている。3年間，良好な状態で生存できたのは，中薬と化学療法をうまく併用できたことによると思われる。（平崎）

症例6

孫桂芝（中国中医科学院広安門病院腫瘍科主任）

患者：鄭○，59歳，男性。浙江省出身，技術者。
初診：1989年10月
主訴：胸やけ
現病歴：もともと胃が悪く，よく臭いのある噯気をしていた。1989年5月頃より羸痩が目立つようになり，3カ月で体重が3kg減った。同年8月12日，急性腹症で近医を受診。検査の結果，胃幽門および十二指腸水平部に腫瘍を認め，上下の交通が悪くなって閉塞を起こしていた。診断的開腹術では胃底幽門部と十二指腸および膵頭部が腫瘍浸潤により癒着していたため，剝離後に姑息的な手術を行った。この際の病理診断は中分化腺がん（一部印環細胞がん）で，所属リンパ節転移，遠側断端にがん浸潤を認めた。手術の1カ月後に上京し，当科を受診した。

現症：心窩部の灼熱感・食欲不振・食後の膨満感・嘔気・倦怠感・自汗・便溏・手足のだるさ。
所見：脈細やや数。舌質淡紅，歯痕あり。舌苔は白くやや膩。
中医診断：脾虚気滞・中陽不振[*1]
治則：健脾理気・重振中陽
処方：党参12g，炒白朮12g，茯苓15g，炒陳皮6g，広木香10g，砂仁10g，姜半夏10g，生黄耆30g，当帰10g，補骨脂10g，炮附片8g，白芷10g，炒露蜂房6g，血余炭10g，鶏内金15g，生麦芽15g，白花蛇舌草30g，炙甘草10g（煎薬，1日量）とし，2週間連続服用とした。

経過

2診（11月15日）：症状は明らかに改善を認め，体力が回復して，食欲も改善した。そこで，化学療法の導入を目的として入院。レジメンはドキソルビシン50mgをDay 1に静脈点滴，5-FU 500mgをDay 2～6に静脈点滴，ホリナートカルシウムをDay 2～6に静脈点滴，21日を1コースとした。

化学療法の期間中，健脾益腎方加味（党参15g，白朮15g，茯苓15g，女貞子15g，枸杞子15g，菟絲子10g，補骨脂10g。煎薬，1日分）を併用した。悪心・嘔吐があるときは，煎薬の中身に橘皮10g，竹筎10g，姜半夏10gを加え，大便が溏瀉の際は蓮子肉10g，芡実米10gを加味し，血球減少（WBC 4,000/μl以下またはHb 8g/dl以下，あるいはPlt 80×10³/μl）の際には生黄耆30g，当帰10g，鶏血藤10g，阿膠（烊化[*2]）10gを加味した。

この化学療法を6コース連続で施行したが，患者は順調に化学療法をこなすことができて，副作用も倦怠感と足のだるさ以外ほとんどなかった。食欲・睡眠・大小便は異常なく安定して経過し，体調もよかった。

1990年3月25日：薬を持参して帰省した。その際の処方，健脾益腎方加生蒲黄10g（包煎），白屈菜10g，白芷10g，露蜂房5g，血余炭10g，虎杖12g，藤梨根30g，凌霄花15g，白花蛇舌草30g，七葉一枝花15g，焦三仙各15gとし，加味西黄散9g分3を併用して中薬による地固め療法とした。

同年7月：再来院して精査。症状は噫気と胃の脹り，たまに灼熱感があるぐらいで，ほかに調子の悪いところはない。食欲もあり，消化は遅いが，大小便は正常であった。血算・生化学（肝機能）は正常で，腹部超音波検査では，肝・胆・脾・腎に異常はなかった。上部消化管内視鏡検査では，胃内の胆汁逆流と粘膜の表層性炎症があるのみで，吻合部には軽度の浮腫を認めたが，通過は良好であった。中薬は生黄耆 15 g，杭白芍 15 g，太子参 15 g，茯苓 15 g，炒白朮 15 g，旋覆花 10 g（包煎），代赭石 15 g，鶏内金 30 g，生麦芽 30 g，生蒲黄 10 g（包煎），香茶菜 15 g，勒草 15 g，露蜂房 5 g，血余炭 10 g，凌霄花 15 g，九香虫 5 g，焦山楂 10 g，焦檳榔 10 g，草河車 15 g，白花蛇舌草 30 g，炙甘草 10 g，補骨脂 10 g，枸杞子 10 g，西黄克癌カプセル*3（1回2カプセル，1日3回）を処方し，引き続き治療するように勧めた。

2カ月後に問い合わせたところ，患者は治療を継続していて，症状は改善し，体調不良はないと言っていた。その後，扶正防癌内服液*4 と征癌片*5 に処方を変更した。

3年半ほど経過を追跡したが，症状はなく経過しているとのことであった。

* 1 **中陽不振**：中焦の脾胃の陽気が虚弱になり，消化機能が低下した状態を指す。
* 2 **烊化**：別に溶かしておいて，他の生薬を煎じた滓を濾した後の煎液と混合する方法。阿膠・飴糖・鹿角膠・亀板膠などで用いる方法。
* 3 **西黄克癌カプセル**：化瘀消癌の効能がある。
* 4 **扶正防癌内服液**：広安門病院考案処方。党参・黄耆・枸杞子・何首烏・拳参・藤梨根からなる。
* 5 **征癌片**：広安門病院考案処方。黄耆・莪朮・夏枯草からなる。健脾益気・解毒散結の効能がある。

Comment

この症例はstage IIIまたはIVである。細胞型は難治性とされる印環細胞がんを含む低分化腺がんで，しかも姑息手術しかできない状態で3年半以上生存している。中薬の併用が奏効していると考えられる。（平崎）

症例 7

潘明継（福建中医学院教授）

患者：柯○，45歳，男性。

主訴：嘔吐

現病歴：1968年，診断的開腹術により胃前庭部腺がん（原発巣は漿膜側に浸潤した5×6×4cm大の腫瘤。大網・ダグラス窩に転移結節，胆嚢総胆管付近に2カ所ピンポン玉大の転移巣）と診断された。この際，患者の闘病意欲を維持する目的から姑息切除術のみが行われ，転移巣は処理されなかった。術後に胃腸機能障害が出現し，当科受診。

処方：術後の胃腸機能障害に対しては，西洋医学の治療と並行して，健脾理気湯加減（党参・白朮・茯苓・甘草・生黄耆・麦門冬・木香・北沙参・陳皮・栝楼仁・蓮子・鶏内金・穀麦芽・神麹・川黄連など）を処方した。

経過

内服開始5日で胃腸機能は徐々に回復し始めた。その後は化学療法が薬品不足で行えなかったため，理胃化結湯（党参15g，白朮15g，茯苓12g，甘草3g，黄耆30g，熟地黄15g，黄精12g，白英30g，白花蛇舌草30g，芡実15g，山薬15g，大棗6個，沙参10g，枸杞子9g，田三七1.5g（沖服），羊肚棗*10g）に補腎健脾の生薬を加えたものを主体とした治療を行った。

連続服用すること1年間，その後は間歇的に7年間服用した。体力は回復し，通常通りに仕事ができるようになった。

患者は1980年に退職して，1995年の現在に至るまで健在である。

＊**羊肚棗**：羊の胃にできた結石を乾燥させたもの。潘明継氏はこれを進行期から末期の胃がんに頻用した。

Comment

この症例は胃がんStage IVであり，27年以上生存していることからがんが完治した症例と考えられる。行っていた治療は，経済的な理由で中薬治療のみで

ある。末期胃がんの治癒例は，長年臨床に携わっていた医師の経験をたまに耳にすることがあり，自然経過として皆無とは言い切れないが，きわめて稀である。これらの点から考えると，中薬治療が奏効した可能性が高いと思われる。
(平崎)

症例8

邵夢揚（河南中医学院客員教授）

患者：王○，68歳，男性。
初診：2004年6月2日
主訴：心下部のシクシクする痛み。
現病歴：2003年12月，特に誘因なく心下部のシクシクする痛みがあり，食欲不振で食事摂取量が急激に減少し，ときに悪心が出現した。同年12月6日，鄭州の某病院で胃透視，CT，上部消化管内視鏡による検査を行い，胃前庭部がん（粘液腺がん）と診断され，12月10日，根治術を行った。術後の病理検査では，郭清リンパ節転移8/12を認めた。手術1カ月後から化学療法を2クール行い，続いて中薬治療を希望して受診した。
現症：心下部のシクシクする痛み（温めたり触られたりすると気持ちがよい），腹部膨満がある。ときどき液体を吐く。朝食べたものを夕方に吐く。冴えない顔色で，疲れて四肢が冷える。溏便と浮腫がある。
所見：舌質淡で胖大，白滑潤苔が付着。脈沈緩。
西医診断：胃前庭部粘液腺がん術後・化学療法後。
中医診断：反胃・脾胃虚寒
治則：温中祛寒・健脾和胃
処方：理中湯加減（人参15g，乾姜10g，炙甘草6g，焦白朮10g，茯苓15g，生薏苡仁30g，熟薏苡仁30g，黄耆10g，懐山薬12g，金銭草20g）を煎薬で処方。1日1剤とする。

経過

2診（6月12日）：心下部のシクシクする痛み・腹部膨満・疲れて四肢が冷える・便溏・浮腫などの症状は前より改善した。しかし，嘔吐は頻繁に起きる。舌質淡で胖大，白滑苔が附着。脈沈緩。治則は温中祛寒・健脾止嘔。前回の処方から白朮を去り，生姜を加える。人参15ｇ，乾姜10ｇ，炙甘草6ｇ，茯苓15ｇ，生薏苡仁30ｇ，熟薏苡仁30ｇ，黄耆10ｇ，懐山薬12ｇ，金銭草20ｇ，生姜10片とした。10剤を処方。

3診（6月22日）：嘔吐は緩解し，便溏・浮腫・疲れて四肢が冷えるといった症状もほぼ消失した。心下部のシクシクする痛みはまだあり，ときどき膨満感を感じる。ここ2日ほど咽が乾いて水を飲みたくなる。大小便は順調。舌質淡で胖大，白苔が付着。脈沈緩。治則は温中健脾益気。前回の処方から黄耆・懐山薬・金銭草を去り，白朮を加える。人参15ｇ，乾姜10ｇ，炙甘草6ｇ，茯苓15ｇ，生薏苡仁30ｇ，熟薏苡仁30ｇ，白朮20ｇ，生姜10片とした。10剤を処方。

4診（7月3日）：患者は元気になり，顔色も赤みを帯びてきた。心下部はときどき膨満感がある。食欲は増進したが，睡眠がよくない。大小便は順調。舌質淡，白苔。脈緩。治療は健脾益気・養血安神とする。前回の処方から乾姜を去り，炒酸棗仁・茯神・大棗を加える。人参15ｇ，炙甘草6ｇ，白朮20ｇ，茯苓15ｇ，生薏苡仁30ｇ，熟薏苡仁30ｇ，生姜10片，炒酸棗仁30ｇ，茯神20ｇ，大棗10個とした。10剤を処方。

5診（7月13日）：患者は元気で，心下部にときどき膨満感がある以外，不調はない。食欲も改善した。睡眠は良好。大小便は順調。舌質淡，白苔。脈緩。治則は，健脾益気和胃。処方は香砂六君子湯加減（太子参10ｇ，生白朮10ｇ，茯苓15ｇ，半夏9ｇ，砂仁12ｇ，炮山甲10ｇ，白芍12ｇ，生姜5枚，大棗6個，焦三仙各15ｇ，無花果30ｇ，藤梨根30ｇ，半枝蓮10ｇ）とした。その後，問い合わせたところ，患者は健在とのことである。

考察

胃がんは，中医学では「胃脹」「痞満」「胃脘痛」「胃反（反胃・翻胃）」などの範疇に入る。本症例の患者は化学療法後であり，またもともと虚弱体質でもあったので，中焦が温養できなくなり，心下部のシクシクする痛みで，

温めたり触られたりすると気持ちがよいという症状が出現した。また，中焦の運化が損なわれたため，枢機が痞塞して腹部膨満の症状が出た。さらには水飲が失調したため，寒飲が中焦に停滞して液体を吐くという症状が出現した。脾が健運できなくなり，胃は和降の機能を失ったため，水穀を腐熟運化できなくなり，朝食べたものを夕方に吐くという症状が出た。脾胃虚弱で水穀精微が運化できず，気血の源を失って営衛がともに虚したため，冴えない顔色・疲れて四肢が冷えるという症状になった。脾陽が不足し，水湿運化が失調したため，便溏と浮腫が出現した。舌質淡で胖大・白滑潤苔・脈沈緩などは，おしなべて脾虚胃寒の徴候である。中焦が虚して寒があり，生体の昇降気機が働かない状態である。そこで治療は温中祛寒・補気健脾すべきであり，処方は理中湯加減とした。そこに茯苓・生熟薏苡仁を加えて健脾祛湿，黄耆・山薬で健脾益気，さらに金銭草を加えて利水消腫を図った。処方全体として，温中祛寒・補気健脾の効能を期待した。

 2診時に，心下部のシクシクする痛み・腹部膨満・疲れて四肢が冷える・溏便・浮腫などの症状が前より改善したことは，初診時の弁証と用薬が適切で精密であったことを意味した。水湿は改善傾向であったため，白朮を除いた。しかし頻繁な嘔吐の症状があり，生姜を加えて温胃散飲・下気止嘔した。

 3診時の心下部のシクシクする痛み・ときどき腹部膨満・咽が乾いて水を飲みたくなるといった症状は，脾が精を散じずに津液が行きわたらないことによるものと考えられたため，黄耆・懐山薬・金銭草を去り，白朮の健脾補気によって運化を助け，津液を巡らせた。

 4診時は不眠がみられたのは，脾胃虚弱で気血生化の源が弱り，血虚により心神が養われなくなったためと考えられた。また，脾胃虚寒の症状はなくなっていたので乾姜を去り，炒酸棗仁・茯神・大棗を加えて養血安神した。

 5診時には，脾虚胃寒の症状は消失していて心下部にたまに膨満感があるのは脾胃虚弱によるものと考えられたため，香砂六君子湯で健脾益気和胃し，地固め療法を行った。

Comment

　　胃がんの術後には，局所の痛みのみならず消化器系のさまざまな不調が現れる。このような不調に対し，漢方薬が有効であることは，日本でも注目されている。(平崎)

症例 9

謝広茹（天津市腫瘤病院中西医結合科主任）

患者：馮○，女性。
主訴：食欲不振
現病歴：2000 年 3 月，特に誘因なく，悪心・呑酸が出現した。胃がん術後再発として入院し，同年 3 月 24 日，全身麻酔下で胃がん根治術を行った。術後の病理診断の結果は，びまん性胃がんで，漿膜側に浸潤を認めた。術後に化学療法（Day 1〜5 に 5-Fu 750 mg，ホリナートカルシウム 300 mg）を行った。その後は安定していたが，2004 年 3 月，腹部 CT 検査で残胃小彎側の壁肥厚を認め転移が疑われた。このため化学療法（Day 1 にオギザリプラチン 200 mg，Day 1〜3 に 5-Fu 500 mg，ホリナートカルシウム 750 mg）を行った。中薬治療を希望して受診。
現症：腹部膨満感・食欲不振・倦怠感。
所見：舌質淡，薄白苔が付着。脈細無力。
処方：八珍湯加減（党参 30 g，白朮 10 g，土茯苓 20 g，甘草 3 g，当帰 12 g，川芎 10 g，白芍 10 g，熟地黄 10 g，鶏内金 9 g，三稜 9 g，莪朮 9 g）を処方。

経過

2004 年 10 月の超音波検査では，腹部腫瘤の所見は明らかではなかった。その後も治療を続けて，2008 年 3 月時点では健在である。

Comment

胃がんの術後 4 年たって局所に再発を疑わせる画像的な所見を認めた例である。再度の細胞診は行っていないが，化学療法を行っていることから，担当の西洋医は再発性病変であると確信していたのであろう。患者はその後 4 年以上体調がよいという。このことは，再発であれば非常によい経過であるといえる。日本では，この八珍湯に桂皮と黄耆を加えた十全大補湯をがん患者に用いることが多い。（平崎）

症例10

花宝金（中国中医科学院広安門病院副院長）

患者：楊○，75歳，男性。
初診：2004年6月8日
主訴：心下部痛
現病歴：2004年3月，特に誘因なく心下部の持続性疼痛が出現。胸やけ・悪心・嘔吐・食欲不振・不眠も伴った。4月2日，北京の某病院で上部消化管内視鏡検査を施行し，胃前庭部大彎側に辺縁が隆起した多発性潰瘍（胃壁は軽度弾性硬）を認めた。潰瘍辺縁の組織生検の結果は粘液腺がん（一部印環細胞がん）であった。入院し，4月20日，胃亜全摘術を施行。術中に胃前庭部に漿膜層表面に浸潤した6×5cm大の腫瘍を認めた。術後の病理診断は粘液腺がん（管状腺がんおよび印環細胞がん），漿膜・胃神経への浸潤を認め，リンパ節転移は胃大彎側リンパ節1/6，両側断端陰性，大網と噴門部周囲にはがん組織は認められなかった。術後1カ月から化学療法（5-FU，マイトマイシンC）を開始したが，2クール施行した時点で副作用が強いため中止。中薬治療を希望して受診。
現症：疲労倦怠・羸痩・悪心・食欲不振・口乾・心下痞満・腹鳴・便溏・不眠。
所見：舌質淡，薄黄苔。脈沈細。
西医診断：胃前庭部がん術後・化学療法後・粘液腺がん（管状腺がんおよび印環細胞がん）。
中医診断：胃反・上熱下寒・寒熱錯雑
治則：半表半裏を和解し，上半身を清め下半身を温める。
処方：半夏瀉心湯加減（半夏15g，党参15g，黄芩10g，乾姜10g，黄連6g，生黄耆30g，陳皮6g，藤梨根15g，生麦芽15g，炙甘草6g，大棗5個）煎薬を7剤，分2内服で処方した。

経過

7剤を服用して諸症状は軽減した。このため，この処方を基本とした加減方を継続して投与し，地固め療法とした。病状はおおむね安定して経過し，2006年3月4日の上部消化管内視鏡およびCT検査では，再発・転移は認められなかった。その後も継続して治療をしている。

Comment

胃がん（粘液腺がん，一部印環細胞がん），Stage II。術後化学療法後の症状に対し，半夏瀉心湯加減が奏効している。2年後の検査では再発傾向も認められていない。このように明らかな症状がある場合は，症候に対する処方運用（日本の古方派でいう方証相対）が有効である。（平崎）

症例11

花宝金（中国中医科学院広安門病院副院長）

患者：王○，64歳，男性。
初診：2003年8月7日
主訴：心下部の脹痛
現病歴：2003年5月，特に誘因なく上腹部の不快感，食後の上腹部痛が出現した。同月23日，北京の某病院で胃透視検査と腹部CT検査で胃がんが疑われ，内視鏡検査で胃体部がん（Borrman I型）と診断された（同時に表層性胃炎も指摘。生検では肉芽組織中に粘液腺がん様異型細胞を認め，腺がんが強く疑われた）。患者は手術を希望せず，中薬治療を希望して受診。
現症：心下部の脹痛（上腹部から季肋部）・頻回の噫気・口苦・口乾・夜眠れない・顔色が冴えない・食欲不振。二便は正常。
所見：舌質紅，薄黄膩苔。脈弦細。
西医診断：胃体部がん・表層性胃炎
中医診断：反胃・肝胃不和

治則：疏肝和胃・消痰散結
処方：四逆散加減（柴胡12ｇ，黄芩6ｇ，枳殻12ｇ，枳実12ｇ，赤芍10ｇ，白芍10ｇ，太子参15ｇ，茯苓20ｇ，生白朮12ｇ，陳皮6ｇ，延胡索15ｇ，川楝子15ｇ，法半夏9ｇ，製南星9ｇ，生麦芽30ｇ，炙甘草6ｇ，生姜5片，大棗5個）を煎薬で14剤処方。1日1剤とする。

経過

2診（8月22日）：心下部から季肋部の脹痛は軽減し，噫気と口苦が以前よりよくなった。しかし，依然として食欲不振・不眠がある。大小便は正常。舌紅，薄黄苔。脈弦細。治則は疏肝和胃・健脾化痰とする。前回の処方から延胡索・川楝子を除いて焦山楂・焦神麴を加えたもの（柴胡12ｇ，黄芩6ｇ，枳殻12ｇ，枳実12ｇ，赤芍10ｇ，白芍10ｇ，太子参15ｇ，茯苓20ｇ，生白朮12ｇ，陳皮6ｇ，法半夏9ｇ，製南星9ｇ，生麦芽30ｇ，焦山楂15ｇ，焦神麴15ｇ，炙甘草6ｇ，生姜5片，大棗5個）とし，14剤処方した。

3診（9月8日）：元気が出てきて，顔の血色がよくなってきた。口苦は軽減。食欲は増してきた。大小便正常。心下部はたまに脹痛があり，噫気・口乾・口渇があり，睡眠はよくない。舌質淡紅，舌苔は少ない。脈弦。治則は疏肝和胃・健脾益気・養陰生津とする。前回の処方から黄芩・枳実を去り，麦門冬・石斛を加えた処方（柴胡12ｇ，枳殻12ｇ，赤芍10ｇ，白芍10ｇ，太子参15ｇ，茯苓20ｇ，生白朮12ｇ，麦門冬15ｇ，石斛15ｇ，陳皮6ｇ，法半夏9ｇ，製南星9ｇ，生麦芽30ｇ，焦山楂15ｇ，焦神麴15ｇ，炙甘草6ｇ，生姜5片，大棗5個）を14剤処方した。

4診（9月23日）：患者は元気で，心下部および季肋部の脹痛は明らかに軽減し，食欲も良好で食事摂取量も増加した。口乾・口苦・噫気・呑酸などの症状はない。大小便は正常。しかし，夜はスッキリと眠れない。舌質淡紅，薄白苔が付着。脈弦細。治療は疏肝和胃・健脾益気・養陰安神とする。前回の処方から法半夏・製南星を去り，夜交藤・炒棗仁を加えたもの（柴胡12ｇ，枳殻12ｇ，赤芍10ｇ，白芍10ｇ，太子参15ｇ，茯苓20ｇ，生白朮12ｇ，麦門冬15ｇ，石斛15ｇ，陳皮6ｇ，夜交藤30ｇ，炒酸棗仁30ｇ，生麦芽30ｇ，焦山楂15ｇ，焦神麴15ｇ，炙甘草6ｇ，生姜5片，大棗5個）

を14剤処方。

5診（10月8日）：患者は元気で，心下部および季肋部の脹痛は消失し，たまに脹満感がある程度。口苦・口乾・噫気・呑酸などはない。食欲も改善し，睡眠も良好。大小便は正常。しかし，倦怠感がある。舌質淡紅で薄白苔が付着。治則は健脾益気養血とし，香砂六君子湯加減（生黄耆60g，生白朮15g，茯苓20g，陳皮6g，生地黄20g，鶏血藤30g，厚朴6g，当帰15g，白芍20g，藤梨根30g，白花蛇舌草20g，砂仁6g，生麦芽30g）を14剤処方し，1日1剤とした。

6診（10月23日）：患者は元気で血色もよい。心下部の脹痛は消失。口苦・口乾・噫気・呑酸などはない。食欲・睡眠ともに良好。大小便は正常。舌質淡紅，薄白苔。脈沈細。諸症状は軽減し，薬が体質に合っていると考えられたため，処方は変えずに継続し，地固め療法とした。

その後も経過をみており，3年近く継続して中薬治療をしているが，いつも通りの生活ができている。

考察

本症例の心下部の脹痛部位は上腹正中部，剣状突起の下であり，脾の健運が失調し，気機が不暢となり，中焦が阻滞した状態であった。胃は六腑の1つであり，通常は「降をもって順となす」であるが，噫気が頻回に出るという症状は，胃気が上逆していることを示す。また，季肋部は肝の主るところである。心下部の脹痛が季肋部まで波及しているということは，肝気が疏通せず横逆して胃を犯している状態である。口苦・口乾・舌紅・薄黄膩苔は，肝鬱が長期化したため起きている症状である。患者はもともとせっかちな性格であり，肝木が疏通せず，肝気が胃を犯し，胃が降順しなくなり，中焦が気滞不通となり，鬱して化熱したため，上記の症状が出現しているのである。

生理的には，肝は疏泄を主っていて条達を好み，胃は受納を主っていて和順を好む。肝は風木であり，胃は中土に位置する。「土は木を得て達する」といわれるように，肝気が昇発してこそ胃は和順降気できる。羅東逸が『内経薄儀』で「土は万物を生じる（中略）苟も風木和柔の気，其の間に内居するにあらざれば，何を以てか土脈を和動せしめん。故に土，長夏に旺んにして木まさに栄に向かう」と述べているが，これは，木は土を克するけれども，

克することで役に立つ，つまり木と土は互いに助け合い共生する関係にあるということを示している。肝木の疎通が失調すれば，必ず胃の和順降気にも影響を及ぼす。胃が受納できなくなれば，必ず肝気の生発に影響を及ぼす。

　胃がんの生成過程において，情動ストレスは重要である。『諸病源候論』噎膈条の「憂恚すれば則ち気が結ぼれ，気結すれば則ち宣流せず，噎ならしむ」，『類証治裁』噎膈反胃論条の「憂思脾を傷り，気鬱すれば痰を生じ，飲下るべくも，食下り難し」，また『景岳全書』噎膈条の「噎膈の一証は必ず憂愁思慮・積労積鬱，あるいは酒食過度にして損傷により成る。蓋し憂思過ぎれば則ち気が結ぼれ，気が結すれば則ち施化行われず，酒食度を過ぎれば則ち傷陰し，傷陰すれば則ち精血枯涸す。気行らざれば，則ち噎膈上に病み，精血枯涸すれば，則ち燥結下に病む」などの論述は，おしなべて情動ストレスや肝の条達ができなくなることによって，脾の健運失調や胃の和順降気の失調が生じることを示している。肝胃が不和になれば，痰と気が互いに胃の絡脈を阻み，血液の運行が不暢となり，長期化すれば胃がんとなる。

　胃がんの治療は疏肝和胃・消痰散結がよい。今回の主要方剤である四逆散は，疏肝和胃降逆の効があり，加味した太子参・茯苓・生白朮・陳皮は健脾益気の作用がある。また，延胡索・川楝子・枳殻は肝経に入り，肝木を疏泄し，脾土を調和する効能がある。華岫雲は「肝病は必ず土を犯し，是その勝つところを侮れるなり」また「嘔吐不食，脇脹脘痞などの証，おそらくは医者ただ脾胃の病と認識し，実は肝邪の致す所によるを知らず。ゆえに特に指出し（指摘し）後人の目耳を醒ます」と述べている。これは，つまり葉天士がいうところの「肝は起病の源，胃は伝病の所」「凡そ醒脾するには必ず肝を治す」である。肝は疏泄を主り，脾は運化を主り，木が壅がれば土が鬱し，集まって痰になる。そこで半夏・製天南星を加えて消痰散結し，法半夏と生姜を合わせることで，また和胃降逆止嘔の効能を有する。生麦芽は消食和中・健脾開胃する。八月札は気機を調節し，暢やかにすると同時に抗がん作用を呈する。処方全体で疏肝和胃・健脾益気・消痰散結の効果が期待できた。

　2診目では症状の改善傾向を認めたが，食欲不振があり，脾胃の虚弱が目立ったので焦山楂・焦神麴を加えて消食和中・健脾開胃の効能を強化した。

　3診目では口乾口渇がみられ，脾胃陰津損傷の所見であり，麦門冬・石斛を加えて養陰生津とした。

4診目では不眠の症状があり，夜交藤・炒酸棗仁を加えた。

5診目では肝胃不和が改善したが，脾胃虚弱の証が残ったため，香砂六君子湯で健脾益気養血して，その後の養生とした。

Comment

　日本では，西洋医学での標準治療を行わずに，中薬だけの治療を行った場合は，いくら患者の希望があり経過がよかったとしても，しばしば批判を受ける。この症例においても，いくら症状が軽減していたとはいえ，がんが無症候性に進行していて手術の好機を逸してしまった可能性もゼロではない。しかし逆に，早期で西洋医学の標準治療を行った場合であっても3年生存できない例もある。その患者にとって最善の治療方法は，必ずしも西洋医学の標準治療のみとは限らない。中国では，中医師は死亡診断書を書くことができる国家資格である。この症例のように，患者の希望であれば，がんに対して西洋治療を行わず中医治療のみを行う場合もしばしばみられる。（平崎）

4

食道がん

概論

　食道がんは，臨床でよくみることの多い腫瘤の1つである。特に中国は，食道がんの発病率や発生率が比較的高い国の1つである。

　食道がんは，古典では「噎」「膈」「膈気」「噎塞」「噎膈」「膈中」「膈症」などと記載されている。この中でも代表的な表現は「噎膈」で，嚥下時に食べものが降りずに噎せてしまい，もし嚥下できてもすぐに嘔吐してしまう症状を指す。中医学では，七情内傷・労倦・飲食不節・臓器失調と密接に関係している。

　「膈塞がり閉絶し，上下通ぜざれば，すなわち暴憂の病なり」(『黄帝内経素問』)，「これ皆憂恚嗔怒，寒気上りて胸脇に入るの致す所なり」(『外台秘要』)，「噎膈は飲食過度によって始まり傷陰して成る……傷陰すれば則ち精血が枯涸し気めぐらざれば則ち噎膈上に病む」(『医説』)，「過飲滾酒，多く膈症をなす」(『寓意草』)などの記載からは，食道がんの病因には気・血・痰・火・飲食および六淫が関係していることがわかる。

　本疾患は，肝気鬱結・痰湿内蘊・瘀血内停・陰津虧損・脾腎陽虚などと弁証されることが多い。(平崎)

症例1

孫桂芝（中国中医科学院広安門病院腫瘍科主任）

患者：仁○，50歳，男性。
初診：1983年10月
主訴：胸肋部の悶痛

現病歴：1983年9月，北京腫瘤病院で食道がんと診断され，開胸手術を行った。術中，腫瘍が食道漿膜側および周辺組織にまで浸潤して一塊となっており，また縦隔リンパ節にも転移を疑わせる腫脹を認めた。このため，姑息的に剥離術のみ行った。病理診断は扁平上皮がんで，縦隔噴門周囲と食道近傍のリンパ節転移は17/25であった。

現症：瘦せて，虚弱体質。動悸・息切れ・胸肋部の悶痛。食欲はなく，少量の流動食しか受けつけない。胸やけ・呑酸・口苦・口乾。便秘がち（出ても少量）。

所見：脈は弦細数。舌質は紅で，舌苔は黄色でやや膩。

中医診断：肝胃不和・気滞上焦

治則：補気養血・舒肝和胃・行気気滞・抗癌

処方：黄耆当帰湯合逍遙散加味（生黄耆30g，当帰10g，炒柴胡10g，赤白芍各10g，鬱金10g，茯苓15g，生白朮30g，莪朮12g，石見穿15g，威霊仙15g，沈香6g，炒槐花10g，香茶葉15g，草河車15g，鶏内金15g，生麦芽15g）を7日分処方。

経過

2診：動悸・息切れは改善し，胸肋部の悶痛も軽減した。前回の煎薬処方から槐花・沈香を去り，枸杞子15g，女貞子15g，太子参15gを加えた。さらに梅花点舌丹を毎食後に3gずつ併用し，3週間連続服用とした。

3診：症状は明らかに改善してきた。気力と体力も回復してきた。ただ最近，腰と膝に力が入らない。古代の名医，張景岳の「噎膈，反胃は，脾腎を補うのがよい」という説にもとづき，健脾補腎に抗がん生薬を加える方針に変更した。処方は党参15g，白朮15g，茯苓15g，枸杞子15g，女貞子15g，桑寄生15g，生黄耆30g，当帰10g，莪朮10g，鬱金10g，白花蛇舌草30g，半枝蓮30gとし，人工牛黄散（1回2粒，1日3回）を併用した。

4診：体調は良好であった。化学療法（シクロフォスファミド，5-FU，ブレオマイシン）は1コース21日で，中薬を服用しながら6コース行ったが，副作用も重くはなかった。また，この間に放射線療法も勧められていたが，患者は拒否していた。脈沈細やや数。舌質やや胖大で淡紅，薄黄苔が付着していた。処方は党参15g，白朮12g，土茯苓15g，生薏苡仁15g，枸

杞子15g，女貞子15g，天花粉10g，山豆根8g，栝楼皮15g，清半夏10g，何首烏15g，莪朮15g，威霊仙15g，石見穿15g，白花蛇舌草30g，天竜6g，草河車15g，香櫞15gとした。また同時に，加味牛黄散（人工牛黄・炙乳香・炙没薬・三七粉・山慈菇・天竜・急性子・真珠粉・西洋参・鶏内金・砂仁・沈香粉）を米糊で緑豆大の丸剤にしたものを，1回3g，1日3回の服用とした。

患者には継続服用を指示した。半年ごとに受診して，そのときの体調に合わせて処方を調節した。服薬開始から3年後には職場に復帰し，8時間労働をこなせるようになった。その後，体調不良を感じることなく，退職まで11年間仕事をした。

Comment

この症例は，初診時はStage IVAで，姑息的手術しかできない末期の食道がんである。その後11年以上も生存しているのは驚くべきことである。がんがいつ消失したかの記載がないのが残念である。（平崎）

症例2

孫桂芝（中国中医科学院広安門病院腫瘍科主任）

患者：劉〇，56歳，男性。
主訴：食事の際の咽の痞え・胸背部痛
現病歴：1978年2月頃，食事の際に咽の痞えが出現した。次第に増悪し，胸骨後部の微痛も出現してきた。同年5月に近医にて食道透視検査を行い，胸部上中部食道に7cmの陰影欠損を認めた。擦過細胞診の結果は，扁平上皮がんであった。北京腫瘤病院で放射線治療（60Gy）を行い，症状は好転した。1981年5月，胸骨後部の痛みが再増悪し，口乾・口苦・食事の際の咽の痞えなどの症状も出現，近医で食道がん再発と診断された。上記の症状が日増しに増強し，胸背部の疼痛がひどくなり，食事ができない状態になった。数カ所の西洋医の診察を受

けたが，いずれも放射線療法や化学療法の適応がないとのことであった。中薬治療を希望して受診。

現症：食事の際に，咽の痞えがひどく，粘稠な液体を吐く。胸背部に焼けるような疼痛がある。便秘。脈弦数。舌質紅，裂紋あり。舌苔は薄く剥離あり。

中医診断：瘀毒内阻・津液虧虚

治則：活血化瘀・滋陰潤燥・解毒抗癌

処方：桃紅四物湯合二朮玉霊丹*加減（桃仁10g，生地黄30g，当帰10g，莪朮15g，生白朮30g，鬱金10g，丹参10g，露蜂房6g，枸杞子15g，女貞子15g，石見穿15g，威霊仙15g，半枝蓮15g，火麻仁15g，煎薬，1日量），分3服用で7日分を処方した。

経過

2診：胸背部の疼痛は明らかに改善した。粘稠な液体を吐く回数は前よりも減った。大便は出るようになったが，便の性状は黒く，量も少ない。前回の処方に全栝楼30g，急性子12g，生大黄6gを加える。同時に，加味西黄散3gに蜂蜜を加えペースト状にして1日2～3回服用する。

3診（1981年10月）：食事の際の咽の痞えは以前より改善し，軟らかいものは食べられるようになった。胸背部痛も軽減し，自制内となった。大便も快調で，顔色もよくなり，体力が明らかに改善して体重も増加した。脈弦細。舌質紅，黄苔が付着。中薬治療を継続とした。

その後7年間，担がん生存しており，手紙で消息を確認したところ，家事もこなしているとのことであった。

考察

中薬での腫瘤治療は，効果が緩慢であり，化学療法のように速効性はない。しかし，手術や化学療法，放射線療法の機会を逸してしまった末期患者に対しては有効である。弁証を正確に行い，適切な処方を選び，継続して服薬させることで，確実に患者の抵抗力を増し，腫瘍を縮小させたり増大を防いだりすることができる。そうすることで症状を改善し，QOLを高め，絶望的な状態から抜け出すことができる。

＊二朮玉霊丹：瘀血阻膈型の食道がんに対して孫桂芝氏が創製した処方。莪朮・生白朮・鬱金・威霊仙・丹参からなる。

Comment

　がん患者には，しばしば瘀血が併存する。桃紅四物湯やその加味方である血府逐瘀湯は，瘀血を治す代表方剤である。『医林改錯』には，血府逐瘀湯の使用目標として，胸痛や胸部の不快症状（胸に物が載るのを嫌がったり，逆に重い物を載せないと落ち着かなかったりする。また，食事がまっすぐに入っていかない）の記載がある。本症例で桃紅四物湯加味を用いたことは，胸部の症状が使用目標に一致しており，随証的治療であるといえる。（平崎）

症例3

張代剣（北京中医薬大学教授）

患者：董○，40歳，男性。
初診：1985年11月
主訴：倦怠感
現病歴：1985年の初め頃より，嘔吐・食べようとしても食物が咽から下に入っていかない・半流動食しか食べられない，などの症状が出現し，次第に増悪してきたため病院を受診。食道造影検査では，食道の中段に約6cmにわたる粘膜の辺縁隆起や途絶像，食道壁の進展不良，またその上方の拡張所見がみられた。この所見と内視鏡検査結果により，食道がんと診断され，同年9月に外科で食道がん切除術および食道胃吻合術を行った。病理診断で，食道扁平上皮がんⅢ期と確診された。
現症：全身状態やや不良で痩せている。倦怠感，汗が出る，胸悶感などを訴えた。食も細く，睡眠も不良。大小便は正常。
所見：脈は細弱。舌は淡紅色で舌尖部は赤く，黄苔が付着。
中医診断：噎膈
治則：益気養陰・健脾和胃・寛胸理気・化瘀解毒

> 処方と経過

　党参・黄耆・麦門冬・五味子・柏子仁・栝楼・鬱金・茯苓・鶏内金・半夏・天南星・急性子・威霊仙・浮小麦などの薬物を主体とした治療を約5年行った。食事摂取が悪いときや不眠の際は鶏内金・焦三仙・柏子仁・炒酸棗仁を主とし，胸悶感・食欲不振の際は栝楼・鬱金・半夏・天南星・急性子・威霊仙を主とした。また，加味西黄カプセル（毎日朝晩各2錠），天仙丸*（朝晩各3錠）などを併用した。目下のところ患者の全身状態はよく，最近の検査では食道造影・胸部X線・肝腎機能・血沈・CEA・免疫グロブリン・補体などは，すべて正常範囲で，再発や転移は認められていない。食道がんの診断から5年以上生存していることになる。

> 考察

　食道がんは，中医学では「噎膈」の範疇に属する。『諸病源候論』には「憂患すれば則ち気結び，気結べば則ち宣流せず，噎ならしむ。噎は噎塞して通ぜざるなり」（憂いや怒りによって気がかたまり，気がかたまれば気がのびやかに流れなくなり，噎せぶようになる。噎せぶというのは食道が塞がって通らなくなることである）と記載されている。また，明の徐霊胎は「噎膈の症，必ず瘀血頑痰逆気あり。胃気を阻隔するなり」（噎膈は必ず瘀血やしつこい痰，逆気があり，それによって胃気が阻まれ隔絶している）と述べている。このことから，食道がんの主要な病因は，七情の鬱結，脾胃の損傷，気滞と瘀血，痰湿の残留，気血の虧損などによるといえる。臨床症状は「噎せる・吐く・痛む・塞がる・衰える」のが典型で，進行期から末期にかけての食道がんでは，気血双虧・瘀痰蘊結の症状がみられる。

　食道というものは，通りがよく，食物がうまく降りていくのが順調であり，降りていかない場合は哽噎（塞がって噎せる）状態となる。本症例は，食道がんの手術後に中薬治療を主体としたもので，患者は中年で痩せ衰え，体力も低下し，食道がんの進行期から末期に属すると考えられたので，先に補法を行い後に攻法を行う，あるいは攻補を同時に行うのが原則と考えられた。黄耆・党参・麦門冬・五味子を用いて益気養陰し，栝楼・鬱金で寛胸理気し，半夏・天南星で化痰降逆・消痞散結し，急性子・威霊仙・半枝蓮で化瘀解毒・軟堅散結した。この中の半夏・栝楼・急性子・威霊仙は，食道がんの常用薬

とすれば，寛胸降逆・化瘀散結して著しい効果が期待できる。

＊**天仙丸**：天花粉・威霊仙・白花蛇舌草・人工牛黄・竜葵・胆南星・乳香・没薬・人参・黄耆・珍珠・猪苓・蛇退・冰片・人工麝香などからなる。清熱解毒・活血化瘀・散結止痛の効能があり，食道がんや胃がんなどに用いる。

Comment

西洋医学的治療の記載に乏しいが，おそらく放射線療法や化学療法をしなかったのは患者に体力がなかったためであろうと推測できる。体力低下を改善する西洋医学の治療はないが，中医学には補や扶正の概念があり，この症例のような原病や手術による体力低下には威力を発揮する。Ⅲ期食道がんの5年生存率は10〜30％といわれており，この症例はよい経過を辿っている。（平崎）

症例4

孫桂芝（中国中医科学院広安門病院腫瘍科主任）

患者：李○，59歳，女性。
初診：1982年5月
主訴：嚥下困難
現病歴：次第に増悪する嚥下困難と，胸骨の内側のシクシクする痛みを主訴として，1982年5月，近医を受診して治療を受けた。しかし，改善しないため，同月に当科を受診，精査・加療を目的に入院となった。
検査所見：食道透視検査では，胸部中部食道に狭窄と7.5cmにわたる陰影欠損がみられた。食道内視鏡検査（擦過細胞診）では，扁平上皮がんと診断された。
現症：食後の咽の痞えと噎せがあり，水を飲んで流し込まないと食べものが下って行かず，半流動食しか食べられない。胸背部・上腹部のシクシクする痛み。口苦があり，ときに粘稠な痰を多量に喀出する。
所見：舌質紫暗。脈沈細。
診断：食道扁平上皮がん（髄質型）・気滞血瘀

治則：理気活血・解毒抗癌

処方と経過

1982年5月：中薬治療は，二朮玉霊丹加味（莪朮10g，生白朮15g，鬱金10g，威霊仙15g，丹参15g，天竜5g，石見穿15g，急性子10g，生薏苡仁15g，白花蛇舌草15g，草河車15g，焦三仙各15g，煎薬，1日量）を開始し，同時に少量の化学療法（day1：8シクロフォスファミド600mg経静脈投与，Day2：4・6ブレオマイシン15mg筋注）を行った。21日で1コースとし，6コース施行した。化学療法中に悪心・嘔吐が出現した際には処方に橘皮10g，竹筎10g，姜半夏6gを追加し，白血球や血色素が低下した際には生黄耆30g，当帰10g，阿膠珠20g，鶏血藤30gなどを追加した。治療により，嚥下困難の症状は明らかな改善を認め，胸背部痛は消失した。米飯・麺類・水餃子などの軟らかいものは食べられるようになり，顔色もよくなって体力も回復してきた。このため，退院し通院治療となった。

1983年3月（治療開始後10カ月）：食道透視検査では，食道の限局性狭窄と拡張不良はあるものの，陰影欠損部位に明らかな改善を認めた。また内視鏡検査では擦過細胞診での扁平上皮がん細胞は消失していた。このため，煎薬と加味西黄丸（1回3g，1日2〜3回）を持参し，西洋医学の治療は郷里の病院で継続加療とした。

1983年9月24日（治療開始後1年4カ月）：咳嗽・少量の粘稠痰・ときに噎せる以外には，明らかな症状はみられなくなった。家事ができるようになり，日常生活は正常人と変わりない。内視鏡検査では，粘膜がやや粗造で軽度の充血を認めた。擦過細胞診では，扁平上皮がんと明らかな上皮細胞の退化を認めた。患者は放射線療法を拒絶し，中薬治療のみ希望した。加味西黄丸と梅花点舌丹を交互服用とした。

1984年3月（治療開始後1年10カ月）：約1.5×1.2cm大のものをはじめとする多数の鎖骨上リンパ節腫脹が出現し，再度当院に入院。リンパ節生検では，転移性扁平上皮がんとの診断。粘稠痰・嗄声・硬便傾向がある。体力が低下していたため，患者は化学療法を拒否した。このため中薬治療を行った。全栝楼15g，清半夏10g，黄連10g，生黄耆30g，丹参15g，

莪朮 10g，生白朮 30g，当帰 10g，肉蓰蓉 15g，石見穿 15g，威霊仙 15g，白花蛇舌草 15g，天竜 6g，草河車 15g，代赭石 15g，鶏内金 15g，生麦芽 15g，鬱金 10g，生甘草 10g を処方。服用開始 1 カ月後には体力がつき，食欲も改善し，痰の量も減って，大便も快便となった。退院の希望があったため，煎じ薬に加えて西黄克癥カプセルを併用することとして退院となった。中薬注射は，いったん休薬し，1 カ月後に再開して 1～2 カ月継続した。その後は，定期的に通院して検査した。

1985 年 2 月（治療開始後 2 年 9 カ月）：患者の病状は安定し，鎖骨上リンパ節も明らかに縮小した。家事もできて，たいした症状もなく生活できている。

Comment

進行期の食道がん患者が，よい生活レベルを保ちながら 2 年 9 カ月生存していることや，リンパ節転移巣の縮小を認めていることから，中薬治療が有効であったと考えられる。二朮玉霊丹に含まれる威霊仙は，祛風湿の効能はよく知られているが，それ以外にも「骨哽」や「噎塞膈気」つまり咽に小骨が刺さったときや噎膈などにも用いられる。（平崎）

症例 5

孫桂芝（中国中医科学院広安門病院腫瘍科主任）

患者：李○，54 歳，男性。
初診：1985 年 5 月 15 日
主訴：胸痛
現病歴：3 カ月前から嚥下が困難になり，増悪傾向であったため，1989 年 3 月，某医院を受診。食道透視検査では胸部中部食道に 6cm の陰影欠損を認め，擦過細胞診の結果は扁平上皮がんであり，食道がんと診断された。すぐに放射線療法を施行したが，治療中に咽乾と痛み・咳嗽・粘稠の白色痰・嚥下時の胸骨後部の痛み・全身倦怠感などの症状が出現した。このため，中薬治療を希望して受診した。

生活歴：病前はかなりの飲酒家であり，また熱い食事を摂ることが多かった。
　所見：脈弦細。舌質暗赤，舌苔は灰黄色でやや膩。
　中医診断：噎膈・脾虚痰湿・気滞血瘀
　治則：健脾理気・袪瘀化痰・清熱解毒
　処方：太子参15g，生白朮15g，茯苓15g，清半夏10g，陳皮10g，生薏苡仁15g，鬱金10g，威霊仙15g，石見穿15g，莪朮15g，丹参15g，白花蛇舌草30g，夏枯草15gを処方して，放射線治療と併用した。

> 経過

2診：症状の改善を認めた。しかし，倦怠感・食欲不振・硬便傾向がある。前回の処方に，生黄耆30g，当帰15g，女貞子15g，枸杞子10gを加味した。さらに加味西黄カプセル（1回2粒，1日3回）を併用した。
　放射線治療が終わった後も中薬の服用を真面目に続けた。食欲が出て体力がつき，睡眠も悪くならず，大便も順調になるなど，病状は快方に向かった。患者は3〜4カ月ごとに外来に通院し，その都度，体調に合わせて随証加減をした。また同時に，二朮玉霊丹・梅花点舌丹・扶正解毒飲*などの中薬製剤も併用した。
　その後5年間，通院を続け，病状は安定していた。半日は仕事に出て，健康人のような生活を続けることができた。
　12年後に問い合わせたところ，未だに健在とのことであった。

> 考察

　食道がんの早期から中期にかけては，手術治療が第1選択になる。しかし5年生存率はけっして高いとはいえない。放射線治療も主要な治療の1つであるが，再発や転移の確率が高い。そのため最近では，これらを併用した集学的治療が採用されている。動物実験では，扶正の中薬は生体の免疫力を高め，同時に再発・転移を抑制する。活血化瘀の中薬は患者の粘稠度の高い血液を改善する作用があり，また放射線療法の副作用を軽減し，治療の効果を増す。また，進行期のがん患者の中薬治療は一朝一夕に奏効するものではな

いので，まさしく「継続は力なり」で，長く継続して服用することが重要である。

＊**扶正解毒飲**：党参・黄耆・陳皮・甘草などからなる中薬製剤。

Comment

嚥下障害で発見された食道がんで，病期は不明であるが，放射線治療と中薬治療で完全寛解に持ち込んだ症例である。この患者の生活歴に関連して述べるが，中国の庶民が好む白酒という酒はアルコール度数が高く，また食事も日本と比べて格段に辛いものが多い。タバコもニコチン濃度が日本のものに比べて高い。このような生活習慣の違いが食道がん発生率を引き上げていると考えられる。（平崎）

症例6

花宝金（中国中医科学院広安門病院副院長）

患者：潘○，74歳，男性。
初診：2006年2月2日
主訴：倦怠感
現病歴：2005年1月頃より，特に誘因なく嚥下困難・悪心・食欲不振が出現した。北京の某腫瘍病院を受診して，上部消化管内視鏡検査を施行したところ，門歯列から25〜30cmの食道前壁に結節様の腫瘍（5×4cm大。表面凹凸，潰瘍を形成し，白苔に覆われていた。弾性硬で脆く接触により容易に出血）を認めた。すぐさま手術を施行し，病理診断では，中低分化型扁平上皮がん・隆起型で，傍大動脈リンパ節への転移が認められた。術後に両鎖骨区域に4週間かけて20回（合計40Gy），食道に6週かけて30回（合計60Gy）を照射したが，化学療法は行わなかった。中薬治療を希望して，受診した。
現症：全身倦怠感があり，顔色蒼白で，元気がなく気だるそうに話す。顔面と四肢の浮腫・腹部膨満・食欲不振があり，ときに悪心・嘔吐が

ある。
所見：舌質淡，薄白苔が付着。脈沈細。
西医診断：食道がん術後・放射線治療後（中分化型扁平上皮がん，T3 N1 M0，StageⅢ）
中医診断：噎膈・脾腎陽虚・痰湿内阻

処方と経過

処方は，炙附子 12 g，乾姜 9 g，烏薬 12 g，益智仁 12 g，党参 15 g，白朮 15 g，茯苓 20 g，陳皮 6 g，生地黄 20 g，威霊仙 15 g，急性子 10 g，藤梨根 30 g，穀芽 20 g，麦芽 20 g，焦山楂 15 g，焦神麴 15 g を煎薬として，14剤を投与し，1日1剤の服用とした。これを基本処方として加減しながら処方した。

患者の病状は安定し，食事摂取も良好になり，体重が 4kg 増加した。今日まで2年以上も外来に通い続けているが，再発・転移は認められていない。

考察

この症例は，食道がん手術後の放射線療法後であり，初診時の全身倦怠感・顔色蒼白・元気がなく気だるそうに話す・顔面と四肢の浮腫・腹部膨満・食欲不振などの所見は，典型的な脾腎陽虚証と考えられた。陽気が衰微し，陰寒が内に盛んになっていて，気血生化の源が衰えているのがわかる。患者は高齢で，手術や放射線治療のダメージを受けており，邪に対抗する体力がない状態であった。そこで，炙附子・乾姜・烏薬・益智仁で脾腎の陽を温補し，党参・茯苓・生白朮で健脾益気・扶正固本し，生地黄で滋陰養血し，穀麦芽・焦山楂・焦神麴で消食除脹し，威霊仙・急性子で軟堅消痰・活血通経し，藤梨根で解毒抗癌するという補法中心の方法をとって効果が得られた。

Comment

stageⅢの食道がんで，術後の体調不良に対して中薬治療が奏効している。この処方には，乾姜附子湯・縮泉丸・四君子湯などの方意が入っている。日本では噎膈（食道がん）に利膈湯が用いられるが，乾姜附子湯がベースになっている（加半夏山梔子）。（平崎）

症例7

花宝金（中国中医科学院広安門病院副院長）

患者：張○，67歳，男性。
初診：2005年8月4日
主訴：咽の痞え。
現病歴：2003年12月頃より，食事の際に咽に痞える感じが出現した。悪心・嘔吐・発熱などの症状はなかった。北京の某病院で上部消化管内視鏡検査を施行し，胸部中部食道がん（扁平上皮がん）と診断された。その後，北京の某腫瘍病院を受診し，2004年1月18日，摘出術を施行した。術後病理診断は，びまん浸潤型で，深達度は粘膜固有層，断端陰性で，食道近傍・下肺静脈近傍リンパ節への転移はなかった。術後に放射線療法（総線量6,000Gy）を施行した。その後は，ほかに特別な治療は行われなかった。中薬治療を希望して受診した。
現症：手足のだるさ・疲労感があり，気だるそうな話し方をする。嚥下困難・口乾・口苦・胸部と季肋部の脹痛・頻回の噫気がある。食事量が減少し，硬便で1日に2〜3回。小便は正常。
所見：舌質紅で薄黄膩苔が付着。脈弦滑。
西医診断：食道がん（T2N0M0，Stage Ⅱ），手術後。
中医診断：噎膈・肝胃不和
治則：疏肝理気・降逆和胃
処方：小柴胡湯加減（柴胡6g，黄芩12g，太子参15g，陳皮6g，姜半夏10g，生白朮15g，茯苓20g，竹筎10g，旋覆花15g（包煎），代赭石20g，延胡索10g，川楝子6g，焦山楂15g，焦神麹15g，生姜5片，大棗5個）を煎薬で14剤処方し，1日1剤とした。

経過

2診（8月18日）：噫気は止み，食欲は前より出てきた。口乾・口苦の症状も軽減し，顔色もよくなってきた。しかし，相変わらず胸部・季肋部の膨満感があり，大便は硬め。舌質紅，薄黄膩苔が付着。前回の処方から旋覆

花・代赭石・竹筎を去り，三棱・莪朮を加えた処方（柴胡6g，黄芩12g，太子参15g，陳皮6g，姜半夏10g，生白朮15g，茯苓20g，三棱10g，莪朮10g，延胡索10g，川楝子6g，焦山楂15g，焦神麹15g，生姜5片，大棗5個）とする。

3診（9月3日）：胸部・季肋部の痛みと食欲は以前に比べるとよくなった。米や水餃子などを食べることができる。体力も回復し始め，顔色もよくなってきた。ただ，睡眠が今ひとつで，大便がやや硬め。舌質淡紅，薄黄苔。脈弦滑。前回の処方に鬱金・合歓皮・炒酸棗仁を加えた処方（柴胡6g，黄芩12g，太子参15g，陳皮6g，姜半夏10g，生白朮15g，茯苓20g，三棱10g，莪朮10g，延胡索10g，川楝子6g，焦山楂15g，焦神麹15g，鬱金10g，合歓皮15g，炒酸棗仁30g，生姜5片，大棗5個）を14剤投与した。

4診（9月17日）：胸部・季肋部の脹痛はたまに感じる程度に改善した。睡眠も以前よりよくなった。食事摂取は良好で，嚥下困難は以前に比べて改善し，体重は3kg増加した。大便はやや硬めで1日2回。舌質紅，薄黄苔。脈弦滑。前回の処方から川楝子を去り，厚朴・八月札を加えた処方（柴胡6g，黄芩12g，太子参15g，陳皮6g，姜半夏10g，生白朮15g，茯苓20g，三棱10g，莪朮10g，延胡索10g，厚朴10g，焦山楂15g，焦神麹15g，鬱金10g，合歓皮15g，炒酸棗仁30g，八月札10g，生姜5片，大棗5個）とし，14剤投与した。

5診（10月8日）：明らかな不調はなくなった。咽にときどき違和感があり，食後に腹部の脹痛がある程度。胸部・季肋部の脹痛はほとんどない。食事摂取は良好。二便は正常。睡眠はとれている。舌質淡紅，薄白苔。脈弦細。六君子湯加減（太子参15g，生白朮15g，茯苓20g，陳皮6g，川芎12g，桃仁10g，当帰15g，生薏苡仁20g，山慈菇10g，莪朮10g，生地黄15g，半枝蓮20g，白花蛇舌草30g，生麦芽20g，鶏内金15g）を処方した。その後は六君子湯の加減方で後天（脾胃）の本を気づかい保護しながら経過をみているが，病状は安定している。

考察

この症例は，初診時に胸部と季肋部の脹痛・口乾・口苦・頻回の噫気・手

足のだるさ・食事量の減少・紅舌・薄黄膩苔を認めたが，これは中医弁証では肝胃不和である。季肋部は肝の主る所であり，この場所の脹痛は肝気不疏・気機不暢によるものである。肝鬱が長引くと，化熱して火となるため，口乾・口苦の症状が出る。肝鬱気鬱で胆気を挟んで上逆し，噫気が頻回となる。肝鬱が長くなると脾土を傷つけ，脾の健運が失調して食欲不振・四肢のだるさ・気だるそうな話し方・噫気や吃逆となる。舌質紅・薄黄膩苔・弦滑の脈象は，肝胃不和の所見である。治療は疏肝理気・降逆和胃がよく，処方は小柴胡湯加減が適当と思われた。この処方中の柴胡は疏肝解鬱して肝木を条達し，気機を通暢する。これに延胡索・川楝子を配合して疏肝理気の効果を増強し，さらに黄芩を配合して肝胆の熱を清する。太子参・生白朮・茯苓は健脾益気に働き，陳皮・姜半夏・竹筎をともに用いて健脾和胃とする。代赭石の効能は，平肝潜陽・降逆止嘔・止血を専らにし，肝経の血分に入るとされている。旋覆花は肺大腸経に入り，古人は「善く噫気・嘔吐・呃逆などの証を治す」と述べている。この2つの生薬を配合することにより，和胃降逆止嘔の効能を発揮する。

2診時は，患者の噫気がよくなり，食事摂取や口乾・口苦が改善したが，胸部・季肋部の脹痛が残っている状態であり，肝気鬱滞以外にも瘀血阻絡の証があると考えられたため，旋覆花・代赭石・竹筎を去り，三棱・莪朮を加えて活血化瘀の効能を強化した。

3診時には，胸部・季肋部の脹痛は以前よりよくなって，食欲が出てきたが，睡眠はまだ悪い状態であった。治療法は，基本的には2診時と同じであるが，さらに鬱金・合歓皮・炒酸棗仁を加えて，解鬱養心安神の効能を期待した。

4診時には睡眠が改善し，胸部・季肋部の脹痛も改善し，体重も増加した。ただ，大便のみが硬めという症状があったため，川楝子を去り，厚朴・八月札を加えて降気通便を図った。

5診時には，諸症状が改善した。しかし，咽にたまに違和感があり，食後に腹脹が出る症状があったため，六君子湯加減で健脾益気して後天の本を補い，その後に備えた。

Comment

西洋医学では，手術後の患者の体力低下に対する評価が十分ではない。手術が成功し，検査値がおおむね正常になれば，患者がどう訴えようと対処でき

ないのが現状である。本症例に現れた手足のだるさ・疲労感・気だるそうな話し方・嚥下困難・口乾・口苦・胸部と季肋部の脹痛・頻回の噫気・食事量の減少などの症状は，西洋医学的には命にかかわらない不定愁訴として片付けられてしまいがちである。しかし，患者の身になってみれば，これらの症状に的確な対応をしてくれない西洋医学に不満が生じるのは当然といえる。このような不満を埋めるのが中医治療の役割の1つである。(平崎)

症例8

邵夢揚（河南中医学院客員教授）

患者：張○, 69歳，女性。農業。
初診：2003年5月6日
主訴：嚥下困難
現病歴：2002年12月，特に明らかな誘因なく，嚥下の際の不調が起き，食べものが入っていかず，口の中に唾液が溢れ，腹部が膨満するといった症状が出現した。2003年1月6日，上海の某病院で上部消化管内視鏡検査を施行し，胸部下部食道に1カ所，腫瘍性病変（弾性硬）が認められた。その場所は狭窄しており，カメラが通過できなかった。病理診断は「胸部下部食道扁平上皮がん」で，同年1月8日，根治術を施行。周囲リンパ節転移12/13。術後2カ月から化学療法を施行したが，1クールで消化器系の副作用が強く，中止。中薬治療を希望して受診した。
現症：嚥下困難・疲労倦怠・ときに粘液を嘔吐・体の冷え・息切れ・腹部膨満感・顔面と四肢の浮腫。
所見：舌質淡，薄白苔が付着。脈細弱。
西医診断：胸部下部食道扁平上皮がん術後・化学療法後。
中医診断：噎膈・気虚陽微
治則：補気温陽・健脾和胃
処方：理中湯加減（人参10g，乾姜6g，炙甘草10g，焦白朮9g，砂

仁 12 g，木香 10 g，生薏苡仁 30 g，熟薏苡仁 30 g，茯苓 20 g，焦三仙各 20 g，懐山薬 30 g，煎薬，分 2 で服用）を 6 剤処方した。

経過

上記の処方 6 剤を服用したところ，嚥下困難・体と手足の冷え・腹部膨満感は軽減した。引き続きこの加減方を地固め療法として処方し，病状は安定した。

2006 年 12 月 2 日，上部消化管内視鏡と CT 検査で，再発・転移の徴候は認められていない。

治療開始から 4 年 9 カ月を経て，なお地固め療法を継続していて元気である。

Comment

本症例の病期は，記載が少ないため正確に評価できないが，嚥下困難の症状や内視鏡が通過できないほどの狭窄，リンパ節転移の程度からは，かなり進んでいたと推察される。病状が安定して 4 年以上，明らかな再発を認めていないことから，中薬治療が奏効したと推察される。今回用いた理中湯（人参湯）は，『傷寒論』収載の歴史ある益気健脾の代表方剤である。「理中」は「中焦を理す」という意味であり，食道がんにも応用できる処方である。（平崎）

症例 9

李萍萍（北京大学腫瘍病院中西医結合科主任教授）

患者：高〇，55 歳，男性。
初診：2004 年 7 月 30 日
主訴：下痢
現病歴：2002 年，食道がん根治術を施行し，病理診断は中分化型扁平上皮がんであった。2003 年 5 月，局所再発・頸部リンパ節転移を指摘され，化学療法（パクリタキセル＋シスプラチンを 1 コース，ビノレルビン酒石酸塩＋シスプラチンを 2 コース）を合計 3 コース施行し

て，部分寛解となった。その後，頸部リンパ節に放射線治療を行い，完全寛解となった。がん治療には成功したが，化学療法の後に下痢が出現し，腹痛・腹鳴を伴う1日10数回の水様便が1年以上続いている。ジオスメクタイトやベルベリン，および中薬を服用したが，明らかな改善がみられず，受診した。

現症：下痢（毎日10数回）・腹鳴・腹痛（大便の後も改善しない）。
所見：舌質淡紅胖大，白苔が付着。脈弦細。
処方：甘草瀉心湯加味（姜半夏10g，黄連10g，黄芩6g，党参15g，甘草12g，炒白芍20g，大棗10g，茯苓15g，山薬10g）を煎薬で7剤処方。

経過

2004年8月6日の再来時には，1日1回の有形便へと改善し，腹痛も軽減したため，同じ処方を継続服用とした。

考察

罹病期間が1年と長期にわたること，また胖大舌がみられることから気虚と考えられた。また，腹鳴と下痢があることから，甘草を重んじた甘草瀉心湯を選択し，山薬・茯苓を加えて胃中の虚を補い，芍薬を加えて急を緩めて痛みを止めた。服薬後には腹痛が緩解した。生姜瀉心湯と甘草瀉心湯は，痞症治療の代表処方である。この2つは半夏瀉心湯をベースにして加減したもので，両者とも下痢と腹鳴に効果がある。邪が陰結して脾胃気虚のために運化できなくなると常に下痢となり，腸の間の水毒が気を阻むため腹中雷鳴となる。さらに，この水毒が下に向かうことで下痢を促進させる。半夏瀉心湯の中には，半夏・乾姜の辛温と黄芩・黄連の苦寒があり，寒温を合わせて用いることによって痞満を消散する。また，方中の人参・甘草・大棗は，補中健脾して運化を助ける。これらを合わせることで，脾胃の昇降失調の状態を改善する良方となる。生姜瀉心湯では，この半夏瀉心湯に生姜を加えて散水止痢・和胃消痞し，甘草瀉心湯では甘草を増量して緩中補虚する。この3つの瀉心湯中の人参・半夏・黄連・黄芩・大棗の用量は同じであるが，症状に応じて生姜や甘草や乾姜を増減することで，それぞれの適応病症に対し，思

わぬ効果を発揮することがある。

化学療法後の難治性の下痢は，化学療法によって脾胃が損傷を受けるために生じる。この際，西洋の制吐薬や止痢薬は，往々にして脾胃の機能をさらに複雑にする。中薬には生体の自然治癒力を賦活して病苦を取り除く利点があり，生姜瀉心湯や甘草瀉心湯は脾胃の昇降機能を調節することで痞満を消散し，下痢を止める。これは，まさに中医学における陰陽調和・治病求本の理念を治療に実現したものといえよう。

Comment

化学療法の副作用に対して中薬治療が奏効した例である。用いた処方は経方の甘草瀉心湯であり，日本でも同様の使用報告がある。（平崎）

症例10

花宝金（中国中医科学院広安門病院副院長）

患者：陳〇，61歳，男性。農業。
初診：2006年4月12日
主訴：咳嗽
現病歴：半年ほど前から，ときおり食事が咽を通らなくなった。近医で食道造影検査を施行したところ，胸部中部食道に占拠性病変を指摘された。上部消化管内視鏡では，胸部中部食道に浸出物壊死組織・肉芽組織を伴う増殖性病変を認めた。病理組織診断は，扁平上皮がんの疑い。放射線療法（リネアック装置による）を18回で36Gy施行。半月後から，咳嗽・粘稠な白色痰・口乾・咽痛などの症状が出現した。胸部CT検査で「放射性肺臓炎」と診断された。ステロイド・抗生物質・鎮咳薬などを服用し，症状は軽減したが，経済的な理由で治療を放棄。ここ1カ月ほど，症状に再増悪を認めたため，受診した。
現症：意識清明・元気のない表情・顔色不良・羸痩・口唇のチアノーゼ・粘稠な白色痰・口乾・咽喉乾燥・倦怠感。大小便は正常。初診時の胸

部単純X線撮影では，左肺門部に高吸収像・すりガラス影・辺縁不整と，右下肺野の透光度の低下を認めた。
所見：舌質暗赤，微苔。脈細数。
西医診断：食道がん（扁平上皮がんⅡ期）・放射線治療後・放射線肺臓炎
中医診断：火毒内蘊・気陰両傷・瘀血阻絡
治則：清熱解毒・益気養陰・活血通絡
処方：黄芩15ｇ，蒲公英30ｇ，白花蛇舌草30ｇ，半枝蓮15ｇ，生黄耆60ｇ，茯苓20ｇ，白朮15ｇ，太子参15ｇ，北沙参30ｇ，麦門冬15ｇ，桃仁12ｇ，杏仁12ｇ，川貝母12ｇ，浙貝母12ｇ，鬱金15ｇ，丹参15ｇ，生姜5片，甘草6ｇ，大棗5個（煎薬，1日分）とした。

経過

服薬開始から14日後，喀痰は軽減した。薬と証が合っていると考えられたため，この処方を基本に加減しながら，50数剤を服用したところ，臨床症状は消失した。胸部X線検査では，両肺紋理は正常になっており，照射部位にも明らかな線維化は認められなかった。患者には半年に一度の検査を勧めている。

考察

この患者は，放射線治療後で体力も落ちていて，顔色が悪く，体も痩せており，疲労倦怠感を訴えていたが，乾咳・粘稠な白色痰・口乾・口腔内乾燥などの症状は，実邪が内阻していることを示している。しかも放射線治療の熱毒により肺陰が損傷され，適切な治療が行われなかったため，百脈が阻害されて絡脈に瘀滞が生じていた。そこで治療は，黄芩・蒲公英・白花蛇舌草・半枝蓮の清熱解毒祛邪を主とし，黄耆・太子参・茯苓・白朮・北沙参・麦門冬で益気養陰して正気を扶助し，鬱金・丹参・桃仁で活血化瘀し，川貝母・浙貝母・杏仁で止咳平喘した。これらの清熱解毒・益気養陰・活血化瘀の効能が病機と一致し，良好な効果が得られた。

Comment

　放射性肺臓炎は古代にはなかった病気であるが，放射線の侵襲を火毒ととらえて弁証し，治療に成功した例である．こういった中西医結合治療をみるにつけ，これからますます西洋医学が進歩を続けていく未来においても，中医学は古人の智恵と現代科学を融合させて生き残ってゆくだろうと期待される．
　日本では，小柴胡湯による間質性肺炎の報告があって以来，間質性肺炎の患者に黄芩を投与するのを忌避する傾向があるが，本症例のように熱証が明らかであれば，慎重に観察しながら使用してよいと思われる．（平崎）

5 乳がん

概論

　乳がんは女性によくみられる悪性腫瘍である。近年，中国では患者数は増加傾向にあり，発病年齢も現時点では45歳前後がピークであるが，次第に若年化する傾向にある。西洋医学では，手術・放射線療法・化学療法・ホルモン療法・分子標的治療が行われている。中医学では，「乳がん」という呼称はないが，古典では「乳核」「乳癖」「乳岩」などと表現されてきている。朱丹渓は，乳頭は足厥陰肝経，乳房は陽明胃経に入るとしている。弁証は医家によっても異なるが，肝鬱気滞・衝任失調・気血両虚・瘀毒内阻・肝腎虧損などとされることが多い。（平崎）

症例1

林洪生（中国中医科学院広安門病院腫瘍科主任）

患者：楊○，52歳，女性。
初診：1998年9月17日
主訴：左乳房の脹痛
現病歴：1998年4月，偶然右の乳房の腫瘤を発見したが，あまり気にとめなかった。同年6月初めより，右乳房痛と右腋窩リンパ節腫大が出現し，某病院にて乳がんと診断された。乳がん根治術が行われた。術後病理診断は，浸潤性乳管がん，腋窩リンパ節転移6/10，エストロゲンレセプター（ER）陽性，プロゲステロンレセプター（PR）陽性。術後タモキシフェンを服用したが，化学療法は体力がないため行わな

かった。中薬治療を希望し，初診。
現症：患者の顔色は土気色。腫瘍塊はないが左の乳房の脹痛がある。胸が悶える感じがして怒りっぽい。口乾・口苦。食欲不振。
所見：舌質暗赤，白膩苔。脈沈弦やや数。
中医診断：乳岩・肝鬱脾虚・気滞痰凝
治則：疏肝健脾・理気化痰
処方：逍遥散加味方（柴胡6g，香附子10g，枳殻10g，白芍10g，当帰12g，茯苓12g，白朮10g，青皮6g，陳皮6g，鬱金10g，黄耆20g，党参12g，浙貝母10g，焦山楂15g，焦神麴15g，夏枯草15g，草河車15g，白英15g），14剤を水煎服用とし，1日1剤とした。

経過

2診（10月14日）：前回の処方を14剤服用後，左の乳房の脹痛・胸悶感・口苦は明らかに軽減したため，同じ処方をさらに14剤服用した。5日前より，右上肢の麻痺と腫れが目立つようになって，右手が握りにくくなった。舌質淡，薄苔が付着し，脈弦細。気血不足・脈絡阻塞・水泛肌膚の証と考えられた。益気活血・通絡利水の治療を行うこととする。処方は生黄耆30g，当帰12g，鶏血藤30g，川芎10g，鬱金10g，沢蘭10g，絲瓜絡10g，路路通10g，桑枝10g，沢瀉12g，猪苓15g，茯苓15g，漢防已12g，夏枯草15g，莪朮10g，炮山甲10gとし，14剤を投与した。水煎して1日1剤の服用とした。

3診：前回の処方を半月服薬したところ，右上肢の腫脹は明らかに軽減し，右手は握れるようになった。顔色も生気が出た。しかし，しばしばホットフラッシュが起き，たまに動悸と息切れを感じる。悪寒・足先の冷え・疲労倦怠感・食欲不振がある。舌質淡，胖大，歯痕があり，薄苔が付着。脈細無力。気血虧虚・腎陰不足の証ととらえ，益気養血・滋補腎陰の治療がよいと考えた。処方は，黄耆30g，党参12g，白朮12g，茯苓12g，当帰10g，黄精10g，桑寄生10g，仙霊脾10g，補骨脂10g，薏苡仁15g，竜眼肉10g，大棗6個，香附子12g，鬱金10g，徐長卿15g，半枝蓮15gを煎薬とし，1日1剤の服用とした。

この処方を1カ月間服用したところ，動悸・息切れは徐々に治まってきた。

食欲も増し，疲労倦怠感は明らかに改善して，家事も部分的に再開できた。

その後は，この処方を随証的に加減し，西黄解毒カプセルを併用して交互に服用した。その後の問い合わせでは，現在に至るまで5年間，再発や転移は認められていないとのことである。

考察

乳がんは，中医学では「乳岩」の範疇に属し，女性によくみられる悪性腫瘍の1つである。乳岩の形成に関しては，ストレス・怒りや憂い・肝気鬱結・脾失健運によって無形の気が鬱し，有形の痰濁ができて乳房に凝結することで起きるとされている。『格致余論』には「憂怒抑鬱，朝夕積累し，脾気消沮し，肝気横逆し，遂に隠核となる」と記載され，また『外科正宗』には「憂鬱肝を傷り，思慮脾を傷り，積想心にあり，願う所得ざる者は経絡痞渋を致し，聚結して核を成す」と記載されている。

この症例の治療は3段階に分けられる。初めは逍遙散を用いて気機を通じ，黄耆・党参を加えて扶正し，陳皮・香附子を加えて理気し，夏枯草・草河車を加味することで祛痰・散結・抗癌を行った。2診時には，手術による局部の絡脈の損傷があるために，気血の運行が妨げられて津液の通過が悪くなり，水液が貯留し皮膚に溢れて上肢の腫脹と麻痺が生じていた。治療のタイミングを逃せば遷延して難治性になると考えられたため，治療を益気・活血・通絡・利水消腫に転換した。3診時には，標証がすでに取り除かれ，上肢の腫脹も次第に消失していたが，手術と長期にわたる抗ホルモン療法による虚状が徐々に現れてきていたため，自然と扶正固本・補気養血・滋補腎陰の治療に移行した。腫瘍治療に際しては，抗癌を意識するのは当然のことであるが，中医治療の大切なところは，全身状態を把握し，虚実を詳らかに察して体質を見極め，臨機応変に治療を施すことにある。

Comment

おそらくStage II 以上の症例と考えられるが，5年間再発や転移を認めていない。中医治療の特徴の1つに「未病を治す」という概念があるが，本症例は中薬治療によって，がん体質を改善し，がんの再発を予防できた可能性がある。
（平崎）

症例 2

孫桂芝（中国中医科学院広安門病院腫瘍科主任）

患者：張○，52歳，女性。
初診：1989年5月
主訴：両下肢の浮腫
現病歴：1984年6月，乳がんのため乳房温存手術を施行した。腋窩リンパ節転移4/17。術後に化学療法（シクロフォスファミド，アドリアマイシン，5-FU）を6コース施行。タモキシフェンを5年服用した後に，両側鼠径リンパ節・骨・脳に転移巣が出現した。患者はさらなる化学療法を拒否し，当科を受診した。
現症：両下肢の浮腫・歩行困難・上肢の疼痛・摂食は良好・大小便は正常。
所見：肥満体型。舌質淡で白苔が付着し，脈沈細。
中医診断：脾腎虧損・瘀阻絡脈
処方：仙茅10g，仙霊脾10g，骨砕補10g，菟絲子15g，女貞子12g，旱蓮草12g，巴戟天10g，太子参10g，白朮10g，地竜10g，当帰10g，川芎10g，桃仁10g，蜈蚣2匹，皂角刺10g，猪苓30g，扁豆10g。

経過

15剤を服用後には下肢の浮腫が軽減した。さらに煎じ滓を再煎した薬汁で下肢を洗うように勧めたところ，足は楽になったとのことであった。その後も患者は初診時の処方の加減方による中薬治療を毎年間歇的に続けている（春季の3〜4カ月は服用し，その他の季節は休薬）。5年が経過したが，病状は安定している。

考察

本症例は経過が長く，脾腎虧損が本証であり，瘀阻絡脈が標証であった。仙茅・仙霊脾・骨砕補・菟絲子・女貞子・旱蓮草・巴戟天・太子参・白朮で健脾補腎し，当帰・川芎・桃仁で活血通絡し，蜈蚣・皂角刺・地竜で経絡を疎通し，猪苓・扁豆で淡滲利湿する。処方全体としては，攻補結合・標本兼

治の作用があり，明らかな効果が得られた。

> **Comment**
>
> 弁病的な視点から用薬をみると，威霊仙・骨砕補・菟絲子は骨転移に対して，蜈蚣・地竜は脳転移に対しての加味方と推測できる。初診時には，すでに遠隔転移があり，Stage Ⅳであった。放射線療法や化学療法を行わず，中薬治療によって5年間，安定した経過を辿っているのは，きわめて良い経過といえる。(平崎)

症例3

孫桂芝（中国中医科学院広安門病院腫瘍科主任）

患者：肖○，38歳，女性。
初診：1982年4月8日
主訴：胸脇部の脹痛
現病歴：1977年6月，左乳房の腫瘍を指摘され，同年8月，左乳がん根治術を施行した（病理診断は腺がん）。術後に他の治療は行われなかった。1982年3月，手術部位の皮下に境界不明瞭な中等度の硬さの多数の腫瘤性隆起（0.5×0.5cm～1.0×1.5cm）を認めた。生検病理診断結果は，転移性腺がんであった。化学療法を恐れ，中薬治療を希望して受診。
現症：心煩・焦燥感・摂食不良・胸脇部の脹痛。
所見：脈弦細。舌に薄黄苔が付着。
中医診断：乳岩・肝鬱気滞
治則：疏肝理気・軟堅散結
処方：炒柴胡7g，当帰10g，杭白芍12g，香附子7g，鬱金10g，青皮9g，陳皮9g，草河車15g，夏枯草15g，白花蛇舌草15g，山慈菇10g，生牡蛎15gを処方し，別に加味西黄カプセル（1回2粒，1日2回）を併用した。

> 経過

上記の処方を半年間服薬し，腫瘍の増大を認めず，症状も緩解したため，治療を自己中断した。

2診（1983年2月5日）：1983年1月頃より，咳嗽・胸痛・腰痛が出現し，労作後に増悪した。心煩して顔色が赤く，発作性のほてりがある。小便は少なく赤色。舌質暗色，瘀斑あり。脈弦数。胸部正面X線検査では，両側肺転移巣を認めた。瘀毒壅肺の証であり，治則は活血化瘀・清熱解毒とし，処方は，桃紅四物湯合銀花甘草湯加減*（桃仁7g，紅花10g，赤芍12g，延胡索12g，鬱金12g，金銀花30g，甘草3g，浙貝母10g，鼠婦6g，蒲公英15g，草河車15g，半枝蓮15g，煎薬，1日量）とし，24日分を投与した。

3診（1983年3月5日）：前回の処方を24日分服用後，疼痛は軽減した。しかし，咳嗽・息切れ・薄い白色痰・浮腫・腹部膨満感・便溏・四肢の脱力感があった。舌質暗赤，厚い舌苔が付着し，脈は濡であった。肺脾両虚の証であり，治則は益肺健脾・解毒祛邪とした。処方は，党参30g，白朮12g，茯苓15g，清半夏12g，桑皮10g，桔梗6g，生薏苡仁15g，葦茎15g，冬虫夏草3g，草河車12g，川貝母12g，焦神麴15g，焦山楂15gとし，同時に加味西黄カプセル（1回2カプセル，1日3回）を併用した。服薬して半年で病状は安定し，患者は化学療法を拒否した。

4診（1985年2月3日）：1年ほど中薬を自己中断した。1984年12月から，頭痛・悪心・嘔吐の症状が出現した。頭部CT検査では，頭蓋骨内に占拠性病変を認めた。放射線治療（全脳照射）を行ったが，施行中に口乾・めまい・食欲不振・便秘などの症状が出現。脈数で，舌象では黄苔が認められた。扶正解毒エキスを併用し，滋陰清熱・涼補気血したところ，副作用も軽減し，放射線療法を完了することができた。腫瘍も縮小し，症状も緩解したが，めまい・動悸・息切れ・疲労倦怠感・腹部膨満感・食欲不振がある。舌質淡で，脈は沈細無力であった。気血双虧の証であり，補気養血に抗癌の治療を加えた。処方は益気養栄湯合当帰補血湯加減（党参15g，炒白朮12g，茯苓15g，炙甘草3g，陳皮9g，当帰10g，地黄12g，杭白芍10g，香附子6g，川貝母12g，黄耆30g，全蠍5g，蜈蚣2匹，白花蛇舌草15g，山慈菇10g）とし，加味西黄カプセル（1回2カプセル，

1日3回)を服用するように言い聞かせた。

連続して2年間服用し，5年間，担がん生存した。

1987年1月12日，左胸壁の潰瘍・両側肺転移・脳転移・骨転移などにより，全身衰弱状態となり，死亡した。

考察

この患者は，乳がん術後5年で再発・転移し，中薬治療を開始した。両側肺転移発覚後4年，脳転移後25カ月生存した。このことは，乳がんは早期に根治術を行っても定期検査が必要であることを，われわれに示している。進行期〜末期において中薬を併用することで，長期の担がん生存が可能となったり，姑息的手術後の長期生存や再発・転移の抑制が可能となったりするが，術後や化学療法・放射線療法後まもなく再発・転移が出現する患者もいる。こういった個人差は，手術の根治性や腫瘍の組織型およびその特性以外に，患者自身の防御機能や全身状態の悪化と関係している。したがって，効率的に再発・転移を予防するには，根治的な手術でがん細胞を残さず取りきるだけでなく，生体の内部環境を安定させ，抵抗力を高めることが重要である。中薬による弁証施治を行うことによって最善の効果が得られると思われた。

*銀花甘草湯：『外科十法』が出典。金銀花と甘草の2味からなる処方。腫毒の初期に用いることが多い。

Comment

乳がんは，他のがんと比べて進行が比較的遅い。IV期であっても5年生存率は3割程度ある。逆にいうと，経過が長く，患者によって予後の個人差が大きいといえる。つまり，闘病生活のあり方で予後が左右される可能性が大きいがんであるともいえる。中医治療を根気強く行うことも，前向きな闘病姿勢の1つである。中薬を服用することで全身状態を調えて気力を益し，良好な経過を得ることが可能であると考えられる。(平崎)

症例4

孫桂芝（中国中医科学院広安門病院腫瘍科主任）

患者：邢○，49歳，女性。
初診：1992年3月16日
主訴：全身のだるい痛み。
現病歴：1991年，右乳がん根治術を施行。腫瘍は3×3cm大で，術後病理診断は「浸潤性乳管がん，腋窩リンパ節転移4/5，鎖骨下リンパ節転移1/5，ER陽性，PR陰性」であった。術後に化学療法（シクロフォスファミド，アドリアマイシン，5-FU）を6コース，放射線を30回照射した。
現症：全身のだるい痛み・倦怠感・不快感・頭痛・乳房の痛みと硬結・大便乾燥がある。食事摂取と睡眠に関しては良好。
所見：舌苔正常，脈象弦渋。
中医診断：栄血不調
治則：活血通絡
処方：川芎5g，当帰10g，製乳香6g，製没薬6g，桂枝1.5g，薤白10g，稀薟草*¹10g，柴胡5g，全栝楼20g，炮山甲10g，杭白芍10g，炙甘草5g，山慈菇10g。

経過

2診：5剤を服用後，全身のだるい痛みが軽減したが，それ以外の症状は不変であった。前回の処方を強化し，なおかつ乳房の硬結に対する軟堅散結の治療を加味した。処方は，川芎5g，当帰10g，製乳香6g，製没薬6g，桂枝1.5g，薤白10g，柴胡5g，全栝楼15g，炮山甲10g，杭白芍6g，炙甘草5g，山慈菇10g，鹿角12g，姜黄6g，白蒺藜12g，白僵蚕5g，蔓荊子10gとした。

3診：処方は著効を示した。8剤を服用して頭痛がなくなり，乳房痛も軽減した。大便は毎日1回で，乾燥便ではなくなった。しかし，硬結はまだ消失していない。そこで，2診時の処方の10倍量を丸剤にして朝晩10gず

つ服用することとし，治癒を期待した。

考察

『校注婦人良方』産宝方序論には「大率，病を治するに，先ず其の主る所を論ず。男子，其の気を調え，女子其の血を調う。気血は人の神なり。謹んで調護せざるべからず。しからば婦人血を以て基本と為し，気血宣行すれば，其の神自ら清し」（おおむね，病の治療には，まずその主とするところを論じるべきである。男子はその気を調え，女子はその血を調える。気血とは人にとって最も大切なところである。慎重に調えなければならない。婦人においては血が基本であり，気血が舒やかになれば，神が清められる）とある。この記載は金科玉条というわけではないが，婦人の病気は血の異常が多く，確実に現実的な意味合いをもつ。更年期後に月経が閉止した際に生じる各種の症状は，理血の観点から着手するとよい。今回の処方は，栝楼散[*2]に柴胡・桂枝・姜黄・川芎を加えて血脈を通暢し，化瘀散結した。また鹿角・炮山甲・山慈菇は宣気行血し，硬結の治療に非常に効果があるとされている。これらのことから，この症例の諸症状は，おしなべて軽減されたと思われた。

- [*1] **豨薟草**（きれんそう）：キク科のツクシメナモミ，メナモミS.，コメナモミS.などの全草を用いる。祛風湿・強筋骨・化湿熱・除風痒・平肝舒筋・和中祛湿などの効能が知られている。
- [*2] **栝楼散**：『傅青主女科歌括』が出典で，「一切の癰疽を治し，並びに乳癰を治す。癰は六腑の不和の気にして，陽陰に滞ほるれば，則ち之を生ず。栝楼一個，生甘草五分，当帰三銭，乳香五分，金銀花三銭，白芷一銭，没薬五分，青皮五分，水煎，温服」と記載されている。

Comment

乳がんに対する標準的な西洋医学的治療を完遂できた症例であるが，倦怠感や頭痛などの症状が残存した。それらの症状に対して中薬治療が奏効している。ここには記載はないが，術後の乳がん患者は，しばしば再発に対する強い不安をもち，ここに記載されているような術後の痛みや倦怠感，だるさなども，この不安により増幅されていることも多い。また，この症状が不安の引き金にもなり，互いに悪循環を起こす。今回は理血を治則としているが，理血の結果として理気効果も期待できるため，不安などの解消にもつながる。中医学ではこのように心身両面の同時治療が可能となる。（平崎）

症例5

孫桂芝（中国中医科学院広安門病院腫瘍科主任）

患者：孫○，57歳，女性。
主訴：ホットフラッシュ
現病歴：1998年1月，某病院で乳房温存手術を施行。病理診断は，浸潤性乳管がん，腋窩リンパ節転移4/17，ER，PR陽性。術後に化学療法（シクロフォスファミド，アドリアマイシン，5-FU）を6コース施行し，現在タモキシフェンを服用している。
現症：ホットフラッシュがたびたび起きる。口が乾き，水を飲みたくなる。倦怠感・嗜眠・食欲不振がある。大小便は正常。
所見：舌質紅，薄白膩苔。脈弦細。
中医診断：肝陰不足・痰濁内阻
処方：一貫煎加減*（生地黄30g，沙参15g，麦門冬10g，当帰10g，枸杞子10g，川楝子10g，八月札15g，夏枯草15g，栝楼皮15g，山慈菇15g，蒲公英15g，白花蛇舌草30g）

経過

上記の処方30剤を服用後，ホットフラッシュなどの症状は明らかに改善した。服薬を開始して2カ月後には，陰虚の症状は認められなかったため，主要な処方を逍遙散とした。

真面目に5年あまり服用して，定期的に検査を行い，今に至るまで再発・転移は認められていない。

***一貫煎**：生地黄・枸杞子・沙参・麦門冬・当帰・川楝子からなる。出典は『柳洲医話』で，肝腎陰虚を治療する方剤。

Comment

タモキシフェンの副作用によるホットフラッシュが中薬治療により改善した例である。本症例のホットフラッシュ・口乾・口渇・倦怠感・紅舌・細脈などは陰虚の所見であり，肝腎陰虚に用いられる一貫煎は，本症例に適した方剤

といえる。（平崎）

症例6

張代釗（北京中医薬大学教授）

患者：甄○，48歳，女性。
初診：1981年5月25日
主訴：乾性咳嗽
現病歴：1977年8月，右乳房に約2×3cm大の腫れものが出現した。乳がんを疑って，同年9月初め，某病院を受診。同年9月21日，右乳がん根治術を行った。術後の病理診断は腺がんで，右腋窩リンパ節に転移を認めた（5/8）。術後18日目から同院で放射線療法（右鎖骨40Gy，胸骨40Gy，右腋窩に58Gy）を施行した。その後，化学療法を1981年1月9日まで4クール行った（チオテパ，薬量は不詳）。

　1981年1月12日，本人がたまたま右胸骨近傍の第3～4肋間に直径5mm大のしこりを発見，病理検査を経て局所再発と判明した。1月20日にも，右鎖骨上リンパ節にソラマメ大の不動性の硬結を認めた。このため，同年1月28日から3月17日まで，2回目の放射線療法（右鎖骨60Gy，胸骨55Gy，胸骨近傍の両肺野に40Gy）を施行した。終了後の3月中旬より，激しい咳嗽・息切れ・胸の悶え感が出現した。5月に入ると咳嗽はさらに激しくなり，少量の黄色痰・微熱を伴うようになって，胸部X線検査で右側を中心とした放射線肺臓炎と診断された。ペニシリン・エリスロマイシンなどの抗生物質による治療を行ったが，症状は軽減せず，同院の放射線科より紹介受診となった。
現症：激しい咳嗽（痰の少ない乾性咳嗽）と黄色痰がある。階段を上ったときの喘鳴と胸悶感，動悸と息切れ。38～38.5℃の発熱，右胸痛，口の乾き，多汗，食欲不振。舌は乾燥した微黄膩苔が付着。脈象は細数。
診断：放射線治療後の熱毒熾盛とその長期化による肺陰と胃陰が焼灼さ

れ肺胃陰虚となった状態。

治則：清熱解毒。脾胃を考慮しながら養陰清肺。

処方：金銀花30ｇ，黄連6ｇ，沙参30ｇ，天門冬20ｇ，芦根30ｇ，枇杷葉30ｇ，橘皮10ｇ，百合12ｇ，生薏苡仁30ｇ，焦三仙各9ｇ，生甘草6ｇ，三七粉（別に沖服）3ｇを1日量とし，分2で服用とした。

経過

2診（6月8日）：解熱し，激しい咳嗽・息切れ・胸悶感は軽減し，食欲も徐々に回復した。しかし，大便がやや硬く，薄黄色の舌苔を認め，脈は細数であった。前回の処方にさらに全栝楼30ｇを加え，続けて14日分投与した。また，別に養陰清肺膏＊を朝晩1匙ずつ（0.5ｇ／日）服用とした。

3診（6月22日）・4診（7月22日）：病状はさらに改善した。7月下旬に某病院でX線検査を施行したところ，放射線肺炎の所見はほぼ消失していた。

考察

悪性腫瘍の発生率の増加につれて，胸部に対して放射線治療を行う機会が増えてきている。このため，放射線肺臓炎や線維症の発生率も増加している。近年，腫瘍に対する化学療法・放射線療法を併用する集学的治療が提唱されているが，それによって，肺の障害を招く機会はさらに多くなってきている。ある報告によれば，ブレオマイシン・マイトマイシンＣ・ビンクリスチンなどの化学療法と胸部への放射線療法を併用した場合には，少量の放射線量でも重篤な放射線肺障害を来し，ひどい場合は死亡する例もあるそうである。このため，放射線量・回数・照射範囲・放射線の種類を慎重に検討することが重要である。胸部に照射する場合は，患者の体質・年齢・腫瘍の性質などにもとづいて個々の治療計画を立てるべきであり，まさしく「同病異治」を行うことで，肺の放射線障害の発生率を極力減らすべきである。

放射線肺臓炎は，胸部の放射線治療における難治性副作用の1つである。近年では西洋医学の医師は，抗生物質・ステロイド・抗凝固薬・抗ヒスタミン薬などによる治療を行っているが，まだ試験的に治療法を模索している段階にとどまっている。この病気の病因病機（火毒内蘊と，その長期化による肺陰の損傷・脾胃の失調・気血の凝滞）と主要な症候（肺の線維化など）に

もとづいて，清熱解毒・養陰清肺・健脾和胃・活血化瘀の4つを治療の大原則とすれば有効である．もっとも，放射線肺障害が出現してから中薬治療を行うよりは，できれば予防的治療（放射線治療開始1～2日前から治療終了までの中薬服用）を行えれば，さらに望ましい．

＊**養陰清肺膏**：地黄・麦門冬・川貝母・白芍・牡丹皮・薄荷・甘草からなり，養陰潤肺・清肺利咽の効能がある．

Comment

　放射線治療終了後の2カ月間，増悪傾向にあった放射性肺臓炎が，中薬治療開始により速やかに諸症状の改善を認めたことから，中薬治療が有効であったと考えられる．放射線によるDNAレベルでの細胞障害は，正常組織にもアポトーシスを引き起こし，局所的に不可逆的な肺組織の変化を来す．また，付随するサイトカイン分泌やケミカルメディエーターにより炎症が増幅することで間質性肺臓炎が広がると考えられる．この肺臓炎の増悪を，中薬治療が何らかの形で抑えている可能性が考えられる．（平崎）

6 大腸がん

概論

　大腸がんは，胃がん・食道がんに次いで頻度の高いがんである。発病の原因は食生活と密接な関係があり，庶民の生活が豊かになり，食の欧米化が進むにつれて発病率が増えてきている。中国でも，上海などの都市において患者が多くみられる。

　発病の原因となる食生活とは，食物繊維が少なく，高タンパク・高カロリーで，動物性脂肪が多いもののことである。こうした食事は熱性をもつため，湿熱蘊結・熱毒内結・陰虚熱結などと弁証されることが多い。

　大腸がんは，中医学では「積聚」「腸澼」「腸覃」「腸癰」「腸風」「臓毒」「便血」「泄利」「鎖肛痔」などの範疇に属する。（平崎）

症例 1

孫桂芝（中国中医科学院広安門病院腫瘍科主任）

患者：劉〇，48歳，女性。北京出身。
初診：1982年2月2日
主訴：血便
現病歴：1年前から大便に血がついていることがたびたびあったが，痔として治療しており，症状は一進一退であった。半年前からは，血便が次第に多くなり，某病院でS状結腸内視鏡検査を受けたところ，直腸S状結腸移行部の腫瘍を指摘された。腫瘍は潰瘍を伴い，このため大腸内腔の狭窄を認めた。生検の結果は腺がんで，某病院で手術を

行った。術中，腫瘍が大きな血管と癒着して剝離できないため，腫瘍の摘出は行わず，下行結腸造瘻術を施行するにとどまった。術後の回復は良好であった。中薬治療を目的として受診した。

現症：1日5〜6回の軟便（人工肛門から）。もとの肛門は下墜感と脹痛があり，ときどき血性の粘液分泌物を認めた。胸悶感・動悸・不眠・倦怠感がある。食欲がない。けだるそうに話す。

所見：舌質紅，胖大で白苔が付着。脈象は細数。

中医診断：腸覃・心脾両虚・血不養心

治則：健脾益気・養心安神・解毒消癰

処方：帰脾湯加減（党参15g，炒白朮10g，黄耆30g，竜眼肉10g，遠志10g，茯苓10g，当帰10g，炒酸棗仁15g，広木香10g，大棗5個，馬歯莧15g，槐花15g，地楡12g，柴胡6g，藤梨根15g，焦神麴30g，訶子肉10g，煎薬，1日量）を15日分処方した。

> 経過

2診（2月19日）：睡眠は改善した。動悸も軽減し，食事も前よりも摂れるようになった。大便は相変わらず軟便で，毎日2〜3回あるいは3〜5回，不規則でまちまち。肛門の下墜と腫れぼったい感じがある。舌質紅・胖大で薄白苔が付着。脈細で結代がある。前回の処方に鬱金10g，児茶10g，炒黄柏10gを加えた。また，加味西黄散を併用し，1回2粒を1日3回，食後に服用とした。

3診（3月3日）：患者の回復は良好で，顔の血色もよく，以前にも増して元気になった。大便は相変わらず不規則だが，回数は1日2回に減少した。肛門からの分泌物も以前より減少した。舌質紅，黄苔が付着。脈細。処方は，党参10g，白朮10g，茯苓10g，薏苡仁15g，黄耆30g，敗醬草12g，秦皮10g，木香10g，黄連5g，炒黄柏10g，蒼朮10g，白花蛇舌草30g，草河車15g，升麻3g，甘草10gとし，加味西黄丸・征癌片を併用した。患者は気功を信奉していて，毎朝起床後に怠らずに鍛錬をしていた。その後は，半年に一度，手術をした病院で定期検査を受けながら，担がん生存していた。

1987年8月，突然，肛門から出血（汚れた血液）した。苦痛はなく，腰か

ら尾骶骨のあたりが腫れぼったくなったぐらいで，ほかに何も不調はなかった。患者には 5-FU（450 mg）分 3 内服を勧め，2 カ月しっかり内服したところ，肛門からの出血も止まり，腰から尾骶骨周囲の症状もなくなった。中薬は変わらず継続していた。顔の血色はよく，元気そうであった。食欲もあり，睡眠も良好であった。しかし 1988 年の暮れに，とうとう腫瘍が大血管内部まで浸潤したようで，大出血を起こして死亡。担がん生存 6 年であった。

考察

本症例は，大腸がんで血便が長期化した後，動悸・不眠・倦怠感・食欲不振などの症状が出現したため，心脾両虚・気血不足・湿熱内蘊の証と考えられた。党参・黄耆・白朮・大棗で補脾益気し，木香で理気醒脾することで，補いながらも滞らないようにした。そして，竜眼肉・遠志・炒酸棗仁で養心安神し，馬歯莧・槐花・地楡・柴胡・藤梨根・訶子肉で清熱除湿・渋腸した。処方全体としては，益気健脾・養心安神・解毒消癥の作用がある。患者は 6 年間，担がん生存したが，その間は家事もこなせていて，QOL は良好であったといえる。

Comment

姑息的手術しかできなかった大腸がんの患者が，6 年にわたって担がん生存した症例である。西洋医学では，がんを体の中からなくすことを目的に治療するため，このような症例は失敗例とみなされがちである。しかし，がん患者の担がん生存の質を向上させることも医療の重要な役割であることを忘れてはならない。（平崎）

症例 2

林洪生（中国中医科学院広安門病院腫瘍科主任）

患者：江○，63 歳，男性。
初診：2000 年 6 月 25 日

主訴：腹痛
現病歴：1999年11月から持続的な腹痛が出現し，便の回数も増えて軟便となり，膿血が混じるようになった。2000年1月20日，北京の某病院を受診して精査。腹腔内の腫瘤塊を指摘された。その後，診断的開腹術でＳ状結腸と直腸の境界に，可動性のない硬結が認められた。後腹膜と癒着していて切除は不可能で，人工肛門を増設。術後の診断は「Ｓ状結腸腺がん」。術後に化学療法を何回も施行した（抗がん剤の種類は不詳）が，副作用に耐えられず中断。その後，再検したCTでは腫瘍は増大傾向であった。1週間前から発熱（高いときは39.6℃）・腹部膨満感・腹痛・発汗などの症状も出現したが，抗生物質でコントロールできないため，受診した。
現症：顔色は土気色で生気がなく，重症の様相。微熱（37℃）・腹痛・食欲不振があり，体力が低下している。発汗傾向があり，寒がる。口乾があるが水を飲みたいとは思わない。小便は正常，人工肛門の通過は良好。白血球11,700/μl。
所見：舌質暗で瘀斑があり，胖舌で舌辺に歯痕がある。舌苔は白色だが舌根部には厚い黄膩苔が付着していた。脈候は細滑。
中医診断：腸覃・気陰両虚・湿熱毒結
治則：清熱利湿・解毒化瘀
処方：三仁湯加減*（薏苡仁15g，杏仁10g，白豆蔲6g，法半夏12g，野菊花10g，地楡10g，蒲公英12g，土茯苓15g，知母10g，牡丹皮10g，延胡索12g，焦三仙30g，玄参10g，赤芍10g，甘草6g，石見穿15g）を煎薬で7日分処方。

経過

2診（7月2日）：前回の処方を服用して，湿毒の所見は軽減した。発熱症状はなくなり，腹痛も軽減したが，たまに脹りと痛みがある。息切れ・自汗・全身倦怠感・動悸・食欲不振がある。大小便は以前と同様。舌質紅で瘀点があり，白膩苔が付着。脈細滑。治療は同じ方針で継続。前回の処方から白豆蔲・野菊花・蒲公英・土茯苓を去り，玉屏風散（黄耆20g，焦白朮10g，防風12g）を合方し，抗がん中薬の竜葵20gと沙参10gを加えた。煎薬

で14日分を処方。

3診（7月16日）：腹部の脹りと腹痛は明らかに改善し，食欲も増した。ときに，めまいと自汗がある。二便は正常。舌質紅で舌苔は白色，舌根部には黄膩苔が付着。脈は細滑無力。引き続き同じ方向の処方内容とした。前回の処方に半枝蓮30ｇ，白頭翁10ｇを加えて20日分を処方。腹部超音波の再検査をしたが，腫瘍の大きさは以前と変化がなかった。CEAは112 ng／mlから68 ng／mlへと低下しており，病状はコントロールできていると考えられた。

4診（8月7日）：気力も体力もわりとよいが，食事がおいしく感じられない。労作後の倦怠感が著明。二便は正常。胖舌で，瘀点がある。薄白苔が付着し，舌根部の苔はほぼ黄色。脈沈細。健脾和胃・益気解毒を治療原則とする。処方は，党参12ｇ，茯苓10ｇ，懐牛膝12ｇ，焦白朮10ｇ，黄耆15ｇ，生薏苡仁15ｇ，半夏10ｇ，焦三仙30ｇ，槐花12ｇ，槐角12ｇ，香附子10ｇ，大棗7個，枸杞子12ｇ，白英30ｇ，蛇莓20ｇ，藤梨根20ｇ，白花蛇舌草30ｇとし，20日分を処方した。

　2000年8月〜2002年8月は，以上の中薬を基本にして，そのときの症状に合わせて加減した。

5診（2003年3月4日）：ALT 51 U／l（正常値5.0〜49.0）で軽度の上昇。食欲は比較的よい。息切れ・発汗などの症状はない。ただ，食事に気をつけないと下痢になる。大便は毎日4〜5回。かぜを引きやすい。淡紅舌で薄白苔が付着。健脾益気・疏肝和胃・利湿解毒の治療を根気強く行う。処方は，茵蔯蒿15ｇ，黄芩10ｇ，柴胡6ｇ，鬱金10ｇ，山梔子12ｇ，生薏苡仁15ｇ，白豆蔲6ｇ，山薬10ｇ，生黄耆30ｇ，党参12ｇ，鶏血藤30ｇ，白英15ｇ，竜葵30ｇ，土茯苓15ｇ，紅藤15ｇ，白花蛇舌草30ｇとする。

6診（2003年8月25日）：中薬の服用によって全身状態は良好。大便は有形便が毎日2〜4回で，排便時の腹痛はない。もとの肛門部位からの分泌物はなし。肝機能は正常。顔の血色もよい。舌質やや暗，薄白苔が付着。脈細滑。前回の処方から茵蔯蒿を去り，蒼朮10ｇ，白朮10ｇ，山茱萸10ｇ，枸杞子10ｇを加え，健脾補腎を行う。その後，長期にわたって服用し，腫瘍は大きく変化していない。

考察

大腸がんは，中医学では「腸覃」「臓毒」「便血」などの範疇に属する。本症例は末期で，初診時には湿熱瘀毒の所見が明らかであり，気虚の兼証があるとはいえ，やはり祛瘀解毒・清熱化湿を主とした治療が必要と考えられた。実邪が次第に去るのを待ち，虚証が現れてきたら，脾虚腎虧を本病とし，健脾益気・滋補肝腎の生薬を投与しながら，石見穿・紅藤・藤梨根・半枝蓮・白花蛇舌草・莪朮・白英・土茯苓・白頭翁などの解毒抗癌の生薬を継続的に併用して，腫瘍の浸潤を抑えた。末期のがんが進行しない時点で，一定の効果がみられたと考えられる。攻下薬は正気を傷つけるので用いないこととした。治療経過中，一貫して弁病と弁証を結合させ，扶正と抗癌を並行して行った。扶正は健脾補腎を主とし，抗癌は清熱解毒・理気化滞・祛瘀攻積・燥湿和中などの方法を採用し，明らかな効果がみられた。中薬を継続して服用しながら担がん生存し，QOLも保たれている。

＊三仁湯：生薏苡仁・滑石・杏仁・半夏・通草・白豆蔲・竹葉・厚朴からなる。『温病条弁』上焦篇・湿温が出典。湿熱に対する代表的な温病方剤で湿重熱軽に用いる。

Comment

本症例は根治手術ができない大腸がんで，中薬治療のみで少なくとも3年間良好な状態を保ちながら，明らかな腫瘍の進行を認めず経過している。やはり中薬治療が奏効したと考えられる。（平崎）

症例3

孫桂芝（中国中医科学院広安門病院腫瘍科主任）

患者：師○，52歳，男性。山東省煙台市出身，共産党幹部。
主訴：肛門の下墜感と疼痛
現病歴：もともと慢性腸炎を患っており，大便は便秘と下痢を交互に繰り返していた。1989年頃から便秘になり，2～3日に1回，硬い便が出るのみになった。潤腸瀉下の薬で便は出るが，腹痛と肛門の下墜感，

腫れぼったい感じを伴うようになった。自分では痔であろうと思っていた。しかし，近医で半年近く加療したが，具合は一進一退で，次第に粘液便が増えてきて，大便の形も変形し，血が混じるようになった。1992年8月，地元の病院で精査し，直腸がん（中分化腺がん・一部粘液産生性腺がん）と診断された。両側鼠径部リンパ節腫大と鎖骨上リンパ節転移も認めた。末期であり，根治的手術の適応はなく，姑息的に下行結腸造瘻術を施行した。その後，化学療法（5-FU，アドリアマイシン，シクロフォスファミド）を6コース行い，症状は軽減したものの，肛門の下墜感・疼痛・小便が出にくいなどの症状があり，中薬治療を目的に受診。

現症：排便は不規則で，尾骶骨のあたりにかけて，腫れぼったい痛みがある。もとの肛門からは，ときに血性の粘液分泌物が出る。小便不利。顔色は青白く，つらそうな表情。脱力感・息切れ・食欲不振・腰痛・脚のだるさ・不眠・多夢。

中医診断：脾腎虧虚・気血不足

治則：健脾補腎・補気養血・清腸祛瘀解毒

処方：党参15g，白朮15g，茯苓15g，補骨脂10g，菟絲子10g，鶏血藤30g，紅藤12g，秦皮10g，黄連10g，赤石脂6g，生蒲黄10g（包煎），生甘草10g。

経過

7日間連続で服用し，症状は軽減した。そこで，赤石脂を去り，当帰10g，馬鞭草15g，香茶菜15gを加えて，10日分を継続服用とした。

体力が回復し，顔色もよくなり，食欲も出て，もとの肛門からの分泌物も減少した。そこで入院して，化学療法（5-FU 500mg週1回点滴，マイトマイシンC 8mg，VCR 1mg，週1回）を6コース施行した。また，健脾益腎エキスを併用した。

1993年3～5月，局部に放射線療法を施行し，重篤な放射線皮膚炎・尿道炎を合併した。臀部の皮膚は紅く腫脹して，潰瘍を形成した。小便は頻回となり，尿意切迫や排尿痛などの湿熱下注の症状が出現した。そこで，清熱利湿・涼血解毒の中薬を配剤した内服処方（竜胆草12g，炒山梔子10g，

黄芩10ｇ，黄柏10ｇ，沢瀉15ｇ，生地黄15ｇ，車前草15ｇ，紫草6ｇ・瞿麦15ｇ，滑石15ｇ，生甘草10ｇ，銀柴胡10ｇ，煎薬，分4，1日量）とし，加えて生肌玉紅膏＊を外用した。そうしたところ，皮膚が癒合し，湿熱症状が消失した。

その後は薬を持って地元に帰り，継続治療となった。その際の処方は，生黄耆・太子参・白朮・土茯苓・黄精・秦皮・広木香・黄連・当帰・焦檳榔・杭白芍・地楡炭・紅藤・凌霄花・虎杖・藤梨根・焦三仙・炙甘草で，西黄克癌カプセルを併用した。

1994年1月，当科を再来して精査したが，病状の進行は認められなかった。症状もほとんど消失していた。仕事も部分的にできるようになった。継続してテガフール・ウラシル（UFT）を1回150mg，1日3回を3カ月服用した。加えて扶正防癌内服液（1回2アンプル，1日3回）と西黄克癌カプセルを併用した。

1995年，病状を尋ねたところ，まだ生存していて，しかも仕事と家事もこなしているとのことであった。

考察

この患者はしばらく痔疾として治療されていて，末期になって初めて直腸がんが見つかった。膿血便・裏急後重・尾骶骨周囲の腫れぼったい痛みは，気血の瘀阻・湿熱壅塞・気血双虧であり，邪盛正衰に属する。そこで，清熱涼血・袪瘀止痛・健脾利湿・渋腸止瀉の治療法を採用した。7剤を服薬して症状は明らかに改善した。2診時は健脾補腎・益気養血を主とし，化学療法を併用し，理想的な効果が得られた。このことから，中薬治療の方法が的を射ていて用薬が合理的ならば，化学療法の効果を増して減毒することができ，再発・転移を予防することができるといえる。末期の担がん患者が苦痛なく生活や仕事ができるのは，本人や家族にとって大きな安らぎである。

＊**生肌玉紅膏**：白芷・虫白蝋・当帰・甘草・軽粉・血竭・紫根からなる。解毒消腫・生肌止痛の効能があり，浸出液の多い皮膚潰瘍やできものなどに用いる。

Comment

　根治的手術の適応のない大腸がん患者が，3年以上にわたって高いADLレベルを保ちながら生存している．初診時はかなり進行した状態であったが，中薬治療で体力がつき，西洋医学の治療も行えたことで，良好な経過が得られた症例である．（平崎）

症例4

李佩文（北京中医薬大学教授）

患者：陸○，43歳，男性。
初診：1999年10月11日
主訴：羸痩・食欲不振
現病歴：1997年10月，直腸がん（低分化腺がん）に対し切除術を施行。術後に化学療法を3クール施行した。1998年6月，超音波検査で肝右葉に最大5.5×4.3cm大の多数の腫瘍像を認め，直腸がん肝転移と診断された。その後さらに化学療法を3クール行い，腫瘍は増大傾向を示さなくなったが，嘔吐と白血球減少（WBC 2,000/μl），羸痩のため化学療法を継続することができず，中薬治療を希望して受診。
現症：毎日4～5回の下痢。右季肋部がシクシク痛み，揉むと軽減する。
所見：舌質淡紫，薄白苔が付着。脈沈細弱。
中医診断：脾虚肝鬱
治則：益気健脾・緩急止痛
処方：四君子湯合逍遙散加減（党参20g，白朮15g，茯苓15g，益母草5g，白芍15g，醋柴胡10g，当帰10g，炒薏苡仁10g，烏薬10g，川楝子10g，凌霄花10g，焦三仙各10g）を14日分処方。

経過

2診：食事量が増加し，下痢も止まって，体重が2kg増加した。右季肋部痛も消失し，外に散歩に出かけられるようになった。舌質淡紅，薄白苔。脈

は有力へと変化。効果を認めたため，処方内容は同じにして，さらに14日分を投薬。

3カ月後に問い合わせたところ，家族が言うには，「病状は安定していて，ときどき季肋部のシクシクする痛みと違和感があるが，自制内である」とのこと。また，超音波検査では肝臓の腫瘍は2×2.2cm大に縮小していたとのことであった。

考察

この症例の痛みは虚痛である。虚痛とは，気血陰陽の不足により経脈が養われなくなるために起きる疼痛のことである。健脾益気によって気血生化の源[*1]を助けることで化源[*2]が充ち，気血が充足すれば，諸々の痛みは止まる。同時に，動物実験で止痛効果が証明されている烏薬・川楝子・延胡索・徐長卿などの薬物を合わせて用いるとよい。

- [*1] **気血生化の源**：気血や成長の根本という意味。「脾は後天の本，生化の源」という表現があるが，五臓のうち脾が担当する。
- [*2] **化源**：『黄帝内経素問』六元正紀大論篇によると，六気の生じる源を指すが，一般に「化源を資する」という場合は，腎または脾を補うことを指す。

Comment

中薬治療により，直腸がんの肝転移が縮小し，周辺症状も改善した症例である。処方は肝臓の病気に対して頻用されるものを選んでいる。もとの病気の部位は直腸であるが，現在の症状を重視して用いている。日本漢方医は，むしろこのような処方運用を好んでおり，藤平健は「見証に従う」と述べていた。（平崎）

症例5

李建生（北京五棵松中医クリニック主任）

患者：蒋○，69歳，男性

主訴：倦怠感

現病歴：2005年7月，腹部の違和感があり，粘血便を3週間にわたって繰り返した。上海腫瘍病院で大腸腫瘍と診断され，手術を施行した。術中，肛門から8cmに2.3×2.4×2cm大の直腸がんを認めた。術後の病理診断は「中分化腺がん」で，深達度は筋層内（MP），所属リンパ節転移1/6であった。術後は患者の白血球数が低く，体力も低下していたため，化学療法を施行できず，中薬治療を希望して当科を受診した。

中医診断：肺腎陰陽両虚

治則：益精助陽

処方：蛤蚧15g，仙霊脾15g，紫河車20g，冬虫夏草1g，西洋参10g，菟絲子30g，枸杞子15g，霊芝30g，白朮10g，甘草10g，茯苓10g，生黄耆30g，地楡10g，金蕎麦30g，乾蟾皮3g，白花蛇舌草30g，露蜂房10g，莪朮10gを基本処方とし，中薬治療を開始した。その後は15日おきに再来し，症状に応じて加減した。

経過

1カ月後には体力が回復し，元気そうになった。3カ月後のCT・超音波・血液・尿のルーチン検査および腫瘍マーカーは正常範囲内であった。治療開始から5カ月半の時点では，どこにも異常徴候はみられていない。

考察

この患者は手術後の全身状況が悪く，化学療法に耐えられなかった。初診時の弁証は肺腎陰陽両虚であった。肺と大腸は互いに表裏をなす。『黄帝内経霊枢』本輸篇に「肺は大腸に合し，大腸は伝道の府である」と記載されているように，この両者は生理的に密接に関係し，発病過程で互いに影響を及

ぼし合う。肺は粛降を主るというが，大腸の伝道機能も肺の粛降が動力となっている。肺陰虚で肺が粛降できなければ，大腸の伝道の職務も果たされなくなる。また，腎は二便を主るというように，腎陽虚で推動力がなくなれば，大腸腫瘤発生の原因となる。さらに，手術によって人体の元気が損なわれ，気を消耗し血を傷り，ついには精虧陽虚となる。正虚して邪に抗うことができなくなれば，邪毒が経絡に流れて転移となる。治療法は益精助陽がよく，補助として白花蛇舌草・金蕎麦・乾蟾皮・莪朮などの抗がん生薬を用い，あわせて扶正祛邪の効果を発揮させる。

　結腸や直腸の疾患は，単純に大腸のみを治療するのではなく，また肺経から治を論ずるのでもなく，腎から治を論じ，先天の本を考慮して効果を得るべきであり，まさしく治病求本の法則である。なお，本症例のように，手術の後に中薬治療をして効果があるのは，邪気が除かれた後は扶正の効果がさらに高まるからである。

Comment

　手術による体力低下は，しばしば医療者側の予想を越えることがある。これに対して，中医学の「補」の概念で，さまざまな治療手段を提供することができる。（平崎）

7 血液がん
（白血病・悪性リンパ腫）

概論

　急性白血病の経過は急速で，感染や出血などにより死に至ることも多い。顆粒球性・リンパ球性・単核球性に分類されるが，中国ではこの順に頻度が高い。

　悪性リンパ腫は血液がんとして扱われているが，実際にはリンパ組織内の細胞が増殖する疾患である。組織学的には，大まかにホジキンリンパ腫と非ホジキンリンパ腫に分類される。早期では顕著な全身症状は伴わないことが多い。西洋医学の治療は，化学療法・骨髄移植・対症療法が主体となる。

　中医学ではその症状から，「温病」「血証」「急労」「血虚」「熱労」「癥積」「痰核」などの観点からアプローチがされている。清熱瀉火・滋陰降火などの治療がなされることが多い。病因病機としては，臓腑の気血陰陽失調・脾腎両虚・気滞・痰濁・水湿・瘀血・癌毒などが重なって起き，痰瘀互結・気血凝滞・耗傷気血などと弁証されることが多い。

　中医学の古典には「悪核」「石癰」「石疽」「失栄」「痰核」「瘰癧」などの記載があり，この疾患に相当すると推察される。（平崎）

症例1 急性リンパ性白血病

李建生（北京五棵松中医クリニック主任）

患者：呉○，18歳，男性。
主訴：発熱
現病歴：2007年2月，倦怠感・発熱のため，河北省の某病院に10日

間入院し，急性リンパ性白血病と診断された。入院後，一時は高熱・ショック症状を呈したが,化学療法2コースを施行した後の末梢血は，WBC 2,500/μl，RBC 3.06×10^6/μl，Plt 10.0万/μlとなった。倦怠感や発熱などの症状が続いたため，中薬治療を希望して受診。

現症：倦怠感・発熱・歯肉の出血傾向・口乾・青白い顔色・食欲不振・羸痩・四肢と体幹の痙攣。二便はほぼ正常。

所見：舌胖大，嫩，歯痕あり。肝腫大は認められず。

中医診断：精虧陽弱・気陰両虚

処方：女貞子30g，菟絲子30g，枸杞子30g，霊芝30g，黄耆60g，太子参30g，白朮10g，茯苓10g，当帰10g，蟾皮炭6g，青黛10g（包煎），金蕎麦30g，甘草10g，鶏血藤30g，生地黄30g，山茱萸30g，川芎15g，白菊花10g，生石膏60g，知母30g，柴胡30g，雄黄0.2g（沖服）を7日分処方。

経過

服用後，解熱したが，痙攣の症状は軽減しなかった。痙攣に対して，別に亀板30g，鼈甲30g，牡蛎30gの3味をすりつぶして粉末にしたものを，30包に分けて，1回1包，1日3回，卵黄とともに服用とした。

服用後，痙攣の症状は軽減した。奏効したため，治療内容を変えずに継続した。毎週，症状に応じて加減をしたが，益精助陽の基本方針は変えなかった。その後6コースの化学療法を終えて病状は安定している。痙攣の症状は消失し，倦怠感・発熱も以前に比べると明らかに好転していて，飲食・顔色も良好である。

考察

現代医学では，白血病は遺伝的要素・有害化学物質の刺激・放射能被曝・ウィルス感染などとの関連があると指摘されている。中医学では，この病気は「急労」「虚労」「血証」などの範疇に属する。李建生は「腎は骨を主り，髄を生ず」の理論から，益精助陽の治療を採用して治療効果を得ている。経験上，中薬の併用は早ければ早いほどよく，化学療法の開始と同時に中薬治療を併用すると，さらに効果がよい。

Comment

　白血病急性期で，化学療法の3クール目から中薬治療を併用し，化学療法を完遂した。その結果，寛解導入に成功し，周辺症状にも改善を認めている。日本では，このような治療報告はきわめて少ない。自然の生薬には，細胞増殖を抑制する成分が含まれており，白血病の治療に対しても，積極的に西洋医学と併用したいところである。そのためにも，中薬の作用機序を解明する研究が期待される。(平崎)

症例2 急性顆粒球性白血病

邵夢揚（河南中医学院客員教授）

患者：張○，36歳，男性。
初診：2006年3月2日
主訴：高熱
現病歴：特に誘因なく，高熱（39℃以上）・鼻出血・歯肉出血が2カ月以上も続いたため，近医にて精査した。WBC 30,000/μl，Hb 7.9g/dl，Plt 3.0万/μlで，末梢血液像では多量の芽球を認めた。骨髄像では細胞増殖が活発であり，芽球の比率が70％を超えていた（20％以上で急性白血病と診断される）。抗生物質・ステロイド・止血薬などの対症療法によって，症状はやや軽減した。医師からは，輸血や化学療法などの治療を勧められたが，患者と家族は拒否し，中薬単独での治療を希望して受診した。
現症：体温39℃。発汗・頭痛・口唇の乾燥・口乾・心煩・倦怠感・便秘がある。小便は濃縮尿で，1回量が少ない。
所見：舌質紅，黄苔が付着。脈は数。元気がない表情。意識は清明。鼻出血・歯肉出血・皮下出血斑・紫斑がある。
診断：急性顆粒球性白血病。血証・熱毒内蘊・迫血妄行・離経成瘀[*1]
治則：清熱解毒・涼血止血
方剤：犀角地黄湯加減（犀角1g，牡丹皮15g，生地黄15g，玄参15g，

赤芍15g，紫草30g，小薊葉30g，蒲公英30g，鮮白茅根120g，鮮藕節30g，板藍根30g，大青葉30g，地丁15g，土大黄*2 30g，甘草10g，焦三仙各20g，生白朮9g）を処方。また，同時に八鮮飲*3を服用。

経過

20日後には，高熱・発汗・頭痛の症状が明らかに改善し，薬と証とが一致していると考えられた。そこで，この処方を病状に応じて加減しながら，続けて60日服用したところ，臨床症状はほぼ消失した。患者には2カ月ごとの検査を勧めている。

考察

この急性白血病の患者は，虚弱体質で痩せ衰え，倦怠感があるにもかかわらず，発汗・高熱・口唇の乾燥・口乾・鼻出血・歯肉出血・皮下出血斑・紫斑などの症状がある。これは，熱毒内蘊・迫血妄行で，離経の血が瘀となっている状態である。そこで，紫草・蒲公英・板藍根・大青葉・地丁の清熱解毒と，犀角・牡丹皮・生地黄・玄参・赤芍・小薊・白茅根の涼血止血，土大黄の通腑瀉熱，甘草の解毒和中，焦三仙・生白朮の健脾和胃の作用で治療する。これらの薬を合わせ，病機に適合させて用いることで，はじめて清熱解毒・涼血止血の効果を得ることができる。経験上，八鮮飲を併用すると，さらに効果がよい。

* *1 **離経成瘀**：血脈から漏れ出た血液が瘀血となり，紫斑を形成すること。
* *2 **土大黄**：タデ科マダイオウの根と葉。清熱解毒・止血・祛瘀・通便・殺虫の効能がある。
* *3 **八鮮飲**：鮮西瓜皮・鮮荷葉・鮮銀花・鮮扁豆花・鮮竹葉・鮮絲瓜皮・鮮生地・鮮白茅根からなる。暑い時期に暑湿の邪を感じ，邪気が上焦に鬱積し，肺絡を損傷した状態に用いる。

Comment

日本では，化学療法やそれに類する治療を行わずに急性白血病の経過をみることはほとんどないが，本症例のような経過を辿ることは，自然経過ではあり得ない。中薬治療が奏効した可能性があるが，惜しいことに，末血像や骨髄

像の経過が記録されていない。診断としては，おそらく歯肉出血などの症状からは急性前骨髄性白血病が考えられる。この病型では，初発時は全トランス型レチノイン酸とアンソラサイクリン系薬剤が用いられ，再発時ではヒ素が用いられる。ヒ素は，中薬から西洋薬になったものであり，中薬治療とこの病型は関係が深いといえる。（平崎）

症例3 │ 非ホジキンリンパ腫

林洪生（中国中医科学院広安門病院腫瘍科主任）

患者：趙○，71歳，男性。
初診：2002年10月25日
主訴：羸痩・倦怠感
現病歴：1年前に，右頸部にリンパ節腫大（約1.5×1.2×1.0cm大）を発見し，精査によって腋窩・縦隔・鼠径リンパ節の腫大も認められた。某病院で切除手術を行い，病理診断は「非ホジキンリンパ腫」であった。化学療法を6コース，放射線療法を1コース行い，腫瘍は，いったん消失した。しかし，2カ月前から鼠径リンパ節が腫れ始め，超音波検査では，非ホジキンリンパ腫再発と診断された。高齢のため，手術と化学療法を拒否し，中医治療を求めて受診した。
現症：右鼠径部に約2×1.5×1.3cm大の楕円形の腫瘍塊。表面の皮膚の色は正常だが，腫瘤は硬く，圧痛はなく，可動性もない。疲労倦怠感があり，汗をかきやすい。頭がボーッとしてよく眠れない。咽喉乾燥。
所見：舌紅，舌の前部は無苔で，舌根部は薄黄苔が付着。脈細数。黄土色の顔色。
中医診断：悪核・気陰両虚・痰凝気結・脈絡瘀阻
治則：益気養陰・化痰散結・解毒消瘀
処方：太子参15g，玄参15g，黄耆30g，生地黄12g，当帰12g，鶏血藤30g，山茱萸12g，法半夏10g，青皮6g，陳皮6g，茯苓15g，白僵蚕10g，浙貝母10g，夏枯草15g，莪朮10g，鬱金10g，

> 石斛 12 g，蚤休 10 g，山慈菇 12 g，半枝蓮 15 g，猫爪草 15 g とし，同時に軟堅消瘤片（1回4粒，1日2回）を併用した。

経過

　この薬を3カ月間服用したところ，諸症状は明らかに改善した。そこで，この処方を基本にして増減しながら半年間，継続して服用したところ，諸症状は完全に消失した。某病院での超音波検査では，腫瘍塊は消失していた。

　2003年8月時点では再発転移の徴候はみられていない。

考察

　非ホジキンリンパ腫は，中医学では「悪核」「瘰癧」「失栄」などの範疇に入る。もともと陰虧で虚火妄動し，津液を焼灼して痰となり，痰火が凝結してリンパ腫ができることが多い。本症例は，長期間の担がん状態により，また手術や放射線療法・化学療法により，気陰が虧損している状態であった。それにもかかわらず，1回目の治療の後にしっかり体調管理をしていなかったために再発したと思われた。本症例では，化痰散結で標治を行いながら，益気養陰と同時に理気活血・清熱解毒などの方法を随証的に行うことで，本治として腫瘍を消失させることができた。もし腫瘍が消失しなければ，再度の放射線療法・化学療法を勧めるべきであろう。

Comment

　非ホジキンリンパ腫の再発を中薬治療のみで抑えた例である。日本と違って，中国は治療の選択が患者に任されていること，中医学が国から認められている正式な医学であること，一般市民の中医学に対する認識が高いことなどから，このような治験例が報告されている。（平崎）

症例4 | 非ホジキンリンパ腫

李萍萍（北京大学腫瘤病院中西医結合科主任教授）

患者：武○，54歳，女性。
初診：2003年1月3日
主訴：下痢
現病歴：非ホジキンリンパ腫に罹患して，2002年12月26日より2003年1月2日まで化学療法（シクロフォスファミド・ビンクリスチン・プレドニゾロン）を2クール施行した。その後，毎日10数回の腹痛・下痢の症状が出現し，下墜感を伴った。ベルベリン（フェロベリン®）やジオスメクタイト（スメクタ®），ロペラミド（ロペミン®），整腸剤などの内服治療を2カ月あまり施行したが，改善しなかった。細菌培養は陰性，大便ルーチン検査（鏡検）では，少量の白血球と赤血球を認めた。中薬治療を希望し，受診した。
現症：腹部膨満感・下痢（1日10数回）・腹鳴・腹痛・下墜感（大便の後も改善しない）。
所見：舌質淡，白苔が付着。脈沈弦。
処方：生姜瀉心湯加味（生姜10g，姜半夏10g，黄連10g，黄芩10g，党参15g，甘草10g，大棗10g，炒白芍15g，葛根10g，槐花10g，仏手10g）を煎薬で7剤処方。

経過

2診（1月22日）：2剤を服用して大便は1日2回になった（黄色い軟便）。腹痛や下墜感は消失し，食欲は良好。食後に腹部膨満感があり，ときに腹鳴がある。舌質淡紅，薄白苔。脈沈細。引き続き生姜瀉心湯加減とする。生姜10g，姜半夏10g，黄連10g，黄芩6g，党参15g，甘草10g，砂仁10g，白芍10g，香附子10g，炒鶏内金15g，扁豆15g，仏手10g，陳皮10g，白朮15g，生穀芽15g，生麦芽15gを14剤処方。
3診（2月8日）：大便は1日に1～2回。胃の膨満感などの症状は消失した。食事摂取も問題がない。

考察

　この患者は，1日10数回の腹鳴・腹痛を伴う下痢があり，固渋止瀉薬が無効であった。その症候にもとづいて，随証的に生姜瀉心湯去乾姜を選択した。さらに白芍・甘草を加えて急を緩め止痛し，葛根を加えて胃陽の気を昇挙して，効果が得られた。

Comment

　化学療法後の下痢に対して中薬が奏効した例。この処方には生姜瀉心湯以外にも「利遂に止まず」によい葛根黄芩黄連湯と，「太陽と少陽の合病，自下利する者」によい黄芩湯の方意が含まれている。（平崎）

8 頭頸部がん

概論

　頭頸部がんは，他のがんと比べて発生率は低い。しかし，頭頸部には呼吸や食事など生命維持に欠かせない機能があり，さらに味覚・聴覚・発声などの社会生活を送るうえで重要な機能が集中している。また「顔」に近い場所であることから，術後の容貌の変化により患者の受ける精神的なダメージも大きい。病理組織学的には扁平上皮がんの占める割合が高い。

　中医学の病因は，外因としては熱毒によるものと考えられる場合が多く，また放射線治療によりその傾向は助長される。この場合の治則は滋陰清熱が主体となる。内因としては，ストレスによる感情の乱れ・飲食の不節・正気不足などが関係することが多く，治則は気血を理し，正気を補うことが主となる。（平崎）

症例1 ｜ 上咽頭がん

孫桂芝（中国中医科学院広安門病院腫瘍科主任）

患者：蔡○，44歳，男性。広東省出身，教師。
初診：1983年
主訴：膿血鼻汁
現病歴：上咽頭がんが放射線治療後に再発。下顎リンパ節転移，顔面神経への浸潤があり，受診。
現症：頭痛・膿血鼻汁。顎関節が固定していて開口不能。口眼喎斜。
所見：舌質鮮紅，裂紋あり，剝離舌苔。脈細弦。

中医診断：熱毒傷陰・痰核血聚
治則：滋陰清熱・化痰散結。補助的に抗癌。
処方：生地黄12g，玄参15g，金銀花30g，連翹15g，夏枯草15g，山豆根10g，射干10g，川芎10g，赤芍10g，白花蛇舌草30g，芦根30g，浙貝母10g，焦三仙各10g，生薏苡仁15gに，牛黄醒消丸*1（1回2粒，1日3回，毎食後）を併用し，3週間の連続服用とした。

経過

2診：鼻閉感・膿汁は軽減。下顎のリンパ節腫脹も縮小した。しかし，頭痛・食事摂取不良・口乾の症状がある。舌質鮮紅，裂紋あり。脈細弦。前回の処方に菊花10g，蔓荊子10g，葛根15gを加え，2週間の継続服用とした。

3診：頭痛は軽減し，鼻腔分泌物も明らかに減少した。しかし，たまに顔面の引きつりと痛みがあり，開口困難のため，半流動食しか食べられない。患者は中薬製剤を希望し，扶正解毒エキス（1回1包，1日2回）と加味西黄丸または牛黄醒消丸（いずれかを1回2粒，1日3回，毎食後）を服用とした。継続服用による不快症状は特になく，下顎リンパ節の増大もみられなかった。

1985年春，患者は感冒に罹患した後に，発熱・頭痛・鼻汁・咳嗽が出現し，黄色の粘稠痰を吐くようになった。そこで，芦根30g，杏仁10g，冬瓜子10g，生薏苡仁15g，金銀花30g，桑葉10g，野菊花10g，白芷10g，桔梗10g，白花蛇舌草10g，白屈菜15g，白僵蚕10gを処方した。14日間，連続服用したところ，症状はほぼ改善した。右下顎角顎下腺付近に，発赤や疼痛を伴わない約1.5×1.0cm大の皮下結節があり，X線検査では骨質の破壊を認めた。中薬は，生地黄12g，山茱萸12g，土茯苓15g，生牡蛎15g，生薏苡仁15g，石上柏30g，枸杞子15g，土貝母*2 12g・半枝蓮15g・生山楂12g，焦三仙各10g，夏枯草15g，錦灯籠*3 3gとし，加味西黄丸（1回2粒，1日3回，毎食後）と扶正解毒エキス（1回1包，1日2回）を併用した。

その後，病状は安定して経過し，半日の労働が可能となった。担がん生存で7年以上が経過している。

> 考察

この症例は，もともと肺胃火盛で，さらに放射線治療によって火が増して動血し，鼻中の陰絡を損傷し，血が熱と一緒に湧き上がって鼻血となった。処方中の生地黄・玄参・金銀花・連翹・夏枯草・白花蛇舌草・芦根・山豆根は，養陰清熱・生津潤燥して肺胃の熱毒を解する。川芎・赤芍・浙貝母・生薏苡仁・夏枯草・牛黄醒消丸は，軟堅散結・化痰消瘀する。これらの薬をあわせて用いることで，相乗効果で清熱滋陰・生津潤燥・化痰散結の効能が期待できる。

* 1 **牛黄醒消丸**：人工牛黄・人工麝香・乳香・没薬・雄黄からなる。清熱解毒・消腫止痛の効能がある。
* 2 **土貝母**：ウリ科 *Bolbostemma paniculatum*（Maxim.）F. の鱗茎。清熱化痰・散結抜毒の効能がある。
* 3 **錦灯籠**：別名は掛金灯。ナス科ホオズキの萼の付いた果実。清熱・解毒・利尿の効能があり，骨蒸労熱・咳嗽・咽喉腫痛・黄疸・浮腫・天疱瘡などに用いる。

> Comment

上咽頭がん，顔面神経への浸潤が認められることからT4であり，Stage IVである。放射線治療後に再発していることから，西洋医学的な治療には抵抗性であるといえる。そのような例が中薬治療により7年以上生存しているのは，非常に良好な経過である。治療は滋陰清熱から始めているが，ここで用いられた玄参は，『名医別録』には「煩渇を止め，頸下核，癰腫，心腹痛，堅癥を散ず」と記載されている。（平崎）

症例2 | 上咽頭がん

孫桂芝（中国中医科学院広安門病院腫瘍科主任）

患者：李○，27歳，男性。北京出身。
主訴：頸部リンパ節腫大
現病歴：長年慢性副鼻腔炎を患っていた。1983年4月，かぜを引き，某病院にかかったところ，思いがけず右側頸部リンパ節腫大（弾性は硬く，

可動性は小さい）を指摘された。病理診断は扁平上皮がんリンパ節転移であった。放射線治療に加えて、中薬治療の併用を希望して受診。
現症：口乾咽燥・倦怠感・多夢。食べものがおいしく感じられない。
所見：舌質紅少津，乾燥した黄苔が付着。脈細数。
診断：上咽頭がん・頸部リンパ節転移・熱毒傷陰・胃陰欠乏
治則：滋陰清熱・生津益胃
処方：生地黄12g，金銀花15g，玄参15g，天花粉12g，麦門冬12g，天門冬15g，知母10g，生黄耆30g，生牡蛎15g，石上柏30g，金蓮花*15g，射干10g，白花蛇舌草15g，半枝蓮15g，甘草6gとし，牛黄醒消丸または加味西黄丸（いずれかを1回2粒，1日3回，毎食後）を併用した。

経過

2週間の連続服用によって，上記の症状は明らかに軽減した。放射線療法の開始から半年後には，X線上では異常を認めなかった。しかし，EBウイルス陽性で，頸部リンパ節はまだ触知され，瘢痕を形成していた。そこで，入院して化学療法を行った。レジメンはDay 1にシクロフォスファミド600mg，ビンクリスチン1mg，Day 2〜5に5-Fu 500mg，を毎週繰り返し，5週で1コースとし，3クール行った。

その後，中薬治療も継続し，扶正防癌内服液（1回2アンプル，1日2回），加味西黄丸（1回2粒，1日3回，毎食後），征癌片（1回3錠，1日3回）を内服した。

2年後には，患者は通常の勤務をしており，たびたび精査を行っているが，異常を認めていない。

＊**金蓮花**：キンポウゲ科キンバイソウ属 *Trollius chinensis* Bunge の花弁。清熱解毒の効能があり，口内炎・咽頭扁桃炎などに用いる。

Comment

本症例は，原発部位に関する記載がないが，EBウィルス陽性であること，リンパ節の細胞診が扁平上皮がんであったことから，上咽頭がん・頸部リンパ節転移としたのであろう。中医師が積極的に化学療法も導入し，集学的治療を行って，良好な経過を得ている。（平崎）

症例3 副鼻腔がん

李建生（北京五棵松中医クリニック主任）

患者：王○，82歳，男性。広東省。

主訴：頭痛・鼻づまり

現病歴：1年以上前から，側頭部痛・鼻づまり・右の聴力低下・右目の周りの痛みなどを感じていたため，2006年9月に地元の病院を受診。右鼻腔腺様嚢胞がん（T4 N0 M0，IV期）と診断された。CT検査では，右側鼻腔の上顎洞と篩骨洞に充満する軟部組織腫瘤像，右側上顎洞内側の骨破壊像，眼窩内の軟部組織腫瘤像を認め，右眼窩内の視神経との境界は不鮮明であった。手術や化学療法は行わず，放射線療法を20回行って，目の周りの痛みは軽減したが，そのほかの症状が改善しないため，当科を受診した。

現症：頭痛・鼻づまり・右側の聴力低下・右側の眼窩痛・口乾・口渇がある。大便は乾燥していて，多い日でも1日1回。小便は黄色い。

所見：舌紅で津液は不足し，口唇は紫色。脈細数。

中医診断：精虧陽弱・気陰両虚

処方：蛤蚧6g，冬虫夏草1g，守宮6g，紫河車20g，西洋参10g，女貞子30g，菟絲子30g，枸杞子30g，川芎10g，野菊花30g，茯苓10g，黄耆30g，甘草10g，生地黄30g，玄参15g，麦門冬15g，当帰30g，肉蓯蓉30g，霊芝30g，白朮10g，露蜂房10g，金蕎麦30g，白花蛇舌草30gとした。

経過

上記の処方を，症状に応じて加減しながら1年以上服用した。中薬を服用している期間に，継続して放射線治療を20回行ったところ，聴力の再増悪や眼窩痛の増強は認められず，鼻づまりや頭痛，口乾・口渇などの症状は明らかな改善を認めた。食欲も出て，顔色も見違えるほどよくなった。

> **考察**

　患者は高齢で体力がなく，気血陰陽すべてが虚していて，腫瘍は虚に乗じて発症したと考えられる。

　放射線療法は火熱の邪に属するため，放射線による腫瘍への攻撃は，結果として陰液のさらなる虚損につながる。腎は水火の臓であり，真陽を抱きつつ，真陰を蓄える。陰陽互根であり，陽が損なわれれば陰に及び，陰が損なわれれば陽に及ぶ。

　張景岳が「善補陽者，必於陰中求陽，則陽得陰助而生化無窮」（よく補陽したければ，必ず陰中に陽を求めるべきである。そうすれば陽は陰の助けを得て生化は限りない），「善補陰者，必於陽中求陰，則陰得陽昇而源泉不竭」（よく補陰したければ，必ず陽中に陰を求めるべきである。そうすれば陰は陽の昇を得て源泉は涸渇しない），「善治精者，能使精中生気」（よく精を治する者は，よく精中に気を生じさせる），「善治気者，能使気中生精」（よく気を治する者は，よく気中に精を生じさせる）といっているように，李氏は益精助陽の方剤をがん患者の放射線治療に併用している。これは偶然にも張景岳の右帰丸に対する「陽を扶けて陰に配する」という考え方に一致し，ゆえに放射線による損傷に効果がある。

　処方中の菟絲子・枸杞子・女貞子は補腎助陽に働く。また，紫河車は性温で燥ではないので陰陽両虚を補って若返りの作用がある。甘草は補益や調和の作用があるばかりではなく，放射線治療による火熱の毒邪を中和する作用がある。麦門冬・生地黄・肉蓯蓉などは滋陰養液・増水行船の効果がある。さらに，白花蛇舌草・露蜂房・金蕎麦などの標治の薬をあわせて標本ともに治療する。この処方を全体的にみてみると，補腎壮陽・培補命門を主として，滋補真陰の生薬を補助的にあわせることによって，陽を強くしながら陰を充実させて効果を発揮した。

> **Comment**

　この腫瘍に対する手術では顔面を大きく切除するため，たとえ手術に成功しても，患者が自分の容貌を悲観して自殺する例もみられる。中薬を併用することで，手術せずに治療することができれば，それは画期的なことである。（平崎）

9 その他のがん

症例1 悪性縦隔腫瘍

劉嘉湘（上海中医薬大学附属龍華病院腫瘍科教授）

患者：潘○，32歳，男性。
初診：2002年1月30日
主訴：腰痛・倦怠感
現病歴：2001年1月，健診で縦隔腫瘍を指摘された。某病院で生検を施行し，悪性腫瘍（大細胞型B細胞性リンパ腫の疑い）と診断された。2月25日から4月16日まで化学療法と放射線療法を行い，4月のCT検査では腫瘍は著明に縮小していた。その後，別の病院でも化学療法（CHOP）を行った。11月のCT検査では，4月と同じ状態であり，腫瘤塊の残存を認めた。
現症：熟睡できない。腰痛・左肩の痛み・倦怠感・口乾。
所見：舌質淡紅，歯痕あり。脈細。
中医診断：脾腎両虚・痰毒未浄
治則：益腎健脾・軟堅化痰・清熱解毒
処方：生黄耆30g，北沙参15g，天門冬15g，生地黄24g，熟地黄24g，山茱萸12g，夏枯草12g，海藻12g，石見穿30g，炙山甲（穿山甲）12g，炙鼈甲12g，天南星30g，酸棗仁12g，栝楼皮15g，生牡蛎30g，肉蓯蓉15g，女貞子12g，仙霊脾12g，菟絲子15g，鶏内金12g（1日分）を煎薬として投与した。

201

経過

上記の処方を 30 日分服用して左肩の痛みは感じなくなり，熟睡でき，顔色も次第によくなった。

2002 年 2 月の CT 検査では，2001 年 11 月と比べて縦隔腫瘍の縮小を認めた。ただ，腰痛は変わらずあり，右半身に汗が多く出ていた。舌質淡紅，薄苔。前方の黄耆を 50 g に増量し，巴戟天 15 g，桑寄生 15 g を加えた。

服用 2 カ月後には右半身の多汗はなくなり，腰痛もかなり改善した。倦怠感はあり，ときにめまいを自覚し，夜間尿を認めた。舌質は紅で歯痕があり，薄苔が付着。脈細。やはり健脾益腎・軟堅解毒法とし，処方は生黄耆 50 g，生地黄 24 g，熟地黄 24 g，山茱萸 12 g，北沙参 15 g，天門冬 15 g，夏枯草 12 g，海藻 12 g，石見穿 30 g，露蜂房 12 g，炙鼈甲 12 g，金桜子 15 g，天南星 50 g，菟絲子 15 g，蓮鬚 15 g，小麦 30 g，甘草 6 g，大棗 5 個，山薬 30 g，白僵蚕 12 g とし，これを基本にして症状の変化に応じて加減した。連続服用すること 1 年あまり，2003 年 8 月の CT 検査では，縦隔に占拠性病変は認められず，病状も安定している。

考察

悪性リンパ腫は，リンパ節やリンパ組織に原発し，中医学では「痰毒」や「悪核」の範疇に属する。この患者は，初診時に腰痛・倦怠感・口乾・脈細・薄苔などの脾腎虧虚の所見があり，化学療法後に腫瘍は小さくはなっていたが，痰毒がまだ尽きておらず，しかも正気が損なわれている状態であった。そこで，治則は益腎健脾・軟堅化痰・清熱解毒とした。

処方の中の北沙参・天門冬・地黄・山茱萸は滋養腎陰に働く。仙霊脾・肉蓯蓉・桑寄生などは温補腎陽する。これによって，腎において「陽が陰の助けを得る」「陰が陽を得て生きる」という状態になり，坎中の水火相済*がなされ，五臓が蔵精して，ますます盛んになる。腎は水火の臓であり，補腎もその陰陽のバランスを考えて行わなければならない。天南星は化痰軟堅の要薬であり，痰が凝結している病態には必ず用いる。患者は，経過中に右半身の多汗を訴え，気虚が著明であったため，生黄耆を増やして益気固表の効果を期待した。

*坎中の水火相済：坎は八卦の1つで，上爻と下爻は陰爻，中爻は陽爻からなる。水は腎水を指し，火は心火を指す。つまり腎陰と心陽の動的平衡状態がよい状態で保たれていること。

Comment

　CHOP療法は歴史のある化学療法で，長い年月をかけて検証されてきたレジメンである。数種類の作用機序の違う薬物を組み合わせて用い，その相乗効果を期待するという点では中薬治療に発想が近い。このCHOP治療によっても完全になくならなかった腫瘍が中薬治療で消失したのは，興味深い。中薬治療の方が化学療法より歴史が長く，その組み合わせの種類やデータベースがさらに豊富であるためであろうか。（平崎）

症例2｜多重がん

郁仁存（首都医科大学附属北京中医病院腫瘍センター名誉主任）

患者：黄〇，51歳，女性。
初診：2002年7月25日
主訴：嘔吐・食欲低下
現病歴：2001年3月，右乳がん手術（T2N0M0, StageⅡA, ER3＋, PR2＋）。タモキシフェン内服治療を行った。2002年5月，胃がんを指摘され，手術した。病理診断は，低分化腺がん（印環細胞がん），T2N1Mx, リンパ節転移（3/6），断端陰性。術後，化学療法（5-FU, ホリナートカルシウム）と同時に局部放射線照射を開始した。
既往歴：1999年，子宮筋腫手術（悪性が疑われ，子宮・卵巣を摘出したが良性であった）。
現症：嘔吐・腹部膨満感・腹痛・食欲不振・倦怠感。
所見：舌質は暗赤で瘀斑があり，微苔が付着。脈は沈細滑。
西医診断：右乳がん術後・胃低分化腺がん術後
中医診断：癥瘕・気虚毒瘀・胃気不降

治則：益気活血・理気止痛

処方：旋覆花（包煎）10ｇ，代赭石15ｇ，太子参30ｇ，生黄耆30ｇ，沙参30ｇ，石斛15ｇ，枳殻10ｇ，厚朴10ｇ，白芍15ｇ，炙甘草6ｇ，女貞子15ｇ，枸杞子10ｇ，山茱肉10ｇ，延胡索12ｇ，徐長卿15ｇ，腫節風15ｇ，鶏内金10ｇ，砂仁10ｇ。

経過

2診（2003年2月18日）：かなり前に化学療法・放射線療法は終了している。全身状態は良好。舌質は淡紅，薄白苔が付着。脈は沈細滑。がんの再発予防のため，扶正と祛邪を同時に行う方針に変更。具体的には，益気補腎と解毒抗癌の方法をとる。処方は生黄耆30ｇ，女貞子15ｇ，枸杞子10ｇ，菟絲子10ｇ，覆盆子10ｇ，白芍15ｇ，炒棗仁20ｇ，無花果15ｇ，腫節風15ｇ，莪朮10ｇ，白英30ｇ，竜葵15ｇ，蛇苺20ｇ，白花蛇舌草30ｇ，土茯苓15ｇ，砂仁10ｇ，炙甘草6ｇとする。

3診（2003年8月16日）：定期検査では再発を疑わせる異常は認められない。CEA 1.5μg/l，超音波検査では小さな肝嚢胞を認めた。舌質淡紅，薄白苔が付着。脈は沈細滑。前回の処方を継続し，引き続き扶正抗癌の方針とする。

4診（2004年2月20日）：定期検査では異常なし。ときに腰痛がある。食欲は良好。大小便は順調。脈は前と同じで沈細滑。やはり治療方針は益気補腎・解毒抗癌とする。処方は生黄耆30ｇ，太子参30ｇ，鶏血藤30ｇ，女貞子15ｇ，枸杞子10ｇ，山茱肉10ｇ，牡丹皮12ｇ，菟絲子10ｇ，莪朮10ｇ，川断15ｇ，無花果15ｇ，白英30ｇ，竜葵15ｇ，蛇苺20ｇ，腫節風15ｇ，土茯苓15ｇ，枳殻10ｇ，草河車15ｇ，砂仁10ｇとする。

5診（2004年8月18日）：CT・超音波検査では異常なし。CEA：1.9μg/l，CA 19-9：23.5μg/l，CA 15-3：7.6μg/l。舌質淡紅，薄白苔が付着。脈は沈細滑。処方は生黄耆30ｇ，太子参30ｇ，鶏血藤30ｇ，女貞子15ｇ，枸杞子10ｇ，山茱肉10ｇ，莪朮10ｇ，草河車15ｇ，竜葵15ｇ，土茯苓15ｇ，白花蛇舌草30ｇ，腫節風15ｇ，鶏内金10ｇ，穀麦芽各10ｇ，砂仁10ｇとする。

6診（2005年2月23日）：定期検査では異常なし。全身状態は良好。舌質淡紅，薄白苔が付着。脈細。前回の処方から腫節風を去り，無花果15ｇを加え，

地固めとする。

考察

本症例は二重がんである。しかも胃がんの方は，低分化腺がんの印環細胞がんであり，この印環細胞がんは化学療法・放射線療法への感受性が低く，もともと予後不良なタイプである。そのうえ，発見時はすでにリンパ節転移を認めていた。そこで，放射線・化学療法を施行しているときは，西洋医学的治療副作用の軽減を目的に，中医治療は扶正を主体とした。終了後は扶正だけでなく袪邪も加える方針に変え，処方には無花果・腫節風・土茯苓・白英・竜葵・蛇苺・白花蛇舌草・鶏血藤・莪朮などの抗がん生薬を加えた。抗がん生薬の処方中の比率は半分を越えるようにして，袪邪に重点をおいた。その後，治療の経過で再発を認めなかったため，袪邪の生薬を徐々に減らして，患者の免疫力を高めて地固めを行うために，益気を主体とした治療に移行した。

Comment

多重がんに罹る患者は，がん体質であるといえる。今の西洋医学ではその体質を改善する手段はない。中医治療により生体のバランスを調えることで体質を変えられる可能性がある。（平崎）

症例3 | 多重がん

郁仁存（首都医科大学附属北京中医病院腫瘍センター名誉主任）

患者：黄○, 56歳，女性。海外在住。
初診：1998年6月26日
主訴：食欲不振・倦怠感
現病歴：1981年（37歳時），大腸がん手術。腫瘍は直径約5cmで，リンパ節転移はなく病期はⅡ期。術後，放射線・化学療法は行わなかった。1989年（45歳時），右側卵巣がん手術（病期ⅢA）。術後のCA-125

は200U/ml以上であったが，化学療法を8回行ったところ，正常化した。同年，二次検査開腹術を行い，腹腔・骨盤腔に再発の形跡はみられず，洗浄液中にもがん細胞は認められなかった。

　1997年（53歳時），腸壁漿膜に骨盤腔内腫瘍を認めたため，手術した。病理結果は「漿液性腺がん」で，リンパ節転移12/12であり，病期はⅢ期。卵巣がんの再発も疑われたため，病理組織はアメリカのスタンフォード大学に送って再検したが，やはり「卵巣がんと別のがんで，腸壁漿膜層原発の漿液性腺がん」との診断であった。術後，放射線療法を30回，化学療法（パクリタキセル）を6回行った。

現症：食欲不振・倦怠感・めまい・腹満感・軟便・低血圧・下腿浮腫。
所見：舌質淡白，薄白苔。脈沈細。
西医診断：大腸がん・卵巣がん・漿液性腺がん術後。
中医診断：癥積・脾腎両虚・熱毒蘊結。
治則：健脾益腎・解毒抗癌。扶正を主とし，補助的に清熱解毒治療により抗がん作用を期待する。
処方：竜蛇羊泉湯（竜葵・蛇苺・白英）に健脾補腎の生薬を加えた。

経過

　上記の処方を7年間服用し再発や転移は見られなかった。

　2005年3月20日再診。腫瘍マーカー（AFP，CA-125，CEA，CA-199）は正常。PET-CT検査では，異常集積病巣は認められなかった。大腸内視鏡検査では，ポリープを3カ所認めたが，すでに焼灼術を施行されていた。気分はおしなべてよく，食欲も良好だが，仕事が忙しく疲れ気味。大便は日に1〜数回程度。引き続き扶正祛邪・健脾益腎を基本治療として，抗がん作用のある解毒生薬を混ぜる。処方は以下のとおりで，週に3回煎じて服用し，調理とした。処方は，生黄耆20g，党参12g，白朮10g，茯苓10g，女貞子15g，枸杞子10g，土茯苓15g，白花蛇舌草30g，生薏苡仁15g，木瓜12g，草河車15g，川楝子10g，天花粉15g，仙霊脾10g，焦三仙各10g，砂仁10g，鶏内金10g。

　以降，毎年2〜3回，外来で診察。2007年まで中薬の服用を続け，腫瘍の再発を認めなかった。

考察

この処方中の生黄耆・党参・白朮・茯苓は健脾益気の効能があり、川楝子・木瓜・生薏苡仁はポリープの再生とがん化を予防する。草河車・白花蛇舌草・土茯苓は解毒抗癌の効能があり、仙霊脾・女貞子・枸杞子は腎気を補って免疫機能を高める。焦三仙・砂仁・鶏内金は和胃醒脾に働き、消化を助ける作用がある。

この症例は三重がんであり、8年ごとに1回の頻度で発症している。家族歴として、母と兄にも大腸がんがあり、母は70歳から4回の手術を経て現在90歳（健在）、兄は37歳でがんを指摘され、10年間ごとに再発し、そのたびに手術を行って、現在72歳（健在）である。この家族歴から、また1981年から1997年にかけて3回の悪性腫瘍の罹患歴があることから、がんに罹りやすい体質因子があることがわかる。1998年から中薬を服用開始し、体内環境の改善を主として、補助的に扶正固本・解毒抗癌治療を行った。その後、9年間にわたって観察し、再発を認めなかったことから、中薬治療が体内環境を改善し、腫瘍の発生予防効果を発揮したことがわかる。また、このことは同時に、患者の生活の質も改善したということでもある。

Comment

このような治験例は、中薬による体質治療の可能性を示唆している。また、同時に、医師の長期にわたる適切な弁証による中薬治療が必要であることも示している。これは、中医オンコロジーに携わる医師の長年の経験によってはじめて可能となる技術である。（平崎）

症例4 原発不明がん

謝広茹（天津市腫瘤病院中西医結合科主任）

患者：於○、68歳、女性。
主訴：腹部膨満感
現病歴：10日以上前から腹部膨満感と食欲不振が続いたため、2007年

9月10日，当院に入院。腹部超音波検査では，上腹部占拠性病変と大量の腹水が認められた。CA 125：16, 250 IU/ml（正常値35以下），CEA：0.58μg/l（5.0以下），CA 19-9：13.21 U/ml（0〜40）。腹部CT検査では，大量の腹水を伴う胃前庭部壁肥厚，後腹膜と心外膜近傍のリンパ節の腫大，転移巣を疑わせる大網混濁の所見があり，さらに脾臓内に低密度の腫瘍性病変を認めた。また骨盤部CT検査では，骨盤腔に大量の腹水，両側鼠径および腸骨静脈域に多発性リンパ節腫大，直腸壁の肥厚を認めた。救急科で血性腹水1,500mlを穿刺し，症状は軽減した。細胞診の結果は「腺がんの傾向」とのことであった。その後，また腹部膨満感と食欲不振が悪化し，中薬治療を希望して受診。

現症：全身状態が悪い。顔色が青白く貧血様で，慢性疾患の様子。腹部は膨隆し，移動性の腸雑音を聴取。

所見：舌質淡，薄白苔が付着。脈細無力。

処方：八珍湯加減（党参30g，白朮10g，土茯苓20g，甘草3g，当帰12g，川芎10g，白芍10g，熟地黄10g，鶏内金9g，大腹皮15g）。

経過

7剤を服用して腹水は軽減し，21剤を服用して腹水は消失した，腹部膨満感や食欲不振は明らかに改善し，顔色もよくなった。このため継続して加療している。

Comment

がん性腹膜炎による腹部膨満感などの症状が八珍湯加減で軽減した症例。がん治療においては，補剤を上手に応用することが重要である。（平崎）

症例5 骨巨細胞腫の肺転移

周岱翰（広州中医薬大学中医腫瘍科教授）

患者：黄○，21歳，女性。会社員。
初診：1995年10月13日
主訴：咳嗽
現病歴：1994年4月，右前腕橈骨遠位端付近に腫痛が出現。特に外傷などの誘因もなく，次第に重症化した。某病院にて前腕部のX線撮影をしたところ，右橈骨に1.5×3.5cmにわたる骨質破壊像を認めた。同年7月中旬，骨腫瘍切除術を施行，病理診断は右橈骨巨細胞腫。術後の回復は良好で，3カ月後には職場に復帰し，通常の生活ができるようになった。1995年5月，咳嗽の症状が出現し，感染症として治療されたが効果がなかった。症状は日に日に増悪し，痰の中に糸状の血が混じるようになった。8月に手術を行った病院で検査したところ，右橈骨には再発の兆しはなかったものの，胸部X線では両肺野に多発する病巣を認め，骨巨細胞腫の肺転移と診断された。同年9月より化学療法（内容は不詳）1コースを施行したが，かえって血痰がひどくなった。発熱・嘔吐もあり，本人が治療に耐えられず，また化学療法の副作用を恐れて治療を中断。中薬治療を希望し，当科を受診した。
現症：疲労倦怠感・羸痩・咳嗽・粘稠で喀出困難な痰（糸状の血が混じる）・胸痛・汗が出て息切れがする。口苦・食欲不振・不眠・小便不利・便溏・月経不順。
所見：舌質紅，厚い白苔。脈滑数。右鎖骨上窩に1×1.5cm，2×2cmの結節を触知。持参のX線画像では，肺右中上葉に3×3cm，2×2cm，2×2.5cm左下葉に1.5×1.5cm，1.8×1.6cmの占拠性病変。
中医診断：肺積・肺熱痰瘀
治則：清肺化痰・袪瘀散結
処方：千金葦茎湯合麦門冬湯加減（葦茎20g，薏苡仁30g，冬瓜仁30g，桃仁15g，麦門冬15g，半夏15g，党参20g，甘草6g，大棗6個，䗪虫6g）を煎薬で12剤処方し，1日1剤とした。

> 経過

2診（10月25日）：汗の量は減少し，食欲・睡眠と小便も改善した。軟便。ただ，咳嗽と喀痰があり，痰によく血が混じり，朝起きたときに暗赤色の血痰がみられる。ひどく咳き込むと胸痛がある。月経が予定を1カ月すぎても来ない。舌質暗赤，白滑苔。脈弦やや数。肺熱痰瘀の証であり，やはり清肺化痰・祛瘀散結が必要と考えられた。処方は千金葦茎湯合麦門冬湯加減（葦茎30g，薏苡仁30g，冬瓜仁30g，桃仁15g，麦門冬15g，半夏15g，党参20g，甘草6g，大棗6個，仙鶴草30g）を15剤とした。大黄䗪虫丸9g分3を併用した。

3診（11月10日）：咳嗽は軽減し，痰に血が混じらなくなった。朝起きたときに白い粘稠な痰が出る。ときに胸痛があり，動くと息切れがする。食欲不振で，大便は少なめ。月経は，量は少ないが来たとのこと。舌質暗赤，白滑苔。脈細緩。脾虚痰瘀の証と考えて，治則は健脾益気・祛瘀除痰とした。外台茯苓飲合下瘀血湯加減（党参30g，白朮15g，茯苓20g，枳実12g，橘皮10g，䗪虫6g，桃仁15g，大黄10g，生姜15g，大棗6個）を15剤処方し，1日1剤とした。

4診・5診（1995年11月28日・1996年1月20日）：体力は次第に回復し，気力も出てきた。体重も増加傾向。右鎖骨上窩リンパ節の腫大は明らかに縮小した。ときに咳嗽があり，口苦もある。睡眠はあまりよくないとのこと。食事摂取は良好で，大小便も正常。舌質暗，白滑苔。脈細緩。前回の処方が奏効したことから，証はやはり脾虚痰瘀と考えられ，健脾祛痰・化瘀消瘰の治療とする。外台茯苓飲（党参30g，茯苓20g，枳実12g，橘皮15g，生姜15g，大棗6個）の煎液で大黄䗪虫丸を飲み下すこととした。

6診（1996年2月23日）：上気道感染により，咳嗽・粘稠で喀出しにくい痰・右胸痛が再び出てきた。口乾・口苦があり，食欲はやや低下気味。月経不順で，月経時に胸腹部の脹痛がある。舌質暗，厚い白苔（中心は黄膩苔）。脈弦やや数。肺熱傷津・痰瘀互結の証と考えて，治療は清熱滋陰・化痰祛瘀とした。麦門冬湯合下瘀血湯加味（麦門冬15g，半夏15g，党参20g，䗪虫6g，桃仁15g，大黄12g，柴胡15g，白芍15g，白花蛇舌草30g，甘草6g）を15剤処方。

7診（3月12日）：ときに咳嗽・喀痰がある。気力・体力もともに良好。食事摂取も良好。大便やや硬め。小便正常。舌質やや紅，薄白苔。脈滑。他院で精査したところ，右鎖骨上窩の腫瘤は消失していた。X線検査では，右肺に2.2×2.0cm，2.3×1.8cm，左肺に1.2×1.3cm大の腫瘤像を認めたが，以前より縮小傾向。もともとは肺熱痰瘀の証であり，半年あまり治療してきたわけであるが，効果が現れて邪毒はすでに挫かれていたため，治療は有効と判断して継続していた。しかし，今は邪正闘争が長期化したため脾気を損傷し，脾虚痰湿に転じたと考えて，次は健脾祛痰・化瘀消癥の治則に従い，丸剤で徐々に効果を上げることとした。処方は大黄䗪虫丸（9g分3）を主として，外台茯苓飲（党参30g，白朮15g，茯苓20g，枳実15g，陳皮12g，生姜15g，大棗6個）を併用した。

8診（7月10日）：患者は体調が回復したのみならず，長期療養後の経済的理由もあって，半月前からすでに仕事を始めていた。働きすぎると疲労感を感じるが，休めば元のように回復した。かぜを引きやすく，咽に痰が絡む以外には不調はない。食欲と大小便も正常。舌紅，薄白苔。脈緩。丸剤でじっくり治療する方針で，処方はやはり大黄䗪虫丸とし，魚鰾[*1]や豚足[*2]の類いを食べて，気血を補益した方がよいと指導した。

9診（9月5日）：患者は夫と受診。大黄䗪虫丸をいつも服用していて，調子の悪いときには外台茯苓飲の煎薬を飲んでいる。定期通院している病院でのX線検査では，肺の腫瘍は消失していて，右前腕の尺骨橈骨ともに骨質の異常はないとのこと。

その4年後，患者は錦旗（タペストリー）を寄贈して礼を述べた。聞けば，順調に男児を出産して，体調もよく，家庭も円満とのこと。その後12年間，経過を追っているが，体調に変わりはない。

考察

骨巨細胞腫は20～45歳の女性に好発し，侵襲性があり，しばしば肺転移を起こす。本症例も術後の肺転移で，中医学では肺積の範疇に属する。初診時は肺熱痰瘀・気陰両虚と弁証し，千金葦茎湯合麦門冬湯加減を処方した。この処方中の葦茎は，軽浮で甘寒であり，陽分の気熱を解す。桃仁は活血化瘀で血分の結熱を解す。薏苡仁・冬瓜仁は清熱利湿祛痰作用がある。半夏は

燥湿制痰し，麦門冬は清養肺胃・養陰生津し，党参は肺脾の気を補益する。甘草・大棗は培土生金し，䗪虫は疎通肺絡・血和気順・痰化瘀消する。全体で益気生津・活血化瘀の効果が得られる。

2診と4・5・7診では，瘀証に対して大黄䗪虫丸を用い，化瘀消癥の効果を増強した。この処方は，活血化瘀に補虚を兼ねた処方であり，正虚標実の腫瘍の証に適している。一般に，丸剤は慢性的な虚損のある患者に適していて，効能は緩徐である。張仲景の処方は，峻剤を丸剤にして徐々に効果を出させるため，正気を傷つけずに緩徐に消散して祛邪することができる。もし単純に峻薬を使って激しく攻めた場合には，癥が去らないばかりでなく正気を損なう恐れがある。

3診時には咳嗽は減ったものの，脈細緩で脾虚があり，舌に瘀血の残存がみられたため，外台茯苓飲合下瘀血湯を用いて消腫散結の効能と，気血の回復を期待した。

かつて孫思邈が「安身の本，必ず食に資る」と述べていたように，合理的で体に適した食事は神志を爽やかにし，気血を補充する作用がある。8診時に患者に魚鰾や豚足を勧めたのは，気血を補益するためである。

本症例は，痰・瘀・熱・虚に対して治療を行ったわけであるが，その時どきの病症の軽重に応じて，葦茎湯や下瘀血湯，麦門冬湯・茯苓飲などを使い分けた。

* 1 **魚鰾**：ニベ科の魚の浮袋を乾燥したもの。補腎益精・滋養筋脈・止血散瘀・消腫の効能がある。
* 2 **豚足**：虚弱を補い腎精を補填する効果があるとされる。

> **Comment**
>
> 骨巨細胞腫は良性の骨腫瘍に分類され，肺転移があっても長期生存する例も多く，また自然消失する例もあることから，この症例は中薬が奏効した奇跡的な症例とはいいがたい。しかし，この疾患は他の良性骨腫瘍に比べて再発しやすく，手術以外に治療法がなく，まれであるが悪性骨巨細胞腫に変化することもあり，良性腫瘍のなかでは侮れない疾患である。この症例では，咳嗽や倦怠感などの症状を軽減し，患者のQOLを向上させているだけでなく，転移巣の拡大や骨再発による機能障害を防ぐことができており，中薬が影響を及ぼした可能性が高い。（平崎）

中国の医療事情
——日中の比較と中医学の周辺

◆はじめに

　中華人民共和国の人口は，現在約13億7千万人であり，その国民の健康管理の一端を担っているのが中医学である。中医師を養成する中医薬大学は中国全国で20カ所あり，2013年の統計では4万を超える中医関連医療機関（中医病院3,500，診療所38,000，研究所48カ所）がある。中医師の数は約20万人で，人口1万人あたり約2.8人である（総医師数では1万人あたり約20.4人）。1年間の総受診回数は8.1億回で，国民1人につき，年に約0.6回中医を受診し，中医師1人が平均で年に約4,000人（延べ数）を診察していることになる。

　一方，日本では，日本東洋医学会専門医数は人口1万人あたり0.17人である（総医師数では1万人あたり約24人）。単純に比較はできないが，あえて中国における中医学の普及率を人口あたりの医師数で比べると，大まかに日本の16倍であるといえる。これは中国医学の長い歴史と一般市民の中医への支持がなせる業である。

　私は日本で漢方医として18年ほど診療に携わってきたが，中国で中医学の臨床に触れてみて，日本でイメージしていたものとはかなり乖離したものであると感じている。そこで，実際に現地で庶民生活を通じて垣間みた中医学の周辺事情について日中の比較をしながら以下に述べたいと思う。

◆受診の手順

　まず，市民がどのようにして中医の外来を受診しているかについて述べる。中医学の総合病院として，中国中医科学院の下部組織である広安門病院を例にあげる。

　外来部門は門診部と呼ばれる（**写真1**）。初診患者の場合，身分証明証（中

国人ならば身分証,外国人であればパスポート)を提示し,診察券(就診カード,**写真2**)を作成する。次に受診したい科の診察権利を買う(掛号,**写真3**)。この際,受診を希望する医師によって値段が異なり,最も基本的な権利(普通号)が5元(約100円)で,特需外来になると100〜500元(約2,000〜10,000円)が必要になる。人気のある医師の受診権利は取得しにくく,朝早く並んでも

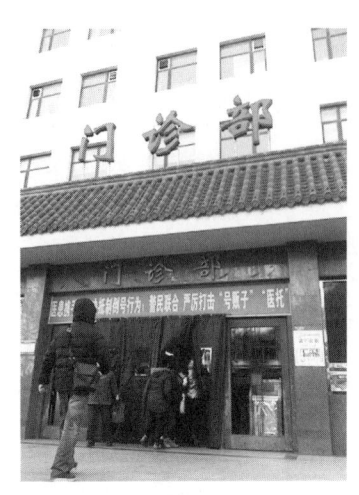

写真1

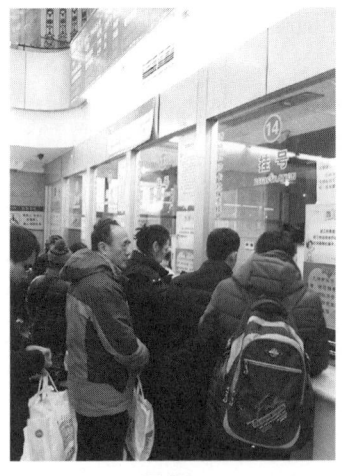

写真2

写真3

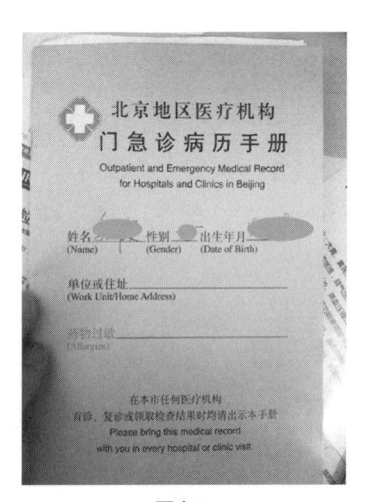

写真4

希望通りにいかないこともある。この受診権利以外に，日本のカルテに相当する病歴本を患者が自分で購入して管理する（**写真4**）。一部の再診患者は予約制であるが，時間予約はなく，受付に来た順番で番号のついた受診権利をもらう。

　診察は，通常は看護師や陪席の学生が受診番号の順で患者を呼び入れる。しかし，しばしば大勢が勝手にガヤガヤと診察室に入り，それぞれ自分の要求を医師に話し始め，個人のプライバシーが損なわれることがあるが，おおらかなお国柄のせいか，診察中の患者は気にしていないことがほとんどである。

　また，ときには予約外の診察権利を得るために，医師に許可印をもらおうと，診察室に患者や家族が直接入って診察中の医師に話しかけてくることがある。人気がある医師ほど受診人数が多く，このような正規ではない診察要求に対しては受け入れる余裕がないため，特殊な場合を除いて断わられる。その際にすぐに引き下がればよいのであるが，泣いて懇願する場合もあり，このため診察が一時中断してしまうケースがしばしばみられる（この受診権利をめぐってはダフ屋行為も横行し，しばしば見つかり処罰されている）。

　診察（問診・脈診・舌診）が行われると，医師が病歴本に記入し，投薬がある場合は処方箋が発行される（**写真5**）。患者はそれを受け取り，会計をすませてから（**写真6**），薬局に行って薬を受け取る（**写真7**）。いずれの手続きも，列に並んでいる人が多い場合は大変時間を要するが，重病人の場合は，家族が代わりに列に並ぶことが多い。煎じ薬は生薬の量が多く，中国では大きな鍋で2回煎じて，それぞれの煮汁を合わせて服用する方法を勧めている。また，有料のサービスであるが，希望があれば病院の薬剤部で煎じて，患者に煎じ終わったパックの薬を渡している。

◆患者は医療を自由に選択できる

　「ドクターショッピング」という表現がある。体の不調に対して次々とあるいは同時に複数の医療機関を受診することとされ，日本では医療者側にとっては，扱いに困る存在となるときがある。ところが，中国ではどうやら「医療は買いもの」という考えが前提にあるようである。外来カルテや検査データは自分で管理し，医師を受診するときも前医の紹介状がないことがほとん

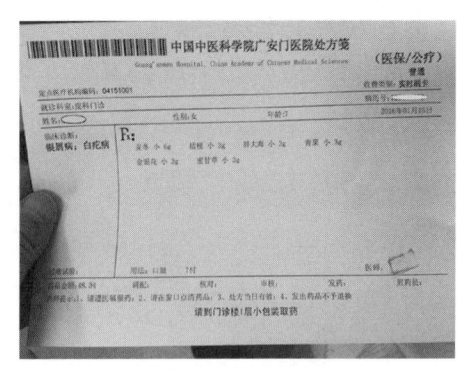

写真5

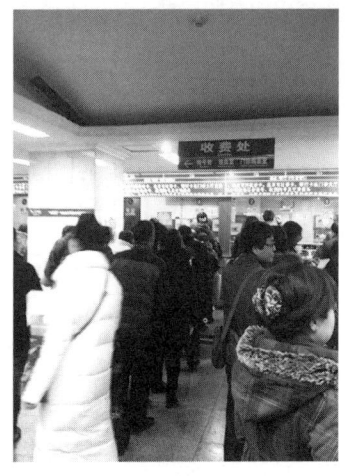

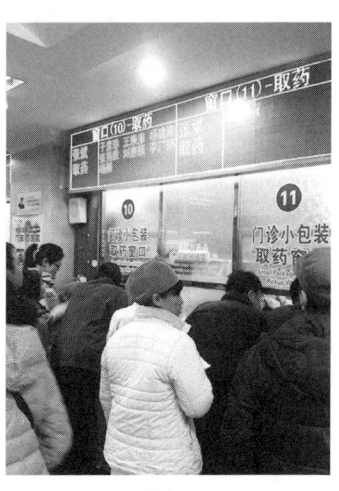

写真6　　　　　　　　写真7

どである。

　例えば，知人である北京の薬局副社長のお母さんが脳出血で倒れたときの話である。彼の実家は黒竜江省で，ロシアとの国境付近であるが，彼は地元の病院ではなく，自分の人間関係を駆使して北京で一番有名な脳神経病院を受診させたと誇らしげに語った。彼にとっては，母親が良い医者に診てもらうために努力することは，何よりも親孝行なのである。幸いにも，後遺症が残る程度で安定したようであるが，脳出血後の安静が必要な患者を千数百キロも汽車で移動させるのは危険であり，日本ではまずそのような行動をとる

人はいないし，プライマリーケアに携わった医師はけっしてそのようにさせない。

この例のように，中国では患者が医療を選択でき，中医に関してはその傾向がより強くなる。遠方から来た患者がホテルに宿泊して，月曜日はＡ先生，火曜日は同じ科のＢ先生にかかり，処方された薬をそれぞれ試飲して自分でどの処方で治療するかを決めるといったこともよくみられる。

患者の病気指導に際しては，医師は強い父性的な態度はとらず，いつも「……した方がよいですよ」とやわらかく諭す程度に留める。

本書の症例を読むと，疑問に思われる読者の方もいると思うが，症例のデータがところどころ不備であるのは医者側の問題ではなく，このような中国人の医療の捉え方や，患者が自分の病気を自分で管理するという医療のシステムによるものであると思われる。けっして中国の医師が無責任なのではない。外来治療の医師の管理責任は日本の場合より軽いということだと思われる。一方，入院した患者はすべて医師側の管理責任下になるのだが，この場合には医師は，毎日こと細かにカルテ記載を行っていて漏れがない。

◆「中西医結合」を行うのは患者である

日本では，西洋医学の診断技術を取り入れて漢方薬の効果を評価することや，両者の治療を併用することを「東西医学の融合」と呼んでいるが，中国では中医学の「中」と西洋医学の「西」をとって「中西医結合」と呼ぶ。

日本では，初診患者に対して，もし検査がなされていないならば，検査をするか他の病院を紹介して西洋医学的な病名を診断してから，漢方医が西洋医学的治療を選択するか漢方治療をするかを判断する。そのうえで，西洋医学の治療が必要であれば，専門家を紹介する。つまり，中西医結合を指揮しているのは医師であることが多い。

ところが中国では，患者がテレビの健康番組や本などを見て，自分で自分の病気を勉強し，こういった症状については中医学の方が得意だから中医病院を受診する，健診で指摘された異常については西洋医を受診するといったように，患者自身がどの医療機関にかかるかを選択する。つまり，中西医結合を行っているのは医者ではなく，患者本人なのである。また，そのための情報（テレビの健康番組や一般向けの医学書籍）が巷に氾濫している。

◆医療保険と患者負担

　中国の医療保険制度はとても複雑で，同僚の中医師に聞いても困った顔をして的を射た返事が返ってこないことが多い。それもそのはず，保険の種類も多く，地域によって給付起点やカバーされる割合も違い，制度がしばしば変更されているからである。一般に都市は農村より条件がよく，時代とともに加入の増加が進む傾向にあり，また加入費の増額と補償条件の改善がなされてきている。

　現在は大きく分けて4つのタイプがある。①都市で働く労働者が加入する「城鎮職工基本医療保険制度」（強制），②都市に住む子どもや学生・高齢者などの非就業者が加入する「城鎮居民基本医療保険制度」（任意），③地方の農村の住民が加入する「新型農村合作医療制度」（任意），④地方からの出稼ぎ労働者が加入する「農民工医療保険」（任意）である。また，それぞれの制度で入院治療の補償と外来治療の補償は別枠で設定されており，給付起点・限度額の設定・給付率も異なっている（給付においては病院のクラスや指定病院の有無，検査の種類などによってさまざまな制限を受ける）。

　北京市の城鎮職工基本医療保険制度における外来医療費の補償比率を**表**に示す。この表によると，例えば北京市で働く人が北京市中心の大きな病院に通院し，年間25,000元（約500,000円）使ったとすると，給付起点の1,800元（約36,000円）から補償が開始され，その比率は70%で，上限は20,000元であるため，結局12,740元（約254,800円）の補償を得ることになる。

　農村では都会より条件が悪くなり，大きな病気で入院ともなると，その費

表　外来における医療費の補償比率

	給付開始額 （人民元）	地区の診療所 （%）	その他の病院 （%）	限度額 （人民元）
在職者	1,800	90	70	20,000
退職者 （70歳未満）	1,300	80	70	20,000
退職者 （70歳以上）	1,300	80	80	20,000

用はしばしば一家の年収以上の額になり，親戚などにリスク分散できない家庭は一度の病気のために，そのまま貧困状態に陥ることになる。このような状況を回避すべく，中国政府は毎年医療保険制度の見直しを行っているようである。いずれにせよ，日本の保険制度と比較すると，まだ補償は十分ではなく，医療に関して中国は日本より資本主義的であるといえる。

　腫瘍治療における中医治療の薬代は，中医師によって異なるが，北京の広安門病院で陪席した患者の例をみる限り，月に平均2,000元（約40,000円）程度である。これは，高騰する北京のワンルームマンションの賃貸料（月額）の約半額で，北京市のサラリーマンの平均月収の約1/3である（2016年1月現在）。

◆中医腫瘍科の歴史

　そもそも本来，中医学は専門科に分かれておらず，中医師はさまざまな病気を診ることを要求されてきた。しかし，中西医結合が進むなかで，徐々に専門科に分かれていった経緯がある。広安門病院の腫瘍科を例にあげると，同科は1960年代に余桂清らによって開設されている。聞くところによると，はじめは患者も少なく，あまり普及していなかったが，実験結果などから徐々に中薬の効果が西洋医や患者に対して信頼を得るようになり，次第に患者が増えていった。つまり，中医腫瘍科は，古来の腫瘍に類する病気の治験をもとに，科学研究などを経て徐々に確立されてきた，新しい伝統医学といえる。

◆中医腫瘍治療の問題点

　科学研究は，中医腫瘍科の成立と発展にとって欠かせない要素であるが，実際には実験室での結果と臨床の効果に乖離がみられる。例えば，試験管内でのいわゆる「ふりかけ実験」で抗腫瘍効果が認められる生薬はとても多いが，実際に臨床上で治療効果を発揮する生薬は少ない。また，本書の各所に記載したが，補剤などの併用を経てはじめて抗腫瘍効果を発揮する生薬もある。つまり，生薬の組み合わせによって，はじめて臨床効果が出るわけで，単に実験で抗腫瘍効果の認められた生薬を使えば，誰でも簡単に有用な処方を作れるというわけではない。やはり中医学の臨床経験が必要になってくると考えられる。

また，科学研究結果は，しばしば伝統医学と矛盾を引き起こす。例えば当帰という生薬は，女性ホルモン受容体陽性がん細胞株に対して増殖効果があるという実験結果がある。「当帰がよくない」という動物実験結果が普遍化してくると，ホルモンレセプター陽性の乳がん患者や，乳がんの危険因子をもつ患者には当帰を処方できない事態も出現しかねない。当帰は女性にとってとても有用な生薬であり，さまざまな婦人科処方に含有されるので，伝統医学の視点からみれば，当帰を外しては女性の治療はやりにくい。つまり，中薬の薬理実験の進歩が，伝統医学の継承にとって障害となる危険性もあり，動物実験の結果を解釈する人間にも伝統医学への理解が求められることになる。そうしなければ，中医腫瘍治療学は西洋医学の一部に吸収されてしまうであろう。

　がんに関して，中医学が重要な意義をもつのは，その予防効果であるが，中薬ががんの発生や再発を予防していることを示す簡便な臨床指標はない。しかし，本書で紹介した症例にもあるが，ずっと安定していたがんが中医治療を中断した後に再発するといった話もある。このように，長い時間をかけて病気の経過を観察するという経験を積み重ねることによって，医師側もはじめて中薬の効果に自信をもって処方できるようになるのである。また，こういった自信に裏打ちされた処方でないと患者に効果をもたらすことはできない。やはり，中医学による腫瘍治療には，実験結果や紙の上での勉強だけでなく，長い臨床経験が必要になってくると思われる。

◆**伝統医学を継承することの難しさ**
　伝統医学というものは，春秋戦国時代から何千年と積み重ねられてきた経験を継承していくことを是とする。一方，科学研究というものは，今まで経験的に行われていた治療や理論を，客観的かつ科学的に評価して是非を決めることをよしとしている。前者は先人の経験的な学説などを肯定することから始まり，後者は疑うことから始まる，つまり立脚する基本理念を異にする。このため，中医学の方向性に関しても，この両者がしばしばぶつかることがある。また中医師の中にも，前者を得意とする人と，後者を是とする人に分かれる傾向にある。
　何千年も続く中医学を継承するのは，人間の短い一生ではとても難しい気が

する。一方，科学的手技で中薬の効果を示すことも容易ではない。両方を両立させるのは難しく，できたとしても中途半端であるとの批判は免れがたい。

一般に中国では，後者を重んじて研究する人物が大学などの教育機関でリーダーシップを取る傾向があり，前者は民間で活躍する傾向がある。残念なことに，前者を尊重する風潮が薄れつつある傾向は中国でもみられ，西洋医学一辺倒になり漢方を排除した歴史をもつ日本の二の舞にならなければよいと思う今日この頃である。「真真的中医在民間」(本物の中医は民間にある)とよくいわれているが，これは伝統的中医学が社会的な不遇に直面しつつある現状や，伝統医学を継承していくのは地味な作業で，よほどの信念と情熱がなければ難しいことを示している。

◆ **もしも張仲景の時代にX線があったなら**

中医学や漢方医学の中核をなす思想に「証」という概念がある。この字はもともと「證」であり，『説文解字』には「告げるなり」と記載されている。つまり，漢字の意味は「患者が医者に告げる症状」ということである。「随証治療」という場合は，この症候学という意味が含まれる。

日本で漢方診療をしていると，「病院でさまざまな検査をしても異常はないが，つらい症状だけがある」といって受診する患者にしばしば遭遇する。こういった患者は，漢方医学の得意とする分野である。なぜならば漢方医学は「症状に対する学問」という側面をもっているからである。逆に，不得意なのは症状や身体所見が全くない場合の治療である。現代医学の発達により，昔は耆婆や扁鵲のような名医にしかできなかったような診断が，現在では血液検査やX線，CTやMRIなどを用いることで比較的容易に診断できる。症状や身体所見が全くない，例えば早期がんなどの場合は，伝統医学的なアプローチのみでは難しい場合がある。

このことから，伝統医学の発展の1つの方向性として，「現代医学的診断手技による，伝統医学を考慮した治療法の確立」があると思う。これに対しては「伝統医学の破壊である」といった批判もあるが，もし『傷寒論』の時代にX線技術があったとしたら筆者の張仲景は無視したであろうか？『傷寒論』の序文に書かれている「博采衆方，撰用素問，九巻，八十一難，陰陽大論……」の記載を見る限り，張仲景が現代にいたら，現在の検査手技を

積極的に診断と治療に取り入れたであろうと想像できる。伝統医学の継承は難しい。しかし、これを無視してはならないし、これにこだわりすぎてもいけないのである。

◆日本漢方と中医学

日本漢方と中医学の相違などについては、多くの人が述べているので一般的な事柄は割愛する。ここでは漢方医学が中国医学から日本的な発展を遂げた経緯について持論を述べたい。

日本の湯本求真著の『皇漢医学』の序文にはこう書かれている。「仲景師を出せる支那にありては、その医方を顧るもの少なかりしに之を輸入せし本邦に於いてはよく之を活用せり。故にまた之を皇漢医学と称す」。つまり、『傷寒論』『金匱要略』の著者とされる張仲景を輩出した中国では、これらを重要視しなくなり、逆にこれを輸入した日本で有効利用されているというのである。実際に、『傷寒論』収載の葛根湯という処方があるが、日本では一般人にも知名度の高い処方であるにもかかわらず、中国の街中の薬局でこのエキス剤を買うことは難しい。

中国の長い歴史の中で、さまざまな中医学の思想家が出て、本場では『傷寒論』『金匱要略』の時代の考え方が薄れてしまう一方で、日本では多くの代償を払って得た外国の貴重な情報として後漢時代のこの書籍を大切に扱っている。

このことのマイナス面を取り上げて、日本の漢方医学を「情報不足や薬品不足などから成立した変形した中医学である」と批判する人がいるが、これに対しては異議を唱えたい。江戸時代の折衷派、有持桂里の著書をみると、その使用生薬の種類の多さに「日本でもこんな珍しい生薬を使っていたの？」と驚くことがある。また、江戸時代末期から明治初期に活躍した浅田宗伯の治験集『橘窓書影』を見ると、中国の老中医に引けをとらないほど、使っている処方のレパートリーは広い。日本人の緻密な性格のためか、江戸末期の考証学派の精度は高く、中国でも認められている。

中医学が重視する考え方に「因地制宜」がある。中国と日本では人の性格や生活習慣が異なるため、中医学の処方運用に関しても多くの過程で「日本化」を経て日本漢方が完成されたと思う。日本で日本人を治療するのである

ならばなおさらで，日本漢方の経験は無視できない重要な存在である。また，中国でも経方学派という中医学の流派があり，日本漢方と同様に『傷寒論』『金匱要略』を重視しており，彼らの間では日本の漢方医の思想や腹診に関しての研究が行われている。

◆中国文化は日本文化の源流である

　河南省の鄭州にある前漢時代の墓を訪れたときのことである。カビくさい独特の臭いのする墓の中をガイドが案内してくれた。その際，壁画に描かれている絵を指さして，豆腐を作っているものだと説明してくれた。それを聞いたとき，日本の食文化の源流は中国にあったのだと非常に感動したことを覚えている。

　また，西安を旅行したときに，空海が留学した青龍寺跡（近年，再建された）を訪れた。附属の資料館では，日本の硬貨である和同開珎が発掘された記事が展示されていた。遣隋使・遣唐使は，当時の日本政府の支援を得て，遭難の危険にさらされながら命がけで中国に行き，文字・宗教・都市計画などの文化を吸収して日本に持ち帰った。それまであまり意識したことはなかったが，そもそもわれわれが普段用いている漢字はすべて中国から来たものであり，昭和の初めまでは漢文の素養があるかどうかはその人の教養を表す１つの尺度であった。

　このように，日本文化の原型は中国にあるといっても過言ではないと思う。ましてや漢方医学は中国の医学を日本流に発展させてできたものである。今後の日本漢方の発展のためには，絶えずこの源流の中医学の研究を行っていくことが重要であると思う。

平崎 能郎

名中医の略歴と学説の特徴

◆張代釗

　1929年，四川省生まれ。1955年，山西医学院（現山西医科大学）卒業。1958年，西医中医学習班で中医学を習得した。中国中医科学院広安門病院腫瘍科主任・中国衛生部日中病院主任医師・北京中医薬大学教授を歴任。

　氏は中医学の腫瘍の病因病機および歴代各家の医書を参考にして，腫瘍発生の病機は主に，気血不和・痰湿不化・毒邪為患・臓腑虚損であると考える。また，一般的な腫瘤の治療は，理気活血（活血化瘀）・通経活絡・化痰利湿・軟堅散結・解毒止痛・補気養血・和胃健脾・滋補肝腎の八大法則に帰着するとしている。治療の過程では，すべてにおいて，常に患者の脾胃の機能に対して注意を払い，治療の目的は，食欲を増進させ，早期の健康回復を図ることとすべきであるとしている。

　氏の常用方剤は，以下のとおりである。

- 肺がん：参麦飲・養陰清肺湯・批把膏・二冬膏・千金葦茎湯・人参蛤蚧散・桔梗湯・麦味地黄湯・二母寧嗽湯など。
- 胃がん：四君子湯・香砂六君子湯・参苓白朮散・二陳湯・逍遙散・橘皮竹茹湯・旋覆花代赭石湯・理中湯・桃紅四物湯・失笑散・酸棗仁湯・十全大補湯など。
- 肝臓がん：四君子湯・茵蔯蒿湯・茵蔯五苓散・逍遙散・温胆湯など。
- 大腸がん：六君子湯・参苓白朮散・附子理中湯・四神丸・薏苡附子敗醬散・桃紅四物湯・当帰補血湯など。
- 食道がん：香砂六君子湯・二陳湯・旋覆花代赭石湯・栝楼薤白白酒湯など。
- 乳がん：橘葉湯・逍遙散・銀花甘草湯・益気養栄湯・当帰補血湯など。
- 子宮頸がん：八正散・六味地黄湯・帰脾湯など。

◆朴炳奎

　1937年吉林省生まれ（朝鮮族）。1959年，大連医科大学卒業。1962年，西医中医学習班にて中医学を習得した後，西苑病院の入院患者担当医師となり，

当初は脳神経科で針灸治療を専門とした。1963年より中国中医科学院広安門病院勤務（当初は消化器内科・糖尿病内科を専門とした）。1974年，同院の腫瘍科病棟開設にあたり，75年，腫瘍科に移籍（上司・先輩に余桂清・段鳳舞・張代釗ら）。以降，現在に至るまで，がんの中西医結合を専門とする。

現在，中国中医科学院首席研究員・主任医師，全国中医腫瘤医療センター主任。北京抗癌学会副理事長・中国中医科学院広安門病院副院長を歴任。末期肺がん患者に有効な「益肺清化膏」（黄耆・党参・沙参・桔梗・麦門冬・紫苑・拳参・白花蛇舌草・仙鶴草）や「肺瘤平膏」（西洋参・三七・黄耆・草河車・敗醤草・白花蛇舌草・桃仁・貝母・桔梗）などを創製した。日本への留学歴（国立がんセンター）があり，中国国内のみならず日本でも論文報告を行っている。氏の治験や治療思想をまとめた著作に『朴炳奎治療悪性腫瘤経験撷萃』がある。

氏のがん治療は弁証論治が基本であるが，病状によって健脾化痰・和胃理気・益気養陰などを行う。具体例をあげると，四君子湯に白豆蔲・砂仁・炒三仙などを加えて益気健脾を行う。益気養陰には沙参麦門冬湯を用い，香砂養胃湯で気機を通暢し，化痰散結には二陳湯に栝楼・夏枯草・浙貝母・白僵蚕などを加味して用いる。総じて健脾和胃・化痰理気の処方の頻度が高い。祛瘀攻邪の際も脾胃を補益する薬を必ず併用し，補益扶正の際は，必ず気機を通暢する薬を配合する。つまり「祛邪し正気傷らず，補して邪を留めず」の原則に従う。抗がん生薬でがんを攻撃しながらも脾胃の気を補い，片時も気血生化の源泉を涸れさせないように心がける。このことで薬物の効果が出やすくなり，薬物同士がうまく働き，相乗効果を生むことができるとしている。

◆劉嘉湘

1934年，福建省生まれ。1962年，上海中医学院卒業。上海中医薬大学附属龍華病院腫瘍科で終身教授を勤める。

がんの原因は，正気の虚損・陰陽失調・臓器の機能失調により，客邪が病変部に留まったためであり，痰と邪毒が混ざり合って腫瘍塊が形成されるとしている。

治療は扶正培本を基本においている。肺がんの治療法に関しては，「肺から離れず，肺に止まらず」としている。肺以外では五臓の中で脾腎を重要視

している。特に末期の肺がん患者に対しては，温腎と健脾によって，諸症状の改善のみならず，生体の正気を回復することができ，そのことによって化痰軟堅・清熱解毒の治療が有効となり，患者のQOLを高め，予後を改善することができるとしている。

　温腎法としては，肉蓯蓉・仙霊脾・胡芦巴・菟絲子・仙茅・鎖陽・補骨脂・巴戟天・山茱萸などを随証的に用いる。健脾の方法としては，六君子湯加減を常用し，生薬では黄耆・人参・党参・太子参・白朮・茯苓・山薬・薏苡仁・半夏・陳皮・八月札・山楂子・焦神麹・天門冬・麦門冬などを常用している。また，津液虧損の患者で生津薬が無効な場合は「釜底無火」で気化できない状態であるとし，附子を加えて蒸気生津する。清熱解毒薬が初めは効いたのに次第に効かなくなる理由は，身体羸弱によるためであり，やはり附子を加えて諸薬の効果を引き出すべきであるとしている。

◆郁仁存

　1934年，浙江省生まれ。1955年，広西医学院を卒業。1959〜61年，西医中医学習班で中医学を習得した。首都医科大学附属北京中医病院腫瘍センター名誉主任。数々の国家研究プロジェクトに参加した経歴をもち，中国での中西医結合がん治療を確立した人物のうちの1人である。著書に『中医腫瘤学』『癌症研究』などがある。がんの病因として「内虚学説」（正気が内に充実していれば，外邪に冒されない）を打ち立て，臓腑の虚損が，がんの発生と増殖の根本原因であるとした。

　氏はその内虚の最も重要な部位として脾胃をあげる。一般に脾胃は後天の本と呼ばれ，気血生化の源であるが，その一方で脾胃は中焦に位置し，各臓腑の気機の運行の交差点でもある。脾胃の昇降気機が正常であれば，心肺の陽気が降り，肝腎の陰気が昇る。脾胃は他臓を滋養する作用をもち，五臓六腑の本といえる。この脾胃が衰えることで他の四臓も衰え，さまざまな病気が生じる。がん患者も例外ではなく，脾胃の衰えが病因となる，しかも，がん治療（手術・化学療法・放射線療法）の過程でさらに脾胃は損傷を受ける。こうしたことから，氏は，がんの治療に際しては補脾を主体とし，さらに清熱解毒・活血化瘀の薬を用いる場合も，脾胃を傷めないように薬性が和平のものを選択し，大辛・大苦・大寒・滋膩の生薬を避けるようにしている。

また，氏は脾胃の重要性を説くと同時に，先天の本である腎を補うことも重要であるとしている。古来，補脾と補腎どちらが重要かという議論があるが，氏はどちらかに拘ることなく患者を観察し，随証的に治療することが望ましいとしている。治療としては，健脾補腎薬として生黄耆・党参・茯苓・白朮・女貞子・枸杞子・菟絲子・鶏血藤・山茱萸・焦三仙・鶏内金・砂仁などを多用し，化学療法の期間は，理気和胃・降逆止嘔・補血の薬物（橘皮・竹筎・半夏・仙霊脾・阿膠・紫河車など）を用い，地固め療法では半枝蓮・白花蛇舌草・白英・竜葵・蛇苺・草河車などの清熱解毒薬を配合することが多い。

◆邵夢揚

　1958年，河南医学院卒業。河南省の名老中医（李振華・李雅言・呂承全・鄭頡雲・石冠卿など）に師事し，中医学を習得。長年臨床と教育に携わり，古典研究を行って臨床に応用した。1979年より河南省腫瘤病院に勤務し，内科主任を歴任。河南中医学院客員教授。著書に『中西医結合腫瘤内科学』『中医腫瘤治療学』などがある。

　氏は，「がんは局所の問題ではなく全身疾患の結果が体の一部に形成されたもので，その病因は複雑であり，気鬱・気虚・血瘀・痰濁・六淫・邪毒などがあげられる。人は自然の一部であり，人と社会がそうであるように，五臓六腑と生体は有機的に繋がっている。したがって，がん治療も全人的に行わなければならない」としている。

　治療に際しては，まず患者の情緒の乱れを把握し，脾胃を重点的に診て，それから肝腎の状態を斟酌して扶正化瘀・化痰軟堅・解毒散結などの法を行う。また，治療の時期や強度を患者の状態をみながら調節し，全人的な治療を行うことも重要であるとしている。肝臓がんの治療に関しては，肝木と相克の関係にあって，かつ後天の本である脾胃も目標にして行う。また，急性白血病に関しては清熱解毒涼血法を行うとしている。

◆潘明継

　1933年，福建省生まれ（2012年病没）。1955年，福建医学院卒業。1961年，衛生部主催第一期福建省西医中医学習班で中医学を習得。福州市第一病院主

任医師・福州市中西医結合腫瘤研究所所長・福建中医学院教授を歴任。

1960年代より，がんの中西医結合治療の臨床と研究に携わる。三尖杉（*Cephalotaxus fortunei* Hook.f.）の抗がん作用を報告し，西洋薬と中薬の合剤で抗がん処方である志苓カプセル＊を創製した。

治療に関しては扶正培本が重要であるとし，関連した基礎実験や臨床研究を行った。進行期・末期の胃がんに対する理胃化結湯（党参・白朮・茯苓・甘草・黄耆・熟地黄・黄精・白毛藤・白花蛇舌草・芡実・山薬・大棗・沙参・枸杞子・田三七・羊肚棗），副鼻腔咽喉がんに対する放射線治療に際しての扶正生津湯（麦門冬・天門冬・沙参・玄参・生地黄・白茅根・玉竹・金銀花・白花蛇舌草・白毛藤・丹参・党参・茯苓・白朮・甘草）併用療法，化学療法の副作用に対する扶正健脾湯（黄耆・党参・白朮・茯苓・甘草・熟地黄・枸杞子・何首烏・黄精・女貞子・沙参・麦門冬・鶏血藤・芡実・山薬）の予防効果などを報告した。

＊志苓カプセル：黄耆・女貞子・黄精・北沙参・麦門冬・党参・白朮・茯苓・絞股藍・白毛藤・仙鶴草・遠志・陳皮・山薬・芡実・甘草・インドメタシン・デキサメサゾン・スピロノラクトン・ファモチジン・ジアゼパムが成分。

◆潘敏求

1941年，湖南省生まれ。1968年，湖南中医学院卒業。湖南省中医薬研究院臨床研究所所長。著書に『中華腫瘍治療大成』がある。

がんの病機には，発病から進展の各段階において一貫して「瘀・毒・虚」が存在するとした。瘀とは，邪毒によって生体に気機運行失調・気塞不通・血脈不行が生じ，気血がぶつかり合い，蓄積して塊を生じることを指す。毒とは，外から生体内に侵襲した発がん物質や体内で生じた寒熱痰湿などである。虚とは，臓腑の気血虧損・気血津液不足などの腫瘍発生の根本原因を指す。治療は健脾理気・化瘀軟堅・清熱解毒が基本であるとしている。

また，氏は中薬による化学療法・放射線療法の副作用軽減に関する多数の研究を行ってきた。肝臓がんに用いる肝復方（党参・黄耆・白朮・茯苓・香附子・柴胡・穿山甲・桃仁・沈香末・丹参・蘇木・生牡蛎・鼠婦・蚤休・陳皮・全蝎）や，耳鼻咽喉がんに用いる鼻咽復方（参鬚・黄耆・石斛・麦門冬・金銀花・連翹・蚤休・桃仁）などを創方した。

◆李佩文

　1942年，遼寧省生まれ。1967年，北京医科大学卒業。1984年，中国中医科学院広安門病院腫瘍科修士課程を終了。中日友好病院中医腫瘍科主任・北京中医薬大学教授。

　30年以上にわたって，悪性腫瘍に伴う滲出液・がん性疼痛・中医舌診・中医外用薬などの研究に携わる。「六味地黄丸による食道がん予防の基礎および臨床研究」や「抗がん剤の血管外漏出による皮膚損傷に対する中医外用薬の効果」で中国国家科学技術部からの受賞歴があり，『実用中西医結合腫瘤内科学』『腫瘤中医外治法』『腫瘤常見症状鑑別診断与処理』など多数の著作がある。

　肺がんの病因は，陰虚内熱・毒瘀交結であるとする観点から，養陰清熱・解毒散結の平肺方（党参・沙参・百合・麦門冬・五味子・桑白皮・貝母・栝楼・白芨・魚腥草・白花蛇舌草）を創方した。また，肺がんの経過で陥る肝腎陰虚に対して六味地黄丸加減を効果的に用いている。がん性疼痛は正虚邪実であるとして，補養を本治，通利を標治とする治療がよいとして，活血化瘀通絡・扶正補虚・化痰除湿・安神鎮静の痛塊消内服液（延胡索・烏薬・姜黄・自然銅・蒲公英・蚤休・白芥子・王不留行・乳香・冰片）を常用処方としている。

◆孫桂芝

　1937年，山東省生まれ。1964年，山東医科大学卒業。卒後しばらくは病理学を専攻した。1971年より中国中医科学院広安門病院に勤務すると同時に西医中医学習班で中医学を習得。その後，同院腫瘍科教授・主任，中医腫瘤研究センター副主任兼教授を歴任。多くの学生（修士・博士）を指導した。著書に『常見腫瘤診治指南』『孫桂芝実用中医腫瘤学』，関連著作に『孫桂芝弁治十五種悪性腫瘤』『腫瘤良方：孫桂芝治験精要』『孫桂芝学術経験伝承録』『孫桂芝腫瘤病中医臨証実録』などがある。

　伝統医学を踏襲しつつ，西洋医学のバックグラウンドを活かした臓器別の弁証論治と処方の創製を行った。以下に例をあげる。

　胃がんの治療法は昇降気機の回復と祛瘀生新であるとし，胃癌経方（白芷・生蒲黄・露蜂房・血余炭）・昇降開胃化瘤方（代赭石・鶏内金・生麦芽）を創製。

食道がんの治療法は開鬱破結であるとし，二朮鬱霊丹（余桂清創製処方。莪朮・白朮・鬱金・威霊仙・丹参）を用いた。
　肝がんの治療法は軟堅散結であるとし，軟肝方（水紅花子・桃仁・地竜・鼈甲・亀板）を用いた。
　大腸がんの治療法は陽明湿熱を清利することであるとし，変通芍薬散（秦皮・黄連・木香・檳榔・白芍・当帰・炙甘草）を頻用。
　乳がんの病因は肝気鬱結・肝脾不和であるとし，逍遙散を基本処方とした。
　また，脳腫瘍は肝腎の異常であり，祛風通絡散結の加味慈桃丸（山慈菇・胡桃肉・菊花・天麻・全蝎・蜈蚣・白僵蚕）の加味方を用いた。

◆林洪生

　1949年生まれ。1976年，北京中医薬大学卒業後に中国中医科学院広安門病院腫瘍科に勤務（上司・先輩に余桂清・段鳳舞・張代釗・朴炳奎ら）。現在，同科主任。
　バックグラウンドは中医であるが，科学的懐疑手技の視点を重視する。当初は中薬によるがん治療に疑問をもっていたが，臨床研究や上司の治験例を通じて治療効果の確信を得て，がんの中西医結合治療に没頭する。著書に『悪性腫瘍中医診療指南』『中国百年百名中医臨床家叢書・余桂清』がある。
　氏は，肺がん・消化器系がん以外に，悪性リンパ腫の治療に長じている。がんの中西医結合治療をプロトコル化して行う。以下に例をあげる。
① 手術前は補気養血・健脾益気・滋補肝腎を行い，陰陽気血の平衡状態を保ち「陰平陽秘」の状態にする。術後は補気養血・健脾和胃によって手術による消耗をいち早く回復させる。
② 化学療法中は気血が損なわれやすいため，補気養血・健脾和胃・滋補肝腎を主とする。
③ 放射線治療中は放射線の熱毒によって傷陰されるため，養陰生津・活血解毒・涼補気血を主とする。
④ 寛解期や安定期は益気解毒活血を主体とする。
⑤ 手術適応および放射線・化学療法の適応がない末期患者には，益気養血・解毒散結を行う。
　いずれの段階でも患者の病状に合わせて，扶正を主とするか，祛邪を主と

するか，両者を同時に行うか，交互に行うか，適切に弁証論治を行う。

また氏は，臨床上，軽剤・補剤を頻用している。外感の場合は強い薬で攻邪するのがよいが，がんの場合は慢性虚損の内傷であり，強い攻毒の薬は適していないとしている。

◆李建生

1940年，河北省生まれ。私財を投じて患者を助けた祖父の影響で医学を志す。1966年，公安医学専門学校卒業。中国中医科学院研究生を経て中医学を習得。謝海洲・朱良春などに師事。北京五棵松中医クリニック主任・中国中西医結合協会腫瘍専業委員会理事。著書に『中国動物薬現代研究』『鮮薬用動物図譜』などがある。

氏は，がんは慢性疾患であり，正常な細胞ががん化するまで10〜20年かかるといわれているが，その過程での前がん状態の細胞を治療することが必要であるとする。中医学では老化ともに腎虚になり，その腎虚が発がんの内因の1つであるが，がん患者が手術や化学療法・放射線療法を受けると，ますます腎虚が進むため，腎気を扶助することが大切であり，益精助陽が治療の基本であるとしている。

動物生薬由来の抗がん中成薬「金竜カプセル（鮮守宮・鮮金銭白花蛇・鮮蘄蛇）」を考案した。

◆黎月恒

湖南省の名中医の1人。1977年より湖南省腫瘍病院に勤務。中西医結合科主任。湖南省中西医結合学会腫瘍専業委員会主任委員。著書に『腫瘤特色方薬』がある。

肺がんは，陰虚型・陰虚兼気虚型・血瘀型・火熱型の4タイプに分けられ，大部分に陰虚がみられるため，治療は益気養陰・清熱解毒が基本であるとしている。

◆謝広茹

1976年，黒竜江中医薬大学医療系卒業。天津市腫瘍病院中西医結合科主任。著書に『臨床癌症疼痛治療学』がある。

李東垣が「脾胃を内傷すれば，百病すなわち生ず」と述べているように，脾胃は気血生化の源であり，陰陽昇降の要である。氏は，がん治療においては，この胃気の調理と保護が重要であるとしている。

　処方では，気血両虚の八珍湯を頻用している。また，臨床経験にもとづいた加減法を行い，より患者の症状改善に努めている。例えば，以下のようなものである。

- 益気助陽の処方に，脾胃の昇降を調えるため陳皮・青皮・蘇子などを加味する。
- 温熱の処方に，温燥を防ぎ脾胃を滋養し保護するために天門冬・黄精・山茱萸などを加える。
- 祛湿活血の処方に，山薬・白朮を加えて健脾益気する。
- 補益の処方に，白豆蔲・香附子・蘇葉・広木香を加え，脾胃の気を通暢する。
- 清熱攻邪の処方に，焦三仙・鶏内金・穀芽などを加えて健脾し，運化を助け正気を損なわないようにする。

◆花宝金

　1964年，黒龍江省生まれ。1986年，黒龍江中医薬大学卒業。医学博士。1999年より中国中医科学院広安門病院腫瘍科に勤務。がんの中西医結合治療を朴炳奎，中医内科を路志正に学ぶ。現在同院副院長。中国中医科学院腫瘤研究所教授・副所長。

　肺がんの治療に関しては，脾胃の治療が重要であるとしている。また，がん治療は一般に扶正固本が基本であるが，随証的に経方を取り入れている（例えば胃がんの治療に旋覆花代赭石湯など）。また気機の失調が万病のもとであるとし，『傷寒温疫条弁』の昇降散（蟬退・白僵蚕・姜黄・大黄）を頻用している。

◆周岱翰

　1966年，広州中医学院卒業。同大学（現在は広州中医薬大学）首席教授・中医腫瘤研究所所長・広東省中医腫瘤治療センター主任などを歴任。中医オンコロジーの系統的教育を開始した人物の1人。著書に『中医腫瘤学』『常用抗腫瘤中草薬』『腫瘤治験集要』『中医腫瘤食療学』などがある。

氏は経方派（経方を重んじる学派）で，がんの中医治療は，六経弁証論治と八綱八法にもとづくべきであるとしている。しかし，治療に際しては，経方を尊重しつつも，それにとらわれず温病学や最新治験・実験研究の結果も取り入れて行うべきであるとする。また，がんは糖尿病や高血圧と同じ慢性疾患であり，中薬を服用することによって，がん細胞は「改邪帰正」つまり悪性度が減り，長期にわたる担がん生存が可能になるとしている。

◆李萍萍

　1951年生まれ。1976年, 北京中医薬大学卒業。ジョージ・ワシントン大学, カリフォルニア大学, ミズーリ大学などへの留学歴がある。北京大学腫瘤病院中西医結合科主任教授。

　長年，中医学の臨床試験に携わり，中医の弁証論治に科学的な評価方法を取り入れるなど，努めて中医臨床研究のエビデンス性を高めてきた。

　中薬は，化学療法・放射線療法の副作用の軽減や，末期のがん患者の緩和治療に効果を発揮するとしている。

抗がん生薬一覧

あ

威霊仙（いれいせん）

威霊仙として用いられてきた植物の起源は多く，ゴマノハグサ科・キク科・キンポウゲ科・ユリ科など多岐にわたるが，現在ではキンポウゲ科サキシマボタンヅル *Clematis chinensis* Osbeck，同科ホソバクサボタン *Clematis hexapetala* Pall.，同科タチセンニンソウ *Clematis mandshurica* Rupr. の 3 種類が威霊仙として認められ，これらの植物の根を用いている（別名・鉄線蓮）。成分にトリテルペノイド・サポニン・フェノール類を含む。

サポニン分画が白血病細胞株 HL-60 に対して細胞毒性を有するとの報告がある[1]。

『滇南本草』には「味辛苦，性温。十二経絡を行らす。胸膈中冷寒気痛を治し，胃気を開く。能く噎膈，寒湿筋骨を傷るを治し，湿脚気を止む」と記載されている。祛風湿・通経止痛・消骨哽の効能があり，関節痛・神経痛・麻痺・打撲，咽に異物（魚の骨など）が刺さったときなどに効果があるとされ，風湿・痰濁・積聚を伴う食道がん・胃がん・大腸がん・皮膚がん・脳腫瘍などに応用されている。

1) Mimaki Y, et al. Triterpene Saponins from the Roots of *Clematis chinensis*. J. Nat. Prod., 2004, 67 (9), p.1511-16.

烏薬（うやく）

クスノキ科テンダイウヤク *Lindera aggregata* (Sims) Kosterm. の塊根。成分として，モノテルペン（リモネン・ボルネオール），セスキテルペン（β-フムレン・リンデラクトン・イソリンデラクトン）などを含む。

イソリンデラクトンが肺がん細胞株 A549 に対してセルサイクルを止め，アポトーシスを誘導するという報告がある[2]。マウス肉腫細胞株 S180 において抑制作用をもつ。

『本草綱目』には「中気，脚気，疝気，気厥，頭痛，腫脹，喘急を主治し，小便頻数および白帯を止む」と記載されている。味辛，性温。帰経は肺・脾・腎・膀胱。行気止痛・温腎散寒の効能があり，胸腹痛・消化不良・嘔吐・喘息・頻尿・夜間尿などに用いる。肝気鬱結・寒鬱気滞・気滞血瘀の肺がん・食道がん・胃がん・乳腺がんなどに応用する。

 2）Chang WA. Isolinderalactone inhibits proliferation of A549 human non-small cell lung cancer cells by arresting the cell cycle at the G0/G1 phase and inducing a Fas receptor and soluble Fas ligand-mediated apoptotic pathway. Mol Med Rep. 2014, 9（5），p.1653-9.

黄耆（おうぎ）

マメ科のキバナオウギ *Astragalus membranaceus*（Fisch.）Bge. やナイモウオウギ *Astragalus membranaceus*（Fisch.）Bge. var. *mongholicus*（Bge.）Hsiaoの根。成分にイソフラボノイドのホルモノネチン，トリテルペンサポニンのアストラガロシド，コリン，ベタインなどを含む。

サポニン成分がヒト大腸がん株移植動物実験モデルにおいてNSAID-activated geneに作用することで，増殖抑制とアポトーシスを誘導する作用が報告されている[3]。

『神農本草経』には上品として収載され，「癰疽久敗瘡を治し，排膿し痛を止む。大風癩疾，五痔鼠瘻。虚を補う」と記されている。人参とともに代表的な補気薬である。味甘，性温。帰経は肺脾。補気固表・托毒排膿・利水消腫の効能があり，疲労倦怠・下痢・脱肛・多汗症・浮腫・内臓下垂・糖尿病・腎不全・創傷治癒不良などに用いる。中医がん治療における扶正固本に関しての重要な生薬の1つである。

 3）Kathy K.W.Auyeung, et al. A novel anticancer effect of Astragalus saponins：Transcriptional activation of NSAID-activated gene. Int. J. Cancer. 2009, 125（5），p.1082-1091.

黄芩（おうごん）

シソ科コガネバナ *Scutellaria baicalensis* Georgiの周皮を除いた根を乾燥したもの成分にフラボノイドのバイカリン・バイカレイン・オウゴニンなどを含む。

オウゴニンにはTRAILを介したアポトーシスを増幅する作用[4]や，乳がん細胞株に対するエストロゲンレセプターを介さない経路で細胞死を促す作用[5]など，多数の抗がん作用の報告がみられる。

『神農本草経』には「諸熱黄疸，腸澼泄利を治し，水を逐い血閉を下し，悪瘡疽蝕，火瘍」と記載されている。また，『傷寒雑病論』収載の多くの処方（大小柴胡湯・瀉心湯類・黄芩湯など）の構成生薬でもある。味苦，性寒。瀉火解毒・清熱燥湿・止血・安胎の効能があり，湿熱による肺炎や腸炎などの感染症や，化膿性皮膚疾患や胎動不安に用いる。湿熱・火毒内盛の副鼻腔がん・咽頭がん・喉頭がん・肺がん・膵臓がん・白血病・子宮頸がん・悪性黒色種などに応用される。

4) Yang L, et al. Wogonin enhances antitumor activity of tumor necrosis factor-related apoptosis-inducing ligand in vivo through ROS-mediated downregulation of cFLIPL and IAP proteins. Apoptosis. 2013, 18 (5), p.618-26.

5) Chung H, et al. Anticancer effects of wogonin in both estrogen receptor-positive and -negative human breast cancer cell lines in vitro and in nude mice xenografts. Int J Cancer. 2008, 122 (4), p.816-22.

王不留行（おうふるぎょう）

ナデシコ科ドウカンソウ *Vaccaria segetalis* (Neck.) Garcke の種子。バクセゴシド・バッカロシドなどのサポニンを含有。

マウス肉腫細胞株S180に対して，制がん活性が認められたとする報告がある[6]。

『神農本草経』には「味苦，平。金創を主る。血を止め，痛を逐い，刺を出す。風痺内寒を除く」と記載がある。『金匱要略』収載の王不留行散に接骨草・桑白皮などとともに配合されている。行血通経・催生下乳・消腫斂瘡の効能があり，無月経・乳汁分泌不良・難産・血淋・癰腫・切り傷などに用いる。また，乳がん・肝臓がん・肺がん・胃がんなど，幅広く瘀血阻滞を伴う腫瘍に対して使用されている。

6) 馮威健ほか. 制癌性漢方生薬に関する研究－王不留行の制癌作用について－. 生薬学雑誌. 1991, 45 (3), p.266-69.

か

開金鎖（かいきんさ）

タデ科ダッタンソバ *Fagopyrum tataricum* Gaertn. の根状茎。成分として p-クマル酸・フェルラ酸などを含む。

肝細胞がんの細胞株 H22 に対して P53 の発現を増強することで，抗がん的に作用するという報告がある[7]。

『本草従新』（1757 年刊）には「苦平。風湿を去る。手足不遂，筋骨疼痛を治す。蒼朮当帰と同用し甚だ効あり」と記されている。敗毒抗癌・消腫斂血の効能があり，頭頸部のがんや浮腫・出血に用いられる。

> 7) Peng W, et al. Antitumor activity of tatariside F isolated from roots of *Fagopyrum tataricum* (L.) Gaertn. against H22 hepatocellular carcinoma via up-regulation of p53. Phytomedicine. 2015, 22 (7-8), p.730-6.

夏枯草（かごそう）

シソ科ウツボグサ *Prunella vulgaris* L. の花穂。成分としてトリテルペンのウルソール酸，その配糖体プルネリン，フラボノイドのルチン，塩化カリウムなど多量の無機物質，タンニンなどを含む。

成分のウルソール酸は，抗がん作用に関するさまざまな報告がある[8]。

『神農本草経』には「寒熱，瘰，鼠，闘創，破症，散癭，結気，脚腫，湿痺を主る」と記載されている。味苦辛・微甘，性寒。清泄肝火・瀉火明目・化痰散結・平抑肝陽の効能があり，扁桃腺炎・結膜炎・めまい・頸部リンパ節腫脹・乳腺炎・甲状腺腫・高血圧などに用いられる。痰火・熱毒鬱結の肝臓がん・胃がん・大腸がん・脳腫瘍・肺がん・副鼻腔がん・多発性骨髄腫・悪性リンパ腫・甲状腺腫がん・耳下腺がん・乳がん・子宮頸がんなどに応用されている。

> 8) Catherine C. Ursolic Acid and Other Pentacyclic Triterpenoids : Anticancer Activities and Occurrence in Berries. Berries and Cancer Prevention. Springer, 2011, p.41-49.

莪朮（がじゅつ）

ショウガ科ガジュツ *Curcuma zedoaria* (Christm.) Rosc. の根茎。クルクミ

ン類・モノテルペン・セスキテルペンを含む。

精油成分による肺小細胞がんに対する抑制効果の報告[9]や，パクリタキセルの抗腫瘍効果を増強させる[10]など多数の報告がある。

『本草綱目』には蓬莪朮と記され「心腹痛，中悪疰忤鬼気，霍乱冷気，酸水を吐し，毒を解し飲食消せざるを主治す」と記載されている。味辛苦，性温。破血祛瘀・行気止痛の効能があり，瘀血による腹痛・肝脾腫・心腹脹痛・無月経などに用い，子宮頸がん・卵巣がん・胃がん・膀胱がんなどに応用されている。

9) Chen CC, et al. Chemical constituents and anticancer activity of *Curcuma zedoaria* roscoe essential oil against non-small cell lung carcinoma cells in vitro and in vivo. J Agric Food Chem. 2013, 61 (47) p. 11418-27.
10) Zhou Y. Fully human HER2/cluster of differentiation 3 bispecific antibody triggers potent and specific cytotoxicity of T lymphocytes against breast cancer. Mol Med Rep. 2015, 12 (1), p. 147-54.

九香虫（きゅうこうちゅう）

カメムシ科ツマキクロカメムシ *Aspongopus chinensis* Dallas の乾燥した全虫。成分にトランス-2-ヘクサナール・ディセナル・オクテナルなどを含む。

近年では抗菌作用・抗がん作用も報告されている[11]。

『本草綱目』には「膈脘滞気し，脾腎が虧損するを主治す，元陽を壮んにす」と記載されている。理気止痛・温中助陽の効能があり，胃痛・季肋部痛・インポテンス・腰痛・膝の痛みなどに用いる。

11) Zhang L, et al. A Review on Research and Application on the Resource of *Aspongopus chinensis* Dallas. Journal of Southwest China Normal University, 2011 (5)

急性子（きゅうせいし）

ツリフネソウ科ホウセンカ *Impatiens balsamina* L. の種。成分としてパリナリン酸，バルサミナステロール，α-スピナステロール，β-シトステロール，β-アミリン，ホセンコールAなどを含む。

口腔扁平上皮がん細胞株 HSC-2 に対して，AMPK 経路の活性化を介して抑制的に働くという報告がある[12]。

『本草綱目』には「難産，積塊，噎膈を治し，骨哽を下し，透骨通竅す」と記載されている。破血消積・軟堅・行瘀通経などの効能があり，無月経・腹部腫瘍・嚥下困難・皮膚のできもの・咽に異物（魚の骨など）が刺さったときなどに効果があるとされる。古典の記載から，食道がんや咽頭・喉頭がんなどに応用されている。

 12) Shin JA, et al. AMPK-activated protein kinase activation by *Impatiens balsamina* L. is related to apoptosis in HSC-2 human oral cancer cells. Pharmacogn Mag. 2015, 11, p.136-42.

姜黄（きょうおう）

ショウガ科ウコン（アキウコン）*Curcuma longa* L. の乾燥根茎。成分としてクルクミン・シネオール・アズレン・カンファーなどを含む。

クルクミンの抗がん作用に関しての報告は多数あり，細胞周期への影響など，その分子メカニズムに関しての解明が進んでいる[13]。

『新修本草』には「心腹結積，疰忤を主り，下気し破血し，風熱を除き，癰腫を消す」と記載されている。味辛苦，性温。破血行気・通経止痛の効能があり，胸腹部の痞え・脹り・痛み，上肢痛・腹部のしこり・無月経・産後の腹痛・打撲・化膿性皮膚炎などに用いる。気滞血瘀の食道がん・卵巣がん・肝臓がんなどに応用されている。

 13) Gaurisankar Sa, et al. Anti cancer effects of curcumin：cycle of life and death. Cell Div. 2008, 3：14

魚腥草（ぎょせいそう）

別名：十薬。ドクダミ科ドクダミ *Houttuynia cordata* Thunb. の地上部を乾燥させたもの。成分にデカノイルアセトアルデヒド・ラウリルアルデヒド・クエルシトリン・カリウム塩などを含む。

魚腥草の抽出液が大腸がん細胞に対してミトコンドリア依存的経路を介してアポトーシスを誘導する作用があるとする報告[14] や，白血病細胞株（Jurkat, U937）に対して増殖抑制作用を有するという報告[15] がある。

『本草綱目』には「熱毒癰腫，痔疾脱肛を散じ，痁疾を断じ，䘌毒を解す」と記載されている。味辛，性寒。清熱解毒・消癰排膿・利尿通淋の効能があ

り，肺癰（肺化膿症）・喀痰・喘鳴・下痢・尿道炎・膀胱炎・化膿性皮膚炎・できもの・腫れもの・痔瘻・脱肛などに用いる。熱毒内盛・痰熱壅阻の肺がん・大腸がん・子宮頸がん・肝臓がん・甲状腺がんなどに応用する。

14) Lai KC, et al. *Houttuynia cordata* Thunb. extract inhibits cell growth and induces apoptosis in human primary colorectal cancer cells. Anticancer Res. 2010，30（9），p. 3549-56．
15) Jaturawat P, et al. Antileukemic activity of *Houttuynia cordata* Thunb. extracts in Jurkat and U937 human leukemic cells. J. Chem. Pharm. Res. 2011，3（4），p. 204-12．

金蕎麦（きんきょうばく）

タデ科シャクチリソバ *Fagopyrum dibotrys*（D. Don）Hara の根茎。成分にプロシアニジンダイマー・ヘコゲニン・β-シトステロール・タンニン・Pクマリン酸・フエル酸・エピカテキンなどを含む。近年は，Fr4 という成分の抗がん作用が注目されている[16]。

味微辛，性涼。帰経肺。清熱解毒・活血消癰・祛風・除湿瘡毒の効能があり，肺膿瘍・咳嗽・咽頭痛・下痢・麻痺・しびれ・関節痛・打撲などに用いる。肺がんをはじめとした，さまざまな癌症に幅広く応用されている。

16) Ruan HS, et al. Phytochemistry and pharmacology of *Fagopyrum dibotrys*（D. Don）H. Hara：A review. Journal of Medicinal Plants Research．2013，7（38），p. 2792-800．

金銭草（きんせんそう）

サクラソウ科オカトラノオ属 *Lysimachia christinae* Hance. の全草。成分にモノテルペンケトン・ウルソル酸・β-シトステロール・パルミチン酸・コハク酸などを含有する。

『本草綱目拾遺』には「風を去り湿熱を治す」と記載されている。味甘淡，性微寒。除湿退黄・解毒消腫・利尿通淋の効能があり，一般には砂淋・熱淋・排尿痛・黄疸・血尿・癰腫疔瘡・蛇咬傷・肝胆結石・尿路結石などに用いるが，膀胱がんや前立腺がんにも応用されている。

金銭白花蛇（きんせんびゃっかじゃ）

別名：白花蛇。コブラ科アマガサヘビ *Bungarus multicinctus* Blyth の幼体

の内臓を取り除いて乾燥させたもの。蛇の本体の成分は，タンパク質・脂肪・アミノ酸・リン・マグネシウムなどの元素であり，蛇毒の成分にはトロンビン様物質・エステラーゼ・α-ブンガロトキシンなどが含まれる。

『本草綱目』には，『開宝本草』を引用して「中風，風湿不仁し，筋脈拘急し，口面喎斜し，半身不遂し，骨節疼痛し，脚弱して久しく立つあたわず，暴風瘙痒，大風疥癩を主治す」との記載がある。味甘鹹，性温，有毒。祛風定驚・通絡止痛の効能があり，麻痺・痙攣・脳神経障害・破傷風・瘰癧・悪瘡に用い，風毒内阻の中耳がん・肺がん・陰茎がん・子宮頸がん・肝臓がんなどに応用される。ただし，温燥の性質があるため，陰虚内熱の場合は用いない。

苦参（くじん）

マメ科多年草クララ *Sophora flavescens* Ait. の根。成分にアルカロイドのマトリン・オキシマトリンのほか，クラリノールなどのフラボノイド類を含む。

マトリンは，胃がん細胞株SGC-7901に対して自食作用を活性化することで抑制的に働くとの報告がある[17]。

『神農本草経』には「心腹結気，癥瘕積聚，黄疸，溺に餘瀝有るを治し，水を逐い，癰腫を除き，中を補い，明目止涙す」と記載されている。味苦，性寒。清熱燥湿・殺虫・利尿の効能があり，熱痢・血便・黄疸・尿閉・帯下・陰部瘙痒症・湿疹などに用いる。熱毒内積・湿毒停聚の食道がん・大腸がん・膀胱がん・子宮頸がんなどに応用される。

17) Zhang J, et al. Autophagy is involved in anticancer effects of matrine on SGC-7901 human gastric cancer cells. Oncol Rep. 2011, 26 (1), p.115-24.

渓黄草（けいおうそう）

シソ科 *Rabdosia lophanthoides* (Ham. ex D. Don) Hara の全草。成分にラブドセリンA・B・E，エキシサニンA，ウルソ酸，β-シトステロールなどを含む。

味苦，性寒。帰経は肝・胆・大腸。清熱解毒・利湿退黄・散瘀消腫の効能があり，黄疸・胆嚢炎・下痢・瘡腫・打撲などに用い，肝臓がんなどにも応用する。

鶏内金（けいないきん）

キジ科のニワトリ *Gallus gallus domesticus* Brisson の砂嚢の内膜。成分にベントリクリン・ケラチン・ビタミンB_1やB_2・ナイアシン・ビタミンCなどが含まれる。

『本草綱目』には「泄痢，小便頻遺を主治し，除熱止煩，泄精ならびに尿血，崩中帯下，腸風瀉血を止む」と記載されている。味甘，性平。帰経は脾・胃・小腸・膀胱。健胃消食・渋精止遺・通淋化石の効能がある。消化不良・腹部膨満感・悪心・嘔吐・下痢・夜尿症・胆石・尿路結石・壊血病・口腔潰瘍・アデノイドなどに用いられ，消化器系がんにも応用される。

蛤蚧（ごうかい）

ヤモリ科オオヤモリ *Gekko gecko* L. の内臓を除き乾燥したもの。成分にカルノシン・カルニチン・コリンなどを含有する。

『日華子本草』には「肺気を治し，咳を止め，ならびに月経を通じ，石淋を下し，および血を治す」と記載されている。味鹹，性平。補肺益腎・定喘止咳の効能があり，疲労・喀血・咳嗽などを伴う慢性肺疾患，糖尿病・インポテンスなどに用いる。

牛黄（ごおう）

ウシ科ウシ *Bos taurus* L. var. *domesticus* Gmelin の胆嚢（胆管）結石 *calculus bovis* を乾燥したもの。成分として胆汁酸（コール酸・デオキシコール酸）・ビリルビン・コレステロールなどを含有する。

ビリルビンは，ヒト胃がん細胞株 TMK-1 に対して，酸化促進により細胞周期進行を停止させ，細胞増殖を抑制するという報告がある[18]。

『神農本草経』には「驚癇寒熱，熱盛狂痙を治す」と記載されている。味苦甘，性涼。清熱解毒・化痰開竅・熄風止痙の効能があり，発熱による意識障害・脳血管障害・ひきつけ・癲癇・咽頭腫痛・口舌潰瘍・腫れもの・化膿性皮膚炎などに用いる。熱毒熾盛・痰火鬱結の肝臓がん・食道がん・胃がん・大腸がん・白血病・舌がん・副鼻腔がん・子宮頸がん・乳がんなどに応用される。

18) Rao P, et al. Bilirubin exhibits a novel anti-cancer effect on human adenocarcinoma.

Biochem Biophys Res Commun. 2006, 342 (4), p.1279-83.

虎杖（こじょう）

　タデ科イタドリ *Polygonum cuspidatum* Sieb. et Zucc. の根茎および根。成分にエモジン・クリソファノール・アントラキノン配糖体・リスベラトロール・ファラシノール・カテキンなどが含まれる。

　リスベラトロールの誘導体である Resveratrol-4-O-D-（2'-galloyl）-glucopyranoside が肝細胞がんの活性を JNK, ERK 経路を介して抑制するという報告がある[19]。

　『名医別録』に「通利月水を主り, 流血癥結を傷る」と記載されている。破瘀通経・活血定痛・清熱利湿の効能があり, 一般に関節痛・気管支炎・黄疸・帯下・悪露・無月経・びらん性膣炎・腹部腫瘤・痔瘻下血・打撲・皮膚炎・火傷（外用）などに使用され, 瘀血阻滞・湿熱内盛の肝臓がん・胃がん・大腸がん・悪性リンパ腫・膀胱がんなどに応用される。

19) Xie Q, et al. Resveratrol-4-O-D-（2'-galloyl）-glucopyranoside isolated from *Polygonum cuspidatum* exhibits anti-hepatocellular carcinoma viability by inducing apoptosis via the JNK and ERK pathway. Molecules. 2014, 19 (2), p.1592-602.

蜈蚣（ごしょう）

　オオムカデ科のトビズムカデ *Scolopendra subspinipes mutilans* L. Koch などを乾燥した虫体。蜂毒に似た2種の有毒成分（ヒスタミン様物質・溶血性蛋白質）・チロシン・ロイシン・脂肪油・蟻酸などを含む。

　蜈蚣のアルコール抽出液は, ヒト悪性黒色腫の細胞株 A375 に対して増殖を抑制する作用を有するとの報告[20], また成分の多糖蛋白複合体には担がん（S180, H22）マウス実験において腫瘍増殖抑制効果と免疫賦活作用があるとの報告[21]などがある。

　『神農本草経』には「諸の蛇虫魚の毒をくららを治す。温瘧を殺し, 三虫を去る」, また『名医別録』には「心腹寒熱結聚を療し, 胎を堕し, 悪血を去る」と記載されている。味辛, 性温, 有毒。攻毒散結・通絡止痛・熄風止痙の効能があり, 脳血管障害の後遺症（麻痺や不随）・破傷風・痙攣・頭痛,

瘡瘍などの皮膚病・火傷・百日咳・結核などに用いる。瘀毒内壅あるいは肝風内動の副鼻腔がん・肝臓がん・（転移性）脳腫瘍・骨肉腫・胃がん・食道がんなどに応用する。

20) Ma W, et al. Extracts of centipede *Scolopendra subspinipes mutilans* induce cell cycle arrest and apoptosis in A375 human melanoma cells. Oncol Lett. 2014, 8 (1), p.414-20.
21) Zhao H, et al. Antitumor and immunostimulatory activity of a polysaccharide-protein complex from *Scolopendra subspinipes mutilans* L. Koch in tumor-bearing mice. Food Chem Toxicol. 2012, 50 (8), p.2648-55.

牛蒡子（ごぼうし）

キク科ゴボウ *Arctium lappa* L. の乾燥成熟果実。成分としてリグナン誘導体アクチゲニン・アクチイン・マライレジノール・ラッパオールを含む。

ラッパオールFが各種の肝細胞株に対して細胞増殖抑制作用があるとする報告[22]や，アクチゲニンの膵臓がん細胞株に対する抑制作用（飢餓に対する耐性を解除する）などの報告[23]がある。

『名医別録』に「目を明らかにし，中を補い，風傷を除く」と記載されている。味辛苦，性寒。疏散風熱・解毒散種・透疹利咽の効能があり，風熱の感冒・咳嗽・喀痰・麻疹・風疹・咽喉腫痛・化膿性皮膚炎・できものなどに用いる。熱毒壅盛の舌がん・扁桃腺がん・喉頭がん・肺がん・直腸がん・子宮頸がん・悪性リンパ腫などに応用される。

22) Sun Q, et al. Lappaol F, a novel anticancer agent isolated from plant *Arctium Lappa* L. Mol Cancer Ther. 2014, 13 (1), p.49-59.
23) Awale S, et al. Identification of arctigenin as an antitumor agent having the ability to eliminate the tolerance of cancer cells to nutrient starvation. Cancer Res. 2006, 66 (3), p.1751-7.

さ

山海螺（さんかいら）

別名：羊乳。キキョウ科ツルニンジン *Codonopsis lanceolata* (Sieb. Et. Zucc.) Trautv. の根。成分にトリテルペノイドサポニン・コドノシドA，B

およびCなどが含まれる。

　動物実験での肝臓がん細胞株H22に対するアポトーシス誘導作用の報告[24]やヒト口腔がん細胞株HSC-2に対するBakを介したアポトーシス誘導作用の報告[25]などがある。

　『名医別録』には「頭眩痛を主り，益気し，肌肉を長ず」，『本草綱目拾遺』には「腫毒瘰癧を治す」と記載されている。味甘辛,性平。帰経は肺。消腫・解毒・排膿・祛痰・催乳の効能がある。肺膿瘍・乳腺炎・大腸炎・炎症性頸部リンパ節腫脹・アデノイド・乳汁分泌不良・帯下などに用い，肺がんや乳がんなどに応用する。

24) Li W, et al. Anti-Tumor Effect of Steamed *Codonopsis lanceolata* in H22 Tumor-Bearing Mice and Its Possible Mechanism. Nutrients. 2015, 7 (10), p.8294-307.
25) Shin JA, et al. Bak is a key molecule in apoptosis induced by methanol extracts of *Codonopsis lanceolata* and *Tricholoma matsutake* in HSC-2 human oral cancer cells. Oncol. Lett. 2012, 4 (6), p.1379-83.

山慈菇（さんじこ）

　ラン科サイハイラン *Cremastra appendiculata* (D. Don) Makinoの鱗茎（地域によってはユリ科のアマナ *Tulipa edulis* を用いる場合もある）。成分にマンナンや，アルカロイドのコルヒチンやその誘導体，ジテルペン・モノテルペン類などを含む。

　『本草綱目』には「疔腫を主り，毒を攻め皮を破り，諸毒蠱毒，蛇虫狂犬傷を解す」と記載されている。味甘・微辛，性寒，小毒あり。帰経は肝・脾・肺。消腫散結・化痰解毒の効能があり，腫れものや，蛇や虫の咬傷，頸部リンパ結核・耳下腺炎などに用いられる。湿毒壅聚の消化器がん・肺がん・乳がん・子宮頸がん・白血病などに応用する。

山豆根（さんずこん）

　マメ科の広豆根 *Sophora subprostrata* の根。成分にマトリンやアナギリンなどのアルカロイド，ソフォラジンなどのフラボノイド，シトステロール・ルペオールなどを含む。

　マトリンにはヒト胃がん細胞株SGC-7901に対するオートファジーを介し

た抑制作用の報告[26]をはじめとして，多くの抗がん作用に関する報告がみられる[27]。

『開宝本草』には「諸薬毒を解し，止痛す。瘡腫毒，急黄，発熱，咳嗽を消し，小虫を殺す」と記載されている。味苦，性寒。帰経は心・肺・大腸。清熱解毒・消腫止痛・利咽の効能がある。咽頭の腫痛・歯肉の腫痛・黄疸・痔疾・腫れものなどに用い，肺がん・喉頭がんに応用される。

26) Zhang J, et al. Autophagy is involved in anticancer effects of matrine on SGC-7901 human gastric cancer cells. Oncol Rep. 2011, 26 (1), p.115-24.
27) Yong J, et al. Anticancer Advances of Matrine and Its Derivatives. Curr Pharm Des. 2015, 21 (25), p.3673-80.

三白草（さんぱくそう）

ドクダミ科のハンゲショウ *Saururus chinensis* (Lour.) Baill. の全草。主な成分はメチルケトン・ミリスチン，フラボノイドのケルセチン・ケルシトリン・ヒペロシド・ルチン・アビクラリン，リグナン・セスキリグナン・ネオリグナンなど。

ネオリグナン類がヒト由来のがん細胞株（SK-Hep-1，PC-3，DU-145，BT-20，SK-BR-3，T-47D，Hela，T98G，SK-MEL-28）に対して，シスプラチンやドキソルビシンに勝る細胞毒性を有するとの報告がある[28]。

『新修本草』には「水腫，脚気を主り，大小便を利し，痰を消し，癖を破り，積聚を除き，疔腫を消す」と記載されている。味甘辛，性寒。清熱利尿・解毒消腫の効能があり，尿路感染・腎炎・黄疸・疔瘡・癰腫・皮膚湿疹・高血圧などに用いられる。熱毒壅盛の前立腺がん・膀胱がん・腎がん・肝臓がんなどに応用されている。

28) Hahm JC, et al. Cytotoxicity of neolignans identified in *Saururus chinensis* towards human cancer cell lines. Planta Med. 2005 (5), p.464-9.

山薬（さんやく）

ヤマノイモ科のヤマノイモ *Dioscorea japonica* Thunb. またはナガイモ *Dioscorea opposita* Thunb. の根茎。成分にデンプン・マンナン・糖類・アミノ酸のほか，コリン・アラントイン・グルコサミンが含まれる。

抽出液が肺がん細胞株A549に対してプロスタグランディンE2の生成抑制を介してアポトーシスの誘導をするという報告がある[29]。

『神農本草経』には「傷中を主り，虚を補ひ，寒熱邪気を除き，中を補い，気力を益し，肌肉を長ず。長服すれば耳目を聡明にす」と記載されている。味甘，性平。帰経は脾・肺・腎。健脾・補脾・固腎・益精の効能があり，胃腸虚弱による下痢，虚弱体質者の咳嗽・喘鳴，精液の漏泄・帯下・頻尿・糖尿病などに用いる。食道がん・胃がんなどで脾胃虚弱や肺腎虧損，気陰両虚・気虚邪実の証に応用する。『金匱要略』収載の腎気丸・薯蕷丸・括楼瞿麦丸に含まれ，食用だけではなく，古代から薬として用いられてきた経緯がある。

29) Suzuki T, et al. *Dioscorea japonica* extract down-regulates prostaglandin E2 synthetic pathway and induces apoptosis in lung cancer cells. J Clin Biochem Nutr. 2014, 55 (3), p.162-7.

三棱（さんりょう）

ミクリ科のミクリ（黒三棱 *Sparganium stoloniferum* Buch.-Ham.）やエゾミクリ（小黒三棱 *Sparganium simplex* Huds.），ヒメクリ（細葉黒三棱 *Sparganium stenophyllum* Maxim. ex Meinsh.）の塊茎を用いる。黒三棱の成分にはフェネチルアルコール・ハイドロキノン・パルミチン酸・デヒドロコスツスラクトンなどが含まれる。

黒三棱の抽出液は，ヒト乳がん細胞株MCF-7に対してcaspases-3の活性を介して抑制的に働くとの報告がある[30]。

『日華子本草』には「婦人血脈不調，心腹痛，落胎を治し，悪血を消し，労を補ひ，月経を通ず。気脈を治し，撲損瘀血を消し，産後腹痛，血運ならびに宿血下らざるを治す」と記載されている。味辛，性渋涼。帰経は肝・脾。破血行気・消積止痛の効能があり，腹部のしこり・無月経・月経痛・腹痛などに用いられる。気血凝滞を伴う肝臓がん・骨肉腫・胃がん・食道がん・子宮頸がん・皮膚がん・乳がんなどに応用される。

30) Cho SI, et al. Anticancer Activities of *Sparganium stoloniferum* on the Proliferation of MCF-7 Cells. Journal of Biomedical Nanotechnology. 2006, 2 (2), p.125-8.

紫根（しこん）

別名：紫草。ムラサキ科のムラサキ *Lithospermum erythrorhizon* Sieb, et Zuec. または新疆紫草 *Arnebia euchroma*（Royle）Johnst. の根。成分にナフトキノン誘導体のシコニン・アセチルシコニンなどを含む。

アセチルシコニンには，ヒト肺がん細胞株 A549・ヒト肝臓がん細胞株 Bel-7402・ヒト乳がん細胞株 MCF-7・マウス肺がん細胞株 LLC に対して，細胞増殖を抑制する作用があると報告されている[31]。

『神農本草経』には「心腹邪気, 五疸を治し, 中を補い気を益し九竅を利し, 水道を通ず」と記載されている。味甘鹹, 性寒。帰経は心・肝。清熱涼血・解毒透疹の効能があり，湿疹・発疹・紫斑・黄疸・吐血・鼻血・血尿・腫れもの・乳腺炎・火傷などに用いる。血熱毒盛・瘀血阻滞の副鼻腔がん・咽頭がん・喉頭がん・肺がん・食道がん・胃がん・乳がん・子宮がん・白血病などに応用する。

31) Wenbi X, et al. In vitro and in vivo antitumor effects of acetylshikonin isolated from Arnebia euchroma（Royle）Johnst（Ruanzicao）cell suspension cultures. Chin Med. 2009, 4 (14)

䗪虫（しゃちゅう）

別名：地鱉虫・土鱉虫。ゴキブリ科シナゴキブリ *Eupolyphaga sinensis* Walker などのメスの成虫全体。成分に D- ガラクトサミンなどを含有する。

エタノール抽出成分が，Th1 サイトカインの産生を促すことで，肝臓がん由来細胞株 H22 に対してアポトーシスを誘導するという報告がある[32]。

『神農本草経』には「心腹寒熱洗洗, 血積癥瘕を治す。堅を破り, 血閉を下す」と記載されている。味鹹, 性寒, 有毒。帰経は肝。破血逐瘀・通経止痛・続筋接骨の効能があり，無月経・腹痛・腹部腫瘤・打撲などに用いる。瘀血阻滞を伴う食道がん・肝臓がん・皮膚がんなどに応用する。『金匱要略』収載の大黄䗪虫丸・下瘀血湯・土瓜根散・鱉甲煎丸を構成する生薬である。

32) Ge GF, et al. Antitumor effects and chemical compositions of *Eupolyphaga sinensis* Walker ethanol extract. Journal of Ethnopharmacology. 2012, 141 (1), p.178-82.

蛇苺（じゃばい）

バラ科ヤブヘビイチゴ Duchesnea indica (Andr.) Focke の全草。成分に，メトキシ-デヒドロコレステロール・低オリゴマー縮合型タンニン・エラジタンニンなどを含む。

フェノール分画が，子宮頸がん細胞株 U14 に対して Th1 / Th2 のバランスを調えることで抑制的に働くという報告がある[33]。

『名医別録』には「胸腹大熱止まざるを主る」と記載されている。味甘苦，性寒，小毒あり。清熱解毒・涼血消腫・化痰止咳の効能があり，血熱毒盛の食道がん・胃がん・肝臓がん・直腸がん・咽頭がん・甲状腺がん・胸腺がん・乳がん・膀胱がんなどに応用する。

> 33) Bo P, et al. Duchessing Phenolic Fraction Inhibits Tumor Growth through Restoring the Th1/Th2 Balance in U14 Cervical Cancer Bearing Mice. Chinese Medicine, 2012, 3, p.42-5.

蛇六穀（じゃろっこく）

別名：魔芋・蒟蒻。サトイモ科コンニャク Amorphophallus konjac K. Koch の球根。成分に，グルコマンナン，マンナン，グリセロール，クエン酸，フェルラ酸，ケイヒ酸，メチルパルミチン酸，ヘンイコサン，β-シトステロール，3・4-ジヒドロキシベンズアルデヒド，D-グルコシドを含有する。

フェルラ酸には，ヒト前立腺がんの細胞株に対して細胞増殖を抑制し，アポトーシスを誘導する作用があるとの報告がある[34]。

味辛，性温，有毒。化痰散積・行瘀消腫の効能があり，咳嗽・消化不良・マラリア様の疾患・頸部リンパ節腫脹・腹部腫瘤・打撲・化膿性皮膚炎・丹毒・熱傷・蛇咬傷などに用いる。痰瘀内結の子宮頸がん・脳腫瘍・副鼻腔がん・甲状腺がん・直腸がん・耳下腺がん・白血病などに応用する。

> 34) Eroglu C, et al. Assessment of the anticancer mechanism of ferulic acid via cell cycle and apoptotic pathways in human prostate cancer cell lines. Tumour Biol. 2015, 36(12), p.9437-46.

臭牡丹（しゅうぼたん）

クマツヅラ科ボタンクサギ Clerodendrum bungei Steud. の根。

動物実験で，マウスに移植した肝臓がん細胞株や肉腫細胞株に対して抑制

効果があるという報告がある[35]。

味辛苦,性温。帰経は肝・脾・腎・肺。行気健脾・祛風除湿・解毒消腫の効能があり,消化不良・腹部膨満感・めまい・咳嗽・下痢・脱肛・関節痛・脚気・腫れもの・できもの・高血圧に用い,肝臓がんや肺がんなどに応用する。

 35) Shi XF, et al. Studies on the antitumor effect of *Clerodendrum bungei* Steud. or C. foetidum Bge. Zhongguo Zhong Yao Za Zhi, 993, 8 (11), p.687-90.

腫節風（しゅせつふう）

別名：草珊瑚。センリョウ科センリョウ *Sarcandra glabra* (Thunb.) Nakai. の全株。フラボノイド類・青酸配糖体・クマリン・ラクトンなどを含む。

酢酸エチル抽出物が,ヒト肺がん細胞株 HL-60 に対して抑制効果をもつという報告がある[36]。

味苦辛,性微温。帰経は心・肝。清熱涼血・活血消斑・祛風通絡の効能があり,肺炎・紫斑・虫垂炎・リウマチ様疾患に伴う関節痛・打撲・腫瘍などに用いる。

 36) Li WY, et al. Ethyl acetate extract of Chinese medicinal herb *Sarcandra glabra* induces growth inhibition on human leukemic HL-60 cells, ssociated with cell cycle arrest and up-regulation of pro-apoptotic Bax/Bcl-2 ratio. Oncol Rep. 2007, 17 (2), p.425-31.

真珠菜（しんじゅさい）

サクラソウ科オカトラノオ *Lysimachia clethroides* Duby の根および全草。ヘキサデカン・ヒドロキシ安息香酸,クマリンのスコポレチン,ポリフェノール抗酸化剤のプロトカテキュ酸,フラボノイドのルテオリンなどを含む。

フラボノイド成分が,慢性白血病の細胞株 K562 に対して増殖抑制やアポトーシスを誘導するという報告[37]や,フラボノイドの成分 ZE4 が子宮頸がんに対して抑制的に働くという報告がある[38]。

清熱利湿・活血散瘀・解毒消癰の効能があり,浮腫・排尿困難・下痢・黄疸・関節痛・帯下・無月経・打撲・外傷・乳腺炎・疔瘡・蛇咬症などに用いられる。

 37) Liu YL, et al. Growth inhibitory and apoptosis inducing by effects of total flavonoids from *Lysimachia clethroides* Duby in human chronic myeloid leukemia K562 cells. J Ethnopharmacol. 2010, 131 (1), p.1-9.

38) Wang Q, et al. Primary studies on the anti-uterine cervix cancer effects of the extract ZE4 from *Lysmachia clethroides* Duby. Chinese Pharmacological Bulletin, 2007, 7, p.925-9.

水紅花子（すいこうかし）

タデ科オオケタデ *Polygonum orientale* L. の種子。

『滇南本草』には「血を破り，小児痞塊積聚，一切の年深日久しき堅積を消し，婦人石瘕症を療す」と記載されている。味鹹，性微寒。帰経，肝胃。消瘀破積・健脾利湿・清熱解毒の効能があり，腹部腫瘤・腹水・腹部膨満・胃痛・できもの・眼球結膜炎・頸部リンパ節腫脹などに用いる。

青黛（せいたい）

キツネノマゴ科のリュウキュウアイ *Strobilanthes cusia*，マメ科のタイワンコマツナギ *Indigofera tinctoria*，アブラナ科ホソバタイセイ *Isatis tinctoria* などの葉や茎に含まれる色素。リュウキュウアイの成分には，インジルビン・インジゴ・イソインジゴなどが含まれる。

Indigofera tinctoria の抽出液が肺がん細胞株 NCI-h69 に対して細胞毒性を有するとの報告がある[39]。

『本草綱目』には「熱煩，吐血，喀血，斑瘡，陰瘡を去り，悪虫を殺す」と記載されている。味鹹，性寒。帰経は肝・肺・胃。清熱涼血・解毒の効能があり，発疹や発斑を伴う熱病・小児のひきつけ・吐血・喀血・鼻血・湿疹・腫れもの・蛇咬傷・潰瘍性大腸炎などに用いる。血熱毒盛の白血病・肝臓がん・胃がん・食道がんなどに応用する。

39) K.P.Renukadevi and S.Suhani Sultana. Determination of antibacterial, ntioxidant and cytotoxicity effect of *Indigofera tinctoria* on lung cancer cell line NCI-h69. International Journal of Pharmacology. 2011, 7 (3), p.356-62.

石見穿（せきけんせん）

シソ科アキノタムラソウ *Salvia chinensis* Benth. の全草。成分にイソサルビアノル酸C，サルビアノル酸B，リトスペルミン酸，ロスマリン酸，コーヒー酸などを含有する。

多糖類成分が肝臓がんモデルマウスにおいて，腫瘍関連マクロファージの

COX2・PGE2 の産生を抑制し，NK 細胞や CD8 陽性 T 細胞の活性を促進することで，がん細胞の増殖を抑制しているとの報告がある [40]。

味苦辛，性平。消腫化痰・祛瘀散結・清熱利湿の効能があり，肝炎・黄疸・腎炎・帯下・月経困難・結核性リンパ節炎などに用いる。食道がん・副鼻腔がん・肺がん・子宮頸がん・直腸がん・膵臓がん・肝臓がんなどに応用する。

    40) Shu G, et al. Antitumor immunostimulatory activity of polysaccharides from *Salvia chinensis* Benth. J Ethnopharmacol. 2015, 168, p.237-47.

石上柏（せきじょうはく）

イワヒバ科オニクラマゴケ *Selaginella doederleinii* Hieron. の全草。

酢酸エチル抽出成分に抗腫瘍作用があるという報告がある [41]。

味甘，性平。清熱解毒・祛風除湿・活血消腫・止血の効能があり，咽頭炎・目の腫れや痛み・咳嗽・乳腺炎・黄疸・関節痛・外傷出血などに用い，熱毒壅盛や瘀血阻滞の絨毛がん・肺がん・副鼻腔がん・咽喉頭がん・消化器がん・子宮頸がん・乳がんなどに応用する。

    41) Wang JZ, et al. Antitumor Activities of Ethyl Acetate Extracts from *Selaginella doederleinii* Hieron. In Vitro and In Vivo and Its Possible Mechanism. Evidence-Based Complementary and Alternative Medicine. 2015

仙鶴草（せんかくそう）

バラ科キンミズヒキ *Agrimonia pilosa* Ledeb. の全草。成分にアグリモノリド・アグリモニインなどを含む。

アグリモニインが，ヒト胃がん細胞株 SGC-7901 に対してアポトーシスを誘導する作用があるとの報告がある [42]。

味苦渋，性平。帰経は肺・肝・脾。収渋止血・解毒消腫・消積止痢・補虚健脾・殺虫止痒の効能があり，出血症状・下痢・倦怠感・精力減退・口内炎・歯肉炎・湿疹・かぶれなどに用いる。熱毒壅滞や正気不足，あるいは出血傾向を伴う肺がん・副鼻腔がん・肝臓がん・胃がん・食道がん・直腸がん・腎がん・膀胱がん・子宮頸がんなどに応用する。

    42) Wang BQ, et al. Agrimoniin induced SGC-7901 cell apoptosis associated mitochondrial

transmembrane potential and intracellular calcium concentration. Journal of Medicinal Plants Research, 2011, 5 (15), p.3512-9.

全蝎（ぜんかつ）

キョクトウサソリ科のキョクトウサソリ *Buthus martensii* Karsch の全体。成分に，ブトトキシン・レシチン・コレステロール・ベタイン・タウリン・脂肪酸などを含む。

キョクトウサソリの毒から抽出したペプチド BmK AGAP は，ヒト肝細胞がん細胞株 Hep3B やヒト肺がん細胞株 A549 に対して細胞増殖抑制作用があると報告されている。

『開宝本草』には「諸風癮疹および中風半身不遂，口眼喎斜，語渋，手足抽掣を療す」と記載されている。味鹹辛，性平，有毒。帰経は肝。熄風止痙・通経止痛・抗毒散結の効能があり，癲癇・痙攣・小児のひきつけ・脳血管障害・半身不随・顔面麻痺・関節痛などに用いる。瘀毒内鬱の胃がん・皮膚がん・絨毛がん・乳がん・肺がん・舌がん・副鼻腔がん・食道がん・咽頭がんなどに応用する。

穿山甲（せんざんこう）

センザンコウ科ミミセンザンコウ *Manis pentadactyla* L. の鱗状甲。

『名医別録』に「五邪驚啼悲傷を主る。之を焼き灰をなし，酒あるいは水分を以て寸匕を和す。蟻瘻を療す」と記載されている。味鹹，性微寒，帰経は肝・胃。消腫潰癰・捜風活絡・通経下乳の効能があり，癰疽・癰瘡・関節痛・無月経・乳汁分泌不良などに使用される。瘀血阻滞を伴う頭頸部がん・肝臓がん・肛門がん・乳がん・胃がん・悪性リンパ腫・急性白血病・骨肉腫などに応用されている。癰疽の治療処方である仙方活命飲の構成生薬である。

茜草（せんそう）

アカネ科インドアカネ *Rubia cordifolia* L. の根および根茎。成分に，アリザリン，オキシアントラキノン誘導体のプルプリン・ムンジスチンなどが含まれる。

ジクロロメタン抽出分画が，ヒト白血病細胞株や組織球性リンパ腫細胞株

に対して抑制効果をもつという報告がある[43]。

味苦，性寒。帰経は肝・心。涼血止血・活血祛瘀の効能があり，吐血・鼻出血・性器出血・外傷出血や，アレルギー疾患に用いる。瘀血阻滞の白血病・食道がん・絨毛がん・膀胱がんなどに用いる。

43) Parag R. Patel, et al. Potent antitumor activity of *Rubia cordifolia*. International Journal of Phytomedicine. 2010, 2 (1), p. 44-6.

蟾皮（せんぴ）

ヒキガエル科シナヒキガエル *Bufo bufo gargarizans* Cantor やヘリグロヒキガエル *Bufo melanostictus* Schneider の乾燥皮。ブフォタリン・シノブファギン・シノブフォタリンなどの強心ステロイドやステロール類，ブフォテニンなどを含有する。

肝細胞がん細胞株 HepG2 に対する 5-Fu への感受性を増幅させるという報告がある[44]。

味苦，性涼，有毒。帰経は心・肺・脾・大腸。清熱解毒・利水消脹の効能があり，癰疽・腫毒・瘰癧・腫瘤・疳積腹脹・慢性気管支炎などに用いる。肝臓がん・乳がん・直腸がん・皮膚がん・がん性疼痛・副鼻腔がん・咽頭がんなどに応用する。

44) Lu CX, et al. Anticancer peptide from Chinese toad (Bufo Bufo Gargarizans) skin enhanced sensitivity to 5-Fu in hepatocarcinoma cells (HepG2). Clinical Oncology and Cancer Research. 2011, 8 (3), p. 149-54.

仙霊脾（せんれいひ）

別名：淫羊藿（いんようかく）。メギ科のイカリソウ *Epimedium grandiflorum* やホザキイカリソウ *Epimedium brevicornu* Maxim. の地上部の全草を用いる。成分に，フラボノール配糖体のイカリイン・エピメジン，アルカロイドのマグノフロリンなどが含まれる。

イカリインは，ヒト肝臓がん由来細胞株 HepG2 に対して in vitro と in vivo で細胞の増殖抑制効果があると報告されている[45]。

『神農本草経』には「陰痿絶傷，茎中痛を主り，小便を利し，気力を益し，志を強くす」と記載されている。味辛甘，性温。帰経は肝・腎。補腎壮陽・

祛風除湿の効能があり，生殖機能低下・老化に伴う衰弱・関節痛などに用いる。腎陽不足や風湿阻滞の肺がん・大腸がん・白血病・下垂体腫瘍などに応用する。

45) Yang JX. Anti-Proliferative Efficacy of Icariin on HepG2 Hepatoma and Its Possible Mechanism of Action. Am J Chin Med. 2009, 37 (6), p.1153-65.

川楝子（せんれんし）

センダン科のトウセンダン *Melia toosendan* Sieb. et Zucc. の果実。成分としてメルソシン・タンニン・リンゴ酸などが含まれる。

川楝子の抽出液は，ヒト肝細胞がんの細胞株 SMMC-7721 や Hep3B に対して，増殖抑制効果があるとの報告がある[46]。

『神農本草経』には「温疾傷寒，大熱煩狂，三虫を殺し，疥瘍を主り，小便水道を利す」と記載されている。味苦，性寒，有毒。帰経は肝・小腸・膀胱。行気止痛・清肝除湿・駆虫の効能があり，ストレスや情緒に関連した腹痛や脇痛，陰嚢痛・寄生虫症などに用いる。湿熱内鬱や火鬱気滞の食道がん・胃がん・大腸がん・肝臓がん・乳がん・前立腺がんなどに応用する。

46) Liu XL. Anticancer effects of crude extract from Melia toosendan Sieb. et Zucc.on hepatocellular carcinoma in vitro and in vivo. Chin J Integr Med. 2015, 22(5), p.362-9.

皂角刺（そうかくし）

マメ科のトウサイカチ *Gleditsia sinensis* Lam. の刺。成分にアルカロイドのトリアカンチン・タンニンなどを含む。

食道扁平上皮がんの細胞株に対して COX-2 を選択的に抑制することで，制がん効果を発揮するという報告がある[47]。

『本草綱目』には「癰腫妒乳，風癘悪瘡，胞衣下らざるを治し，虫を殺す」と記載されている。味辛，性温。托毒排膿・活血消癰の効能があり，腫れもの・できもの・ハンセン病・乳腺炎などに用いる。痰凝瘀滞の乳がん・子宮頸がん・大腸がん・副鼻腔がんなどに応用する。

47) Pak KC, et al. The inhibitory effect of *Gleditsia sinensis* on cyclooxygenase-2 expression in human esophageal squamous cell carcinoma. Int J Mol Med. 2009, 23(1), p.121-9.

草河車（そうかしゃ）

別名：拳参。タデ科イブキトラノオ *Polygonum bistorta* L. の乾燥根茎。成分に，タンニン・没食子酸・エラグ酸・カテコール・エピカテコールなどを含む。

Polygonum bistorta L. のクロロホルムやヘキサン抽出分画が，複数のがん細胞株（P388，HL60，LL2）に対して抑制効果を示したという報告がある[48]。

味苦渋，性微寒。帰経は肺・肝・大腸。清熱解毒・涼血止痢・鎮肝熄風・理湿消腫の効能があり，熱病による痙攣・細菌性下痢・気管支炎・肝炎・痔出血・性器出血などに用いる。血熱毒盛の食道がん・胃がん・膵臓がん・肺がん・頭頸部の悪性腫瘍などに応用する。

48) Manoharan KP. et al. Evaluation of *Polygonum bistorta* for anticancer potential using selected cancer cell lines. Med Chem. 2007, 3 (2), p.121-6.

蚤休（そうきゅう）

別名：七葉一枝花・重楼・草河車*。ユリ科ツクバネソウ属植物 *Paris polyphylla* Smith var. *chinensis* Fr., *Paris polyphylla* Smith，その他の同属植物の根茎。成分にパリフィリン・パリジン・パリスチニンなどが含まれる。

ヒト肝臓がんの細胞株SMMC-7721に対してアポトーシスを誘導し，5-Fuやオギザリプラチンと共役的に働き，抗腫瘍効果を発揮するとの報告がある[49]。

『神農本草経』には「驚癇，揺頭弄舌，熱気腹中に在り，癰創を疾み，陰蝕を主り，三虫を下し，蛇毒を去る」と記載されている。味苦辛，性微寒，有毒。帰経は肝。清熱解毒・熄風止痙・平喘止咳・活血止痛の効能があり，小児の熱性痙攣・肺炎・気管支炎・喘息・マラリア・脳炎・扁桃炎・腫れもの・蛇咬傷などに用いる。熱毒瘀阻の脳腫瘍・頭頸部腫瘍・肺がん・食道がん・胃がん・肝臓がん・大腸がん・子宮頸がん・膀胱がん・悪性リンパ腫・皮膚がんなどに応用する。

49) Sun J, et al. The extract of *Paris polyphylla* exerts apoptotic induction and synergic antiproliferative effect with anticancer drugs in SMMC-7721 human liver cancer cells. Biomedicine & Preventive Nutrition. 2011, 1 (3), p.186-94.

* 草河車の呼称は，ユリ科 *Paris polyphylla* とタデ科 *Polygonum bistorta* の両者に対して用いられることがあり，注意が必要である。

桑椹（そうじん）

別名：桑椹子。クワ科トウグワ *Morus alba* L. の成熟した集合果。成分に，タンニン酸・リンゴ酸・ビタミンB_1，B_2・カロテン・リノール酸などが含まれる。

トウグワの葉（生薬名・桑葉）の抽出成分が肝臓がん由来細胞株 HepG2 の増殖を抑制するという報告がある[50]。

味甘酸，性寒。帰経は肝・腎。滋陰養血・補肝腎・生津・潤腸の効能があり，めまい・腰痛・耳鳴り・白髪・不眠・糖尿病・便秘などに用いる。陰虚血虚の副鼻腔がんや咽頭がんに応用する。

50) Shadia AF, et al. The antiproliferative effect of mulberry (*Morus alba* L.) plant on hepatocarcinoma cell line HepG2. Egyptian Journal of Medical Human Genetics. 2013, 14 (4), p.375-82.

鼠婦（そふ）

ダンゴムシ科オカダンゴムシ *Armadillidium vulgare* (Latreille) の乾燥した全虫。成分に，コンドロイチンA・Cや，ヒアルロニダーゼなどが含まれる。

『神農本草経』には「気癃小便を得ず，婦人月閉血瘕，癇痙寒熱を治し，水道を利す」と記載されている。味酸，性涼。破瘀消癥・解毒止痛・通経利水の効能があり，腹部腫瘤・無月経・尿閉・痙攣・歯痛などに用いる。『金匱要略』の鱉甲煎丸を構成する生薬の1つである。

た

大血藤（だいけっとう）

別名：紅藤。アケビ科 *Sargentodoxa cuneata* (Oliv.) Rehd. et Wils. の茎。成分にエモジン，パリエチン，β-シトステロール，daucsterol，ステアリン酸などを含有する。

肝臓がん由来細胞株 HepG2 に対して，S期での細胞周期停止を引き起こすことが報告されている[51]。

味苦，性平。帰経は大腸・肝。清熱解毒・活血祛風・消癰・殺虫の効能がある。腸炎による腹痛・無月経・月経困難症・関節リウマチ・手足の痛みや

しびれ・打撲による腫れや痛みなどに用い，大腸がんなどに応用する。

51) Wang MH, et al. Effects of sargentgloryvine stem extracts on HepG-2 cells in vitro and in vivo. World J Gastroenterol. 2011, 17 (23), p.2848-54.

天竜（てんりゅう）

別名：守宮・壁虎。ヤモリ科のニホンヤモリ *Gekko japonicus* や *Gekko subpalmatus* Günther, *Gekko swinhoana* Günther などを乾燥したもの。成分として，アルミニウム・鉄・カルシウム・マグネシウム・バリウム・ベリリウムなどの元素や脂肪油，グリシン・グルタミン酸・プロリン・アラニン・アルギニン・セリン・バリンなどのアミノ酸を含む。

ヒト食道がん由来細胞株移植マウスモデルにおいて腫瘍の縮小効果を認めたという報告がある[52]。

『本草綱目』には「中風癱瘓，手足挙らず，あるいは瘈節風痛，および風驚癇，小児疳痢，血積瘰を主治す」と記載されている。味鹹，性寒，有小毒。袪風定驚・散結解毒の効能があり，脳血管障害による片麻痺・関節リウマチなどによる関節炎・骨髄炎・結核性リンパ節炎などに用いる。食道がん・白血病・胃がん・子宮頸がん・副鼻腔がん・縦隔腫瘍・絨毛がんなどに応用する。

52) Liu F, et al. Antitumor effect and mechanism of Gecko on human esophageal carcinoma cell lines in vitro and xenografted sarcoma 180 in Kunming mice. World J Gastroenterol. 2008, 14 (25), p.3990-6.

藤梨根（とうりこん）

マタタビ科サルナシ *Actinidia arguta* (Sieb. et Zucc.) Planch. ex Miq. の根および根皮。

味酸渋，性涼。清熱解毒・袪風除湿・利尿止血・活血消腫の効能がある。肝炎・浮腫・関節痛などに用い，胃がん・大腸がん・乳がんなどに応用する。

冬凌草（とうりょうそう）

シソ科 *Rabdosia rubescens* (Hemsl.) H.Hara の全草。成分として精油成分の α-ピネン，β-ピネン，リモネン，シネオール，シメン，ノニルアルデヒドやオリドニン，ポニシジン，ルシャンルベセンシンAなどを含む。

オリドニンは，抗がん作用のある薬として注目されている[53]。

味苦甘，性寒。清熱解毒・活血消腫の効能があり，咽の腫れ・感冒・頭痛・気管支炎・慢性肝炎・関節痛などに用いる。熱毒瘀結の食道がん・噴門がん・肝臓がん・肺がん・乳腺がん・白血病などに応用する。

53) Zhang WJ, et al. Oridonin：A promising anticancer drug from China. Frontiers in Biology. 2010, 5 (6)，p.540-5.

菟絲子（としし）

ヒルガオ科ネナシカズラ *Cuscuta japonica* Choisy やハマネナシカズラ *Cuscuta chinensis* Lam., マメダオシ *Cuscuta australis* R. Br. の種子。成分として，ケルセチン・アストラガリン・ヒペリン・カロテン・タラキサンチン・ルテインなどを含有する。

『神農本草経』には「絶傷を続ぎ，不足を補い，気力を益し，肥健にす」と記載されている。味辛甘，性平。帰経は肝・腎。滋補肝腎・補陽固精・明目・止瀉・強壮の効能があり，足腰の痛み・遺精・糖尿病・視力低下・排尿障害・下痢・インポテンスなどに用いる。肝腎不足・腎虚不固の胃がん・がんの骨転移・副鼻腔がん・咽頭がん・肺がんなどに応用する。

土茯苓（どぶくりょう）

別名：山帰来・遺糧。ユリ科ケナシサルトリイバラ *Smilax glabra* Roxb. の根茎。成分に，アスチルビン，エンゲレチン，3-O-カフェオイルシキミ酸，シキミ酸，フェルラ酸，β-シトステロール，タンニンなどが含まれる。

がん細胞株MCF7（ヒト乳がん由来），HT-29（大腸がん由来），BGC-823（胃がん由来）に対して，ミトコンドリアに作用してアポトーシスを制御することで，腫瘍の増殖抑制効果を示しているという報告がある[54]。

『滇南本草』には「五淋赤白濁を治し，兼ねて楊梅瘡毒を治す」と記載されている。味甘淡，性平。帰経は肝・胃。清熱祛湿・泄濁解毒・通利関節の効能があり，梅毒・慢性皮膚疾患・化膿性疾患・頸部結核・下痢・筋肉痛・関節痛などに用いる。熱毒・湿毒壅盛の脳腫瘍・血管腫・骨肉腫・胃がん・腸がん・副鼻腔がん・肺がん・甲状腺腫瘍・悪性リンパ腫・膀胱がん・子宮頸がんなどに応用する。

54) Gao Y, et al. Mitochondrial apoptosis contributes to the anti-cancer effect of *Smilax glabra* Roxb. Toxicol Lett. 2011, 207 (2), p.112-20.

土鼈甲（どべっこう）

別名：鼈甲。スッポン科シナスッポン *Pelodiscus sinensis* の背の甲羅。成分にコラーゲン・炭酸カルシウム・リン酸カルシウム・多糖類・アスパラギン酸や，スレオニンなど17種類のアミノ酸を含む。

『神農本草経』には「心腹癥瘕，堅積寒熱を治し，痔息肉，陰蝕痔悪肉を去る」と記載されている。味鹹，性平。帰経は肝・脾・腎。滋陰清熱・潜陽熄風・軟堅散結の効能があり，結核などの陰虚による発熱・マラリアによる肝脾腫・小児のひきつけ・無月経・腹部腫瘤などに用いる。肝腎陰虚の肺がん・胃がん・肝臓がん・副鼻腔がん・咽喉がん・卵巣がんなどに応用する。

な

人参（にんじん）

ウコギ科オタネニンジン *Panax ginseng* C. A. Mey. の根。成分にサポニンのジンセノシドRo・Ra〜Rh，パナキシノール，β-エレメン，ゲルマニウムなどを含む。

成分のジンセノシドRg3には多くの抗がん作用の報告があり[55,56]，参一カプセルという商品名で製剤化されている。

『神農本草経』には「五臓を補い，精神を安んじ，魂魄を定め，驚悸を止め，邪気を除き，明目し，開心益智す。久服すれば身を軽くし延年す」と記載されている。味甘微苦，性微温。帰経は肺・脾。大補元気・健脾益肺・生津安神の効能があり，疲労・術後の体力低下・神経衰弱・脱水などに用いる。気血虧損を伴う消化器がん・肝臓がん・肺がん・子宮頸がん・乳がん・白血病などに応用する。補薬の代表であり，人参湯・六君子湯をはじめとして多くの処方に含まれる生薬である。

55) Kim YJ, et al. Ginsenoside profiles and related gene expression during foliation in *Panax ginseng* Meyer. Journal of Ginseng Research, 2014, 38 (1), p.66-72.
56) Zhang F, et al. 20 (S) -ginsenoside Rg 3 promotes senescence and apoptosis in

gallbladder cancer cells via the p53 pathway. Drug Des Devel Ther. 2015, 9, p.3969-87.

は

敗醬草（はいしょうそう）

　別名：敗醬。オミナエシ科オトコエシ *Patrinia villosa*（Thunb.）Juss. やオミナエシ *Patrinia scabiosaefolia* Fisch.ex Link の根のついた全草。オトコエシにはシニグリン・ロガニンなどが，オミナエシにはアレアノール酸などが含まれる。

　オミナエシは，大腸がん実験モデルに対して，ミトコンドリア依存的なアポトーシスの誘導により抑制的に働くという報告[57]や腫瘍血管の新生を阻害することで抗腫瘍効果を発揮するという報告[58]がある。

　『神農本草経』には「暴熱火瘡，赤気，疥瘙疽痔，馬鞍熱気を治す」と記載されている。味辛苦，性涼。帰経は胃・大腸・肝。清熱解毒・消癰排膿・活血行瘀の効能があり，炎症性腸疾患・虫垂炎・肺化膿症・皮膚化膿症・産後の腹痛・帯下などに用いる。熱毒瘀阻の膀胱がん・子宮頸がん・大腸がん・喉頭がん・乳腺がん・絨毛がんなどに応用する。

　　57) Liu L, et al. *Patrinia scabiosaefolia* induces mitochondrial-dependent apoptosis in a mouse model of colorectal cancer. Oncol Rep. 2013, 30 (2), p.897-903.
　　58) Chen L, et al. *Patrinia scabiosaefolia* inhibits colorectal cancer growth through suppression of tumor angiogenesis. Oncol Rep. 2013, 30 (3), p.1439-43.

白英（はくえい）

　別名：白毛藤・蜀羊泉。ナス科ハクエイ *Solanum lyratum* Thunb. の全草。

　ヒト骨肉腫由来細胞株 U-2 OS に対して，細胞周期停止とアポトーシスを誘導するとの報告がある[59]。

　味苦，性微寒，有小毒。帰経は肝・胃。清熱解毒・利水消腫の効能があり，乳腺炎・難治性皮膚炎・黄疸・腹水・帯下・腎炎などに用いる。熱毒内盛・湿熱蘊結の喉頭がん・肺がん・食道がん・胃がん・肝臓がん・子宮頸がん・卵巣がん・膀胱がん・陰茎がん・骨肉腫などに応用する。

59) Lin YT, et al. Induction of Cell Cycle Arrest and Apoptosis in Human Osteosarcoma U-2 OS Cells by *Solanum lyratum* Extracts. Nutr Cancer. 2013, 65（3），p.469-79.

白鮮皮（はくせんぴ）

　ミカン科ハクセン *Dictamnus dasycarpus* Turcz. の根皮。成分として，アルカロイドのジクタムニン・シキミアニン・トリゴネリン，トリテルペノイドのオバクノン・リモニン，その他芳香族化合物の Fraxinellone などが含まれる。

　ジクタムニンは，肺腺がん由来細胞株 A549 に対してミトコンドリアや caspase-3 を介さない経由でアポトーシスを誘導することが報告されている[60]。

　『神農本草経』には「頭風黄疸，欬逆淋瀝，女子陰中腫痛し，湿痺死肌，屈伸すべからず，起きて行歩を止むを治す」と記載されている。味苦，性寒。帰経は脾・胃・膀胱・小腸。清熱燥湿・祛風止痒・解毒の効能があり，湿疹や蕁麻疹などの皮膚疾患・しびれ・麻痺・黄疸などに用いる。火毒内盛・湿熱蘊結の消化器がん・肺がん・骨腫瘍・婦人科がん・悪性リンパ腫・膀胱がん・皮膚がんなどに応用する。

60) An FF, et al. Dihydroartemisinine Enhances Dictamnine-induced Apoptosis via a Caspase Dependent Pathway in Human Lung Adenocarcinoma A 549 Cells. Asian Pac J Cancer Prev. 2013, 14（10），p.5895-900.

巴戟天（はげきてん）

　アカネ科ハゲキテン *Morinda officinalis* How の根。成分にアントラキノン類のルビアジン，ルビアジン 1-メチルエーテル，2-ヒドロキシメチルアントラキノン，3-ヒドロキシメチルアントラキノン，1-ヒドロキシアントラキノンのほか，β-シトステロールやマンノース，モリンジンなどが含まれる。

　『神農本草経』には「大風邪気，陰痿起たざるを治す。筋骨を強くし，五臓を安んじ，中を補い，志を増し，気を益す」と記載されている。補陽・強筋骨・祛風湿の効能があり，頻尿・失禁・インポテンス・不妊・下腹部の冷痛・腰痛・下肢の筋力低下・関節痛などに用いる。腎陽不足・風湿痺阻の肺がん・白血病・骨腫瘍・多発性骨髄腫・脳腫瘍・前立腺がんなどに応用する。

馬歯莧（ばしけん）

スベリヒユ科スベリヒユ *Portulaca oleracea* L. の全草。成分として，ノルアドレナリン・ドーパミン・多糖類成分などを含有する。

多糖類成分が，U 14 子宮頸がん細胞に対して増殖抑制効果をもつという報告[61]や肉腫細胞株 S180・肝臓がん細胞株 HepG2 に対する抑制効果など[62]，中国国内での多数の報告がみられる。

『本草綱目』には「散血消腫，腸を利し滑胎し，解毒通淋し，産後の虚汗を治す」と記載されている。味酸，性寒。帰経は心・大腸。清熱解毒・利湿止瀉の効能があり，細菌性下痢・虫垂炎・乳腺炎・痔出血・湿疹・皮膚化膿症に用いる。

61) Zhao R, et al. Antitumor activity of *Portulaca oleracea* L. polysaccharides against cervical carcinoma in vitro and in vivo. Carbohydr Polym. 2013, 96 (2), p.376-383.
62) 付起鳳ほか．馬歯莧的薬理活性及保健功能．中医薬信息．2011, 28 (6), p.130-2.

八月札（はちがつさつ）

別名：預知子。アケビ科アケビ *Akebia quinata*（Thunb.）Decne. やミツバアケビ *Akebia trifoliata*（Thunb.）Koidz. または白木通 *Akebia trifoliata*（Thunb.）Koidz. var. *australis*（Diels）Rehd. の成熟果実。成分に，トリテルペノイドのアルジュノール酸・ノルアルジュノール酸や，人体に必要な17種類のアミノ酸やカリウムのほか，モノステアリン，モノオレイン，β-シトステロールなどを含有する。

アルジュノール酸には，抗がん作用をはじめ多くの薬理効果が報告されている[63]。

『本草拾遺』には「大小便を利し宣通し，煩熱を去る。之を食せば人をして心を寛げ渇を止め気を下せしむ」と記載されている。味苦，性平。帰経は肝・胃・膀胱。疏肝理気・活血散結・止痛・徐煩利尿の効能がある。胸脇部の痛み・胃痛・下腹部痛・下痢・月経痛・腰痛などに用い，胃がん・肝臓がん・膵臓がん・肺がん・絨毛上皮腫などに応用する。

63) Ghosh J. et al. Arjunolic acid : A new multifunctional therapeutic promise of alternative medicine Review Article. Biochimie. 2013, 95 (6), p.1098-109.

菝葜（ばっかつ）

別名：和山帰来。ユリ科サルトリイバラ *Smilax china* L. の根状茎。成分としてスラミックスサポニンA〜D，タンニン，フラボノイドのkaempfero 1-7-O-beta-D-glucosideなどが含まれる。

Kaempfero 1-7-O-beta-D-glucosideには，動物実験での抗がん作用の報告がある[64,65]。

『名医別録』には「腰背寒痛,風痺を主り,血気を益す」と記載されている。味甘酸，性温。清熱解毒・祛風利湿・利水消腫・駆梅の効能があり，関節痛・浮腫・筋弛緩・下痢・痔疾などに用いる。食道がん・胃がん・大腸がん・肝臓がん・胆嚢がん・膵臓がん・副鼻腔がん・乳がん・子宮頸がん・白血病・皮膚がんなどに応用する。

日本では梅毒の治療薬である土茯苓の代用品として使われてきた歴史があり，香川解毒剤や八味帯下方などに含まれる。

64) Xu W, et al. Kaempferol-7-O-β-d-glucoside (KG) isolated from *Smilax china* L. rhizome induces G2/M phase arrest and apoptosis on HeLa cells in a p53-independent manner. Cancer Lett. 2008, 264 (2), p.229-40.

65) Li YL, et al. A flavonoid glycoside isolated from *Smilax china* L. rhizome in vitro anticancer effects on human cancer cell. J Ethnopharmacol. 2007, 113 (1), p.115-24.

白屈菜（はっくつさい）

ケシ科クサノオウ *Chelidonium majus* L. の全草。成分にケリドニン・プロトピン・スチロピン・アロクリプトピン・クリルビン・サンギナリン・ケレリスリン・コプチジン・ベルベリン・コリンなど多くのアルカロイドを含む。

ケリドニンは，ウクラインという名の植物由来の抗がん剤として製品化されており，多くの抗がん作用の報告がある[66,67,68]。

味辛，性微温，有毒。清熱解毒・消腫止痛・止咳の効能があり，胃痛・咳嗽・黄疸・皮膚疾患・蛇咬傷に用いる。熱毒癰疽・水湿内盛の食道がん・胃がん・肺がん・副鼻腔がん・咽頭がん・皮膚がんなどに応用する。

66) Kim O, et al. Chelidonine suppresses migration and invasion of MDA-MB-231 cells by inhibiting formation of the integrin-linked kinase/PINCH/α-parvin complexe. Mol Med Rep. 2015, 12 (2), p.2161-8.

67) Gagliano N, et al. Ukrain modulates glial fibrillary acidic protein, but not connexin 43 expression, and induces apoptosis in human cultured glioblastoma cells. Anticancer Drugs. 2007, 18 (6), p.669-76.
68) Habermehl D, et al. Proapoptotic activity of Ukrain is based on *Chelidonium majus* L. alkaloids and mediated via a mitochondrial death pathway. BMC Cancer. 2006, 6 (14), p.14-36.

馬尾連（ばびれん）

別名：馬尾黄連。キンポウゲ科カラマツソウ属の *Thalictrum foliolosum* DC. あるいは *Thalictrum cultratum* Wall. の根。成分としてベルベリン・ベルバミン・プロトピン・ヘルナンデジン・マグノフロリン・パルマチンなど多くのアルカロイドを含む。

ベルベリン・ベルバミン・プロトピンには多くの抗がん作用の報告がある[69, 70, 71]。

『本草綱目拾遺』には「性よく皮裏膜外および筋絡の邪熱を去る。小児傷風および痘科」と記載されている。味苦，性寒。帰経は心・肝・大腸。清熱燥湿・瀉火解毒の効能があり，腸炎・痢疾・黄疸・目赤腫痛などに用いる。黄連と同じキンポウゲ科であり，薬効も似ているが，黄連よりさらに強い薬性をもつ。火毒内盛・湿熱蘊結の舌がん・胃がん・肝臓がん・大腸がん・膀胱がん・子宮頸がんなどに応用する。

69) Seo YS, et al. Berberine-induced anticancer activities in FaDu head and neck squamous cell carcinoma cells. Oncol Rep. 2015 , 34 (6), p.3025-34
70) Chen CH, et al. Protopine, a novel microtubule-stabilizing agent, causes mitotic arrest and apoptotic cell death in human hormone-refractory prostate cancer cell lines. Cancer Lett. 2012, 315 (1), p.1-11.
71) Duan H, et al. Suppression of human lung cancer cell growth and migration by berbamine. Cytotechnology. 2010, 62 (4), p.341-8.

半枝蓮（はんしれん）

シソ科の *Scutellaria barbata* D. Don の全草。成分にフラボノイドのカルタミジン・イソカルタミジン・スクテラレイン・スクテラリン・オウゴニン・アピゲニンのほか，β-シトステロールやステアリン酸を含有する。

大腸がんマウスモデルにおいて抑制的に作用するという，細胞内分子機構

(Jak/STAT 経路）を含めた報告がある[72]。

『本草徴要』には「味微苦，性涼。清解熱毒，活血祛瘀。疔毒を治し黄を散ずる。跌撲，蛇傷に塗する。この草，亦，咽喉腫痛を治し，兼ねて潰爛の者宜しく之を用ゆ」と記載されている。味辛，性微苦涼。帰経は肺・肝・腎。清熱解毒・活血祛瘀・利水消腫の効能があり，一般の使用範囲は，皮膚のできもの・咽喉の腫れ・蛇咬傷・打撲・黄疸・浮腫など。熱毒蘊結・水湿内盛・瘀血阻滞を伴うさまざまながんに用いられる。白花蛇舌草や土茯苓や竜葵などと対薬にすることが多い。

72) Lin J, et al. *Scutellaria barbata* D. Don Inhibits Colorectal Cancer Growth via Suppression of Multiple Signaling Pathways. Integr Cancer Ther. 2013, 13(3), p.240-8.

半辺蓮（はんぺんれん）

キキョウ科ミゾカクシ *Lobelia chinensis* Lour. の全草。成分に，アルカロイドのロベリン・ロベラニン・ロベラニジンなどが含まれる。

『本草綱目』には「蛇虺傷，搗汁飲，滓を以て囲み之を塗す」と記載されている。味甘辛，性平。帰経は心・小腸・肺。利水消腫・清熱解毒の効能があり，下痢・浮腫・腹水・皮膚化膿症・毒蛇咬傷・打撲などに用いる。熱毒内盛・水湿阻滞の肝臓がん・胃がん・大腸がん・食道がん・肺がん・喉頭がん・副鼻腔がん・腎がん・脳腫瘍・悪性リンパ腫などに応用する。

白花蛇舌草（びゃっかじゃぜつそう）

アカネ科フタバムグラ *Hedyotis diffusa* Willd. の全草。成分に，アスペルロシドとその誘導体・ゲニポシド酸・スカンドシド・ウルソール酸・クマリンなどが含まれる。

ヒト大腸がん由来細胞株 HT-29 に対して，ミトコンドリアを介したアポトーシスを誘導することで抑制的に働くという報告がある[73]。

味苦甘，性寒。帰経は心・肝・脾。清熱解毒・活血祛瘀・利水通淋の効能があり，肝炎・扁桃炎・肺炎・虫垂炎・急性腎炎・膀胱炎・皮膚炎・蛇咬傷などに用いる。熱毒瘀阻・水湿内停の肺がん・頭頸部がん・肝臓がん・大腸がん・胃がん・食道がん・子宮頸がん・卵巣がん・乳がん・膀胱がん・白血病などに応用する。

73) Lin J, et al. *Hedyotis Diffusa* Willd. extract induces apoptosis via activation of the mitochondrion-dependent pathway in human colon carcinoma cells. Int J Oncol. 2010, 37 (5), p.1331-8.

白芨（びゃくきゅう）

ラン科シラン *Bletilla striata*（Thunb.）Reichb. f. の球茎。成分にブレストリアレン・ブレストリアノール・ブレスピロール・ブレティラグルコマンナンなどが含まれる。

『神農本草経』には「癰腫悪瘡敗疽，傷陰，死肌，胃中の邪気，賊風鬼撃，痱緩収まざるを治す」と記載がある。味苦甘渋，性微寒。帰経は肺・胃・肝。収斂止血・解毒生肌・補肺の効能があり，吐血・肺結核・百日咳・活血・外傷出血・あかぎれ・裂肛などに用いる。熱毒鬱結の消化器がん・肺がん・腎がん・肝臓がん・甲状腺がん・白血病・乳がん・悪性絨毛上皮腫・子宮頸がん・陰茎がん・皮膚がんなどに応用する。

白朮（びゃくじゅつ）

キク科オオバナオケラ *Atractylodes macrocephala* Koidz. の根茎。成分にアトラクタンA〜C，アトラクチロン，アトラクチレノリド，フムレン，β-エレモール，α-クルクメン，ヒネソールなどを含む。

アトラクチレノリドⅠが，ヒト肺がん由来細胞株A549に対して，ミトコンドリアを介したアポトーシスを誘導することで抑制的に働くという報告がある[74]。

『神農本草経』には「風寒湿痺死肌，痙，疸を治し，汗を止め熱を除き，食を消す」と記載されている。味甘微苦，性温。補気健脾・利水消腫・止瀉の効能があり，胃腸虚弱・下痢・体力低下・浮腫・めまいなどに用い，脾胃虚弱・痰飲停滞あるいは気虚邪実の胃がん・食道がん・肝臓がん・肺がん・膵臓がん・悪性リンパ腫などに用いる。

74) Liu HY, et al. Anti-tumor effects of atractylenolide I isolated from *Atractylodes macrocephala* in human lung carcinoma cell lines. Molecules. 2013, 18(11), p.13357-68.

茯苓（ぶくりょう）

サルノコシカケ科マツホド *Poria cocos* (Schw.) Wolf の菌核。成分にトリテルペノイドのエブリコ酸・パキマ酸・ツムロース酸，多糖類のパキマン，ステロールのエルゴステロールなどが含まれる。

　茯苓の多糖類分画が，白血病細胞株 U937 や HL-60 に対して，ヒト単核球からの IFNγ や TNFα の分泌を促進することで抗腫瘍的に働くことが報告されている[75]。

　『神農本草経』には「胸脇逆気，憂恚驚邪恐悸，心下結痛，寒熱煩満欬逆を治し，口焦舌乾を止め小便を利す」と記載されている。味甘淡，性平。帰経は心・肺・脾・胃・腎。利水消腫・健脾安神の効能があり，浮腫・腎炎・食欲不振・下痢・不眠・動悸などに用いる。脾胃湿盛・痰飲内停・湿熱壅結の食道がん・胃がん・肝臓がん・副鼻腔がん・咽頭がん・舌がん・乳がん・膀胱がん・肺がんなどに応用する。

　75) Chen YY, et al. Antiproliferative and differentiating effects of polysaccharide fraction from fu-ling (*Poria cocos*) on human leukemic U937 and HL-60 cells. Food Chem Toxicol. 2004, 42 (5), p.759-69.

補骨脂（ほこつし）

　別名：破故紙。マメ科オランダビユ *Psoralea corylifolia* L. の成熟した果実。成分に，クマリン類のプソラレン・ソラリジン・アンゲリシン，フラボノイド類のババキン・ババキニン・ネオババイソフラボン，カルコン類のババカルコンなどが含まれる。

　ソラリジンやネオババイソフラボンには，前立腺がん細胞株 LNCaP に対して，TRAIL への感受性を回復させることでアポトーシスを誘導するという報告がある[76]。

　『薬性論』には「男子腰疼，膝冷嚢湿を主り，諸冷痺頑を逐い，小便利，腹中冷を止む」と記載されている。味辛苦，性大温。帰経は脾・腎。補陽固精・温脾縮尿・納気止瀉の効能があり，遺尿・頻尿・下痢・失精・インポテンス・足腰の冷え・喘鳴などに用いる。脾腎陽虚・寒湿凝滞の肺がん・大腸がん・腎がん・甲状腺がん・骨肉腫・急性白血病などに応用する。

76) Szliszka E, et al. Enhanced TRAIL-mediated apoptosis in prostate cancer cells by the bioactive compounds neobavaisoflavone and psoralidin isolated from *Psoralea corylifolia*. Pharmacol Rep. 2011, 63 (1), p.139-48.

牡蛎（ぼれい）

イタボガキ科マガキ *Ostrea gigas* Thunb., 近江牡蛎 *Ostrea rivularis* Gould や大連湾牡蛎 *Ostrea talienwhanensis* Crosse の貝殻。成分に, 炭酸カルシウム・リン酸カルシウム・鉄・アルミニウム, アスパラギン酸・グリシン・グルタミン酸など17種類のアミノ酸, タウリンなどを含む。

牡蛎のオリゴペプチド‐富化加水分解産物が骨肉腫細胞株S180のマウスモデルにおいて, NK活性を高めてリンパ球の増殖を促進し, マクロファージの貪食能を上げることで腫瘍を抑制しているという報告がある[77]。

『神農本草経』には「傷寒寒熱, 温瘧洒洒, 驚恚怒気を治し, 拘を除き鼠瘻を緩め, 女子帯下赤白」と記載されている。味鹹渋, 性微寒。安神平肝・軟堅散結・止汗の効能があり, 不安・動悸・不眠・頭痛・めまい・耳鳴り・リンパ節腫大・胃痛・多汗などに用いる。痰凝積結の肝臓がん・乳がん・胃がん・悪性リンパ腫・肺がん・子宮頸がん・骨肉腫などに応用する。またリンパ節腫脹などに用いる消瘰丸の構成生薬である。

77) Wang YK, et al. Oyster (Crassostrea gigas) Hydrolysates Produced on a Plant Scale Have Antitumor Activity and Immunostimulating Effects in BALB/c Mice. Mar Drugs. 2010, 8 (2), p.255-68.

ま

猫爪草（みょうしょうそう）

キンポウゲ科ヒキノカサ *Ranunculus ternatus* Thunb. の塊根。成分に, アルカロイドのternatoside C・Dや, フラボノイドのアガチスフラボン4-メチルエーテル・カヤフラボン・Podocarpus biflavone A などを含む。

体内でのTNF産生を促すという報告や, がん細胞株S180, S37, Ecなどに対するin vivoの抑制効果, サポニン・多糖類分画によるin vitroでの抑制効果などの報告がある[78]。

味甘辛，性温。帰経は肝・肺。散結消腫・解毒の効能があり，肺結核・リンパ節炎・咽頭炎・マラリア・片頭痛・皮膚炎・歯痛・蛇咬傷などに用いる。痰濁壅結の肺がん・乳がん・悪性リンパ腫・甲状腺がん・皮膚がんなどに応用する。

78) Miao Y, et.al. Research progress on chemical constituents of Ranunculi Ternati Radix and their pharmacological effects. Chinese Traditional and Herbal Drugs. 2014, 45 (11)

無花果（むかか）

クワ科イチジク *Ficus carica* L. の花托を乾燥させたもの。成分に，果糖・ブドウ糖・クエン酸・キナ酸・シキミ酸，植物成長ホルモンのオーキシン，ベンズアルデヒドなどが含まれる。

Ehrlich がん，S180 肉腫，肝臓がん，Lewis 肺がん，マウス子宮頸がん，ヒト上皮様細胞がん由来細胞株 A431，胃がん細胞株 BGC823 などに対して抑制効果をもつことが報告されている[79]。

『滇南本草』に「味甘性平。無毒。主治，開胃健脾，止泄痢疾にして，亦喉痛を治す」と記載されている。味甘，性平。帰経は脾・大腸。潤肺止咳・清熱生津・健脾開胃・解毒消腫の効能がある。咽の腫れや痛み・空咳・嗄声・乳汁分泌不良・便秘・食欲不振・消化不良・下痢・できもの・白癬菌感染などに用い，肺脾陰虚の肺がん・食道がん・大腸がんなどに応用する。

79) 毛新偉ほか．無花果的抗癌研究綜述. Journal of Chemical Industry of Forest Products. 1998, 5, p. 13-5.

木饅頭（もくまんじゅう）

別名，薜荔果。クワ科イチジク属オオイタビ *Ficus pumila* L. の花托。

オオイタビの葉の抽出エキスが白血病細胞株に対して抑制効果をもつという報告がある[80]。

『本草拾遺』には「風血を主り，腰脚を暖め，変白して衰えず」と記載されている。味甘，性平。帰経は腎・胃・大腸。補腎固精・清熱利湿・活血通経・通乳の効能がある。乳汁分泌不足・遺精・膀胱尿道炎・乳糜尿・長引く下痢・痔出血・下血・化膿性皮膚炎などに用い，転移性骨腫瘍や悪性リンパ腫などに応用する。

80) Larbie C, et al. Anti-proliferative effect of *Ficus pumila* Linn. on human leukemic cell lines. International Journal of Basic & Clinical Pharmacology, 2015, 4 (2), p.330-6.

や

薏苡仁（よくいにん）

イネ科ハトムギ *Coix lacryma-jobi* L. var. *ma-yuen*（Roman.）Stapf の種子。成分に，デンプン・タンパク質・脂肪のほか，カンペステロール・スティグマロール・コイキセノライドなどが含まれる。

油脂成分が康莱特（Kanglaite, KLT）という名前で製剤化されており，抗がん作用に関する数々の報告がある[81]。

『神農本草経』には「筋急拘攣屈伸すべからず，風湿痺を治す。気を下す」と記載されている。味甘淡，性微寒。帰経は脾・胃・肺。健脾利水・清熱排膿・祛風湿の効能があり，下痢・浮腫・関節痛・筋肉痛・肺化膿症・虫垂炎・イボなどに用いる。脾虚湿盛・湿熱内蘊・風湿痺阻あるいは熱毒内結の肺がん・大腸がん・胃がん・肝臓がん・絨毛上皮腫などに応用する。アジアを中心に世界各地で食用や薬用に用いられている。

81) Lu Y, et al. Chinese herb related molecules of cancer-cell-apoptosis : a minireview of progress between Kanglaite injection and related genes. J Exp Clin Cancer Res. 2008, 27 (1), p.31.

ら

雷公藤（らいこうとう）

ニシキギ科タイワンクロヅル *Tripterygium wilfordii* Hook. f. の根。成分としてアルカロイドのウィルホルジン・ウィルホリンや，ジテルペノイドのトリプトライドなどを含有する。

抗腫瘍効果の機序に関しては，トリプトライドを水溶性にした製剤（Minnelide）が膵臓がんにおいて，がん細胞内のHSP70濃度を低下させることで抗腫瘍効果を発揮するという報告がある[82]。

味苦辛，性涼，有大毒。帰経は心・肝。祛風除湿・活血通絡・消腫止痛・

殺虫解毒の効能があり，痹症に用いられてきたが，創薬の分野で注目されて薬理研究が進んだ。免疫抑制効果や抗炎症効果・抗腫瘍効果が報告されるようになり，関節リウマチ・糸球体腎炎・ネフローゼ症候群・SLE・シェーグレン症候群・ベーチェット病・湿疹・尋常性乾癬のほか，悪性腫瘍（肝臓がん・副鼻腔がん・咽頭がん・肺がん・白血病・大腸がん・乳がんなどで熱毒瘀結のもの）にも使われるようになった。ただし毒性が強いため，内服の際は慎重に経過観察する必要がある。

82) Chugh R, et al. A Preclinical Evaluation of Minnelide as a Therapeutic Agent Against Pancreatic Cancer. Sci Transl Med. 2012, 4 (156)

葎草（りつそう）

アサ科カナムグラ *Humulus scandens*（Lour.）Merr. の全草。成分にフラボノイドのルテオリン，配糖体のグルコピラノシド，アルカロイドのコリン，アスパラミド，揮発油成分としてセスキテルペンのβ-フムレン，カリオフィリンなどを含有する。

胃がん細胞株に対しての抗がん作用や[83]，骨肉腫細胞株に対する抑制効果の実験報告[84]がある。

『名医別録』には「瘀血を主り，精溢盛气を止む」と記載されている。味甘苦，性寒。清熱解毒・利尿通淋の効能があり，肺炎・気管支炎・膀胱炎・尿道炎・浮腫・皮膚炎・下痢・蛇咬傷などに用いる。

83) Gao SY, et al. Inhibition of humulon on arylamine N-acetyltransferase-1 activity and gene expression in SGC-7901 cells. Chinese Traditional and Herbal Drugs. 2010, 41 (5)
84) 周婷婷ほか. 四氫異葎草酮 S180 荷瘤小鼠抑瘤及抗血管生成作用的研究. Chinese Traditional and Herbal Drugs. 2009, S1, p.218-220.

竜葵（りゅうき）

ナス科イヌホオズキ *Solanum nigrum* L. の全草。成分として，アルカロイドの solanigrine, solanigridine, oslasodine, solanaviol，サポニンのデスガラクトチゴニンやウットロニンA，ビタミンC，樹脂などを含む。

竜葵から抽出したアルカロイド成分がヒト子宮頸がん由来 HeLa 細胞の増殖を抑制するという報告や[85]，卵巣がんに対する化学療法（シスプラチン・

ドキソルビシン・ドセタキセル)の感受性を高めるという報告がある[86]。

『唐本草』には「之を食せば,労を解し睡少なく,虚熱腫を去らしむ」と記載されている。味苦,性寒。清熱解毒・活血消腫の効能があり,化膿性皮膚炎・打撲・慢性気管支炎・急性腎炎などに用いる。熱毒壅盛・瘀血鬱結の頭頸部がん・消化器がん・肝臓がん・白血病・骨肉腫・膀胱がん・乳がん・子宮頸がんなどに応用する。

- 85) Li J, et al. Antitumor effects of total alkaloids isolated from *Solanum nigrum* in vitro and in vivo. Pharmazie. 2008, 63 (7), p.534-8.
- 86) Wang CW, et al. Cisplatin-, Doxorubicin-, and Docetaxel-Induced Cell Death Promoted by the Aqueous Extract of *Solanum nigrum* in Human Ovarian Carcinoma Cells. Integr Cancer Ther. 2015, 14 (6), p.546-55.

凌霄花(りょうしょうか)

別名:紫葳。ノウゼンカズラ科のノウゼンカズラ *Campsis grandiflora* (Thunb.) K. Schum. の花および根。成分として,アピゲニン,β-シトステロールなどを含有する。

『神農本草経』に「婦人産乳余疾,崩中,癥瘕血閉,寒熱羸痩を主る」と記載されている。味酸,性微寒。帰経は肝。破瘀通経・涼血祛風の効能がある。無月経・腹部のしこり・痒疹・酒皶鼻などに用い,肝臓がんなどに応用する。『金匱要略』収載の鼈甲煎丸の構成生薬でもある。

緑萼梅(りょくがくばい)

別名:梅花。バラ科ウメ *Armeniaca mume* Sieb.var. mume f. viridicalyx (Makino) T. Y. Chen の花蕾を乾燥したもの。揮発油成分として,ベンズアルデヒド・ベンジルアルコール・テルピネン4オール・パルミチン酸・安息香酸・イソオイゲノールなどを含む。

利気散結・平肝和胃・通暢気機の効能があり,梅核気(咽のつまった感じ)・季肋部の腫れや痛み・消化不良・神経衰弱などに用いられる。胃がん・肝臓がんへの応用の報告がある。

霊芝（れいし）

マンネンタケ科のレイシ *Ganoderma lucidum*（Leyss. ex. Fr.）Karst. の子実体を乾燥したもの。成分に，多糖類のβ-1・3Dグルカン，ガノデリン酸，エルゴステロール，ヘミセルロース，各種アミノ酸，アルカロイドなどが含まれる。

世界的に注目されている抗がん生薬であり，さまざまな基礎研究報告がある。抗がん作用をもつ成分は，主に多糖類とトリテルペノン類である。メカニズムとしては，生体の免疫能を活性化することとされてきたが，近年は直接がん細胞に作用（細胞分化誘導や血管新生の抑制，転移を促進するウロキナーゼを抑制するなど）する新たな抗がんメカニズムの報告がなされてきている[87]。

『滇南本草』には「胸中に積あるを治し，中を補い智慧を強くす」と記載されている。補中益腎・養心安神・止咳平喘の効能があり，めまい・動悸・息切れ・不眠・咳嗽・喘鳴などに用いる。正気虚弱・気血不足または正虚邪実の肺がん・食道がん・胃がん・肝臓がん・慢性骨髄性白血病などに応用する。

87) Liu GQ, et al. Mechanisms of the Anticancer Action of *Ganoderma lucidum*（Leyss. ex Fr.）Karst.：A New Understanding. Journal of Integrative Plant Biology. 2005, 47 (2), p.129-35.

露蜂房（ろほうぼう）

スズメバチ科キホシアシナガバチ *Polistes mandarinus* Saussure の巣。成分として，ヒドロキノン，メトキシヒドロキノン，3-ethoxy-5-methylbenzene-1, 2-diol・アニスアルデヒド，安息香酸，パラオキシ安息香酸エステル，プロトカテク酸，アトラリン酸，フェルラ酸，セントロロボール，hannokinol, セスキテルペンの fengfangin A や tutin，チミジンなどを含有する。

『神農本草経』には「驚癇瘛瘲，寒熱邪気癲疾，鬼精蠱毒，腸痔を治す」と記載されている。味甘，性平，小毒。帰経は肝・胃・腎。止痙解毒・散腫止痛の効能があり，痙攣・ひきつけ・皮膚瘙痒症・皮膚化膿症・乳腺炎・歯痛・歯肉炎・痔疾・虫さされ・扁桃炎などに用いる。風毒瘀阻の胃がん・肝臓がん・乳がん・子宮頸がん・大腸がん・膀胱がん・肺がんなどに応用する。

路路通（ろろつう）

マンサク科フウ *Liquidambar formosana* Hance の果実。成分に，28-noroleanonic acid，スチラシン，けい皮酸シンナミル，bornyl cinnamate，styracin epoxide，酸化カリオフィレンなどが含まれる。

『本草綱目拾遺』には「瘴を避け，瘟をしりぞけ，明目し，湿を除き，筋絡拘攣を舒ばす。周身痹痛し手脚および腰痛むに之を焚きてその烟気を嗅げば皆癒ゆ」と記載されている。味苦，性平。帰経は肝・腎。祛風通絡・活血通経・利水消腫の効能があり，胃痛・腹満・関節痛・四肢麻痺や引き攣り・月経不順・浮腫・痔瘻・疥癬・湿疹などに用いる。瘀血内阻・水湿内停の甲状腺がん・髄膜腫・横紋筋肉腫・食道がんなどに応用する。

【参考文献】

1）袁麗暉．中国の医療保険制度における医療格差問題．山口経済学雑誌．2010, 59（1-2）, p.83.
2）郝慶秀ら．四物湯及組方中薬植物雌激素活性的実験研究．中華中医薬学会, 2009, 4期
3）林洪生主編．中国百年百名中医臨床家叢書－余桂清．中国中医薬出版社, 2000, 北京
4）楊建宇主編．抗癌中草薬（第二版）．化学工業出版社, 北京, 2013
5）鈴木洋．漢方のくすりの事典．医歯薬出版株式会社, 東京, 2011
6）江蘇新医学院編．中薬大辞典．上海科学技術出版社, 上海, 1986
7）国家薬典委員会編．中華人民共和国 薬典．中国医薬科技出版社, 2015
8）http：//www.zysj.com.cn中医世家

方剤索引

あ行

一貫煎 …………… 170
茵蔯蒿湯 ……… 84, 108
茵蔯五苓散 ………… 85
右帰丸 …………… 200
益肺清化膏 ………… 66
益気養栄湯 ……… 166
黄耆当帰湯 ……… 140
黄芩湯 …………… 194

か行

葛根黄芩黄連湯 …… 194
加味牛黄散 ……… 141
加味西黄カプセル … 46, 89, 144, 148, 166
加味西黄丸 ……… 42, 79, 119, 124, 176
加味西黄散 …… 109, 126
栝楼散 …………… 169
乾姜附子湯 ……… 150
甘草瀉心湯 ……… 156
康萊特 …………… 64
帰脾湯 …………… 176
玉屛風散 ………… 178
亀齢散 …………… 109
銀花甘草湯 ……… 166
下瘀血湯 ……… 85, 210
外台茯苓飲 ……… 210
血府逐瘀湯 ……… 143

さ行

犀角地黄湯 ……… 189
柴胡疏肝散 ………… 97
三仁湯 …………… 178
四逆散 ……… 135, 137
四君子湯 … 104, 150, 183
十全大補湯 ……… 132
縮泉丸 …………… 150
生姜瀉心湯 …… 156, 193
昇降散 …………… 81
小柴胡湯 … 85, 151, 159
逍遙散 … 90, 140, 162, 183
人工牛黄散 … 43, 120, 140
西黄解毒カプセル … 63, 66, 102, 163
西黄克癌カプセル … 182
西黄克癌カプセル …… 127, 147
清開霊 …………… 88
健脾益顆粒 ……… 124
健脾益腎エキス ……… 1
健脾益腎方 ……… 126
健脾補腎生血湯 ……… 2
健脾理気湯 …… 121, 128
抗癌1号注射液 …… 88
香砂六君子湯 … 130, 136
牛黄醒消丸 ……… 196
克癥堅丸 ………… 109
五苓散 ………… 84, 108

た行

大黄䗪虫丸 ……… 210
大柴胡湯 ………… 111
知柏地黄丸 ………… 57
貞耆エキス ………… 2
葶藶大棗瀉肺湯 …… 36
天仙丸 …………… 144
当帰補血湯 ……… 166
藤虎膏 …………… 124
桃紅四物湯 …… 142, 166

な行

軟堅消瘤片 …… 63, 192
二朮玉霊丹 … 142, 146, 148
人参帰脾湯 ……… 123

は行

梅花点舌丹 … 123, 140, 148
肺癌平膏 …………… 2
麦門冬湯 ………… 209
八鮮飲 …………… 190
八珍湯 ……… 132, 208
半夏瀉心湯 …… 133, 156
百合固金湯 ………… 78
征癌片 ……… 127, 176
生肌玉紅膏 ……… 182
千金葦茎湯 …… 78, 209

白虎湯……………… 103	平肺方……………… 73	**ら行**
復元活血湯………… 98	鼈甲煎丸…………… 109	
扶正解毒飲………… 148		理胃化結湯………… 128
扶正解毒エキス…46, 196	**や行**	理中湯………… 129, 154
扶正増効方…………… 2		六君子湯………… 71, 152
扶正防癌内服液	養胃抗瘤方………… 124	竜蛇羊泉湯…… 51, 118
……… 127, 182, 198	養陰清肺膏………… 172	六味地黄丸… 54, 55, 58
平肝飲……………… 109		六味地黄湯………… 54

用語索引

あ

悪核………… 187, 191

い

胃陰欠乏…………… 198
胃脘痛………… 113, 130
胃気不降…………… 203
胃脹………………… 130
噎…………………… 139
噎膈………… 116, 139,
　　　143, 147, 150, 154
噎塞………………… 139
　――膈気………… 147
胃反………… 130, 133
胃翻………………… 113
陰寒内盛…………… 62
陰虧………………… 192

陰虚………… 31, 83
　――火旺………… 57
　――熱結………… 175
飲食不消…………… 102
飲食不節…………… 139

う

温病………………… 187

え

栄血不調…………… 168

お

黄疸………… 83, 84, 102
瘀血………………… 187
　――阻滞………… 98

――阻絡…… 153, 158
　――痰毒………… 70
　――内生………… 26
瘀阻絡脈…………… 164
瘀毒
　――内蘊………… 48
　――内結… 38, 50, 95
　――内阻…33, 142, 161
　――壅肺………… 166
瘀熱互結…………… 116

か

膈…………………… 139
膈気………………… 139
膈症………………… 139
膈中………………… 139
活血化瘀薬………… 21
火毒内蘊…………… 158

肝胃不和･････････ 134,
　　　　140, 151, 153
肝陰不足･････････････ 170
肝鬱････････････ 83, 153
　──気滞… 85, 161, 165
　──脾虚･････ 92, 95,
　　　　101, 106, 162
肝気
　──鬱結････････ 90, 97
　──鬱滞････････ 83, 153
　──不疏････････････ 153
肝腎陰虚･･･････････ 54, 58
肝腎虧損･････････ 46, 161
肝盛脾虚･･･････････････ 84
肝積･･･････ 83, 90, 101, 103
寒痰凝滞･････････････ 62
肝胆湿熱････････ 85, 108
肝熱血瘀･･････････････ 85
寒熱錯雑･････････････ 133

き

気陰両虚･･････ 16, 31, 34,
　　36, 38, 44, 48, 63, 66,
　　74, 178, 188, 191, 199
気陰両傷･･･････････ 158
気鬱痰阻････････････ 81
気化不利･･･････････ 62
気機不暢･･････････ 153
気虚･････････････ 31, 180
　──血瘀･･････････ 50
　──毒瘀･･････････ 203
　──陽微･･････････ 154
気血
　──瘀結･･････････ 62
　──虧虚･････････ 162

──凝滞･･････････ 187
──虚弱･･････････ 102
──双虧･･････ 166, 182
──の瘀阻･･････････ 182
──不足･････････ 119,
　　162, 177, 181
──両虧･････････ 58
──両虚･･････････ 161
気滞･････ 16, 31, 34, 187
──血瘀… 83, 102, 148
──湿阻･･･････････ 83
──上焦･････････ 140
──痰凝････････ 162
──痰阻････････ 82
気分熱盛････････ 103
急労･････････････ 187
虚火妄動･･････････ 192
虚実錯雑････････ 31
虚実錯綜････････ 16
虚陽上浮･････････ 72
虚労･････････････ 188
金水相生････････ 67

け

経脈臓腑失養････ 98
化痰散結薬･････ 21
血瘀････ 16, 31, 34
──毒結･････････ 92
血虚･････････････ 187
血証･････････････ 187
血不養心････････ 176

こ

哽噎･････････････ 144

喉痺･････････････ 76
鼓脹･････････ 102, 108
骨哽･････････････ 147

さ

鎖肛痔･････････ 175
三焦不暢････････ 102

し

七情内傷････････ 139
湿鬱化熱････････ 102
失栄･････････ 187, 192
湿熱
──蘊結･････ 84, 175
──瘀毒････････ 180
──互結････ 85, 101
──困脾････････ 102
──毒結････････ 178
──内蘊････････ 177
──壅塞････････ 182
湿濁────････ 83
邪気凌心･･･････ 78
邪盛正衰････････ 182
潤肺鳴金････････ 76
傷陰･････････ 16, 18
消腫止痛薬･････ 21
情志抑鬱････････ 102
衝任失調････････ 161
上熱下寒････････ 133
食噎･････････････ 113
腎陰不足････････ 162
津液虧虚････････ 142
心下痞･････････ 113
津虧･････････････ 83

280

心気虧虚⋯⋯⋯⋯⋯	64
心口痛⋯⋯⋯⋯⋯⋯	113
腎水不足⋯⋯⋯⋯⋯	57
腎精虧損⋯⋯⋯⋯⋯	45
心脾両虚⋯⋯⋯	123, 176
腎陽虧虚⋯⋯⋯⋯⋯	45
腎陽不足⋯⋯⋯⋯⋯	45

す

水湿⋯⋯⋯⋯⋯⋯	187
――内停⋯⋯⋯⋯	108
水停痰阻⋯⋯⋯⋯⋯	36
水泛肌膚⋯⋯⋯⋯⋯	162

せ

正虧陽弱⋯⋯⋯⋯⋯	44
精虧陽弱⋯⋯⋯	188, 199
正虚邪実⋯⋯⋯	34, 123
清粛不良⋯⋯⋯⋯⋯	68
清熱解毒薬⋯⋯⋯⋯	21
積聚⋯⋯⋯⋯⋯ 83, 102, 108, 113, 175	
石疽⋯⋯⋯⋯⋯⋯	187
石癰⋯⋯⋯⋯⋯⋯	187
泄利⋯⋯⋯⋯⋯⋯	175

そ

臓器失調⋯⋯⋯⋯⋯	139
臓毒⋯⋯⋯⋯⋯	175, 180
臓腑失調⋯⋯⋯⋯⋯	102
息賁⋯⋯⋯⋯⋯⋯	15

た

痰瘀	
――膠結⋯⋯⋯⋯	66
――互結⋯⋯	187, 210
痰火⋯⋯⋯⋯⋯⋯	192
痰核⋯⋯⋯⋯⋯⋯	187
――血聚⋯⋯⋯⋯	196
痰凝⋯⋯⋯⋯	16, 31, 34
――気結⋯⋯⋯⋯	191
痰湿	
――瘀阻⋯⋯⋯⋯	30
――凝聚⋯⋯⋯⋯	42
――阻滞⋯⋯⋯⋯	80
――阻肺⋯⋯⋯⋯	43
――内阻⋯⋯ 62, 82, 150	
――壅肺⋯⋯⋯⋯	35
痰濁⋯⋯⋯⋯⋯⋯	187
――内阻⋯⋯⋯⋯	170
――壅盛⋯⋯⋯⋯	33
痰毒	
――瘀互結⋯⋯⋯	44
――瘀滞⋯⋯⋯⋯	68
――膠結⋯⋯⋯⋯	63
――阻絡⋯⋯⋯⋯	64
――内結⋯⋯⋯⋯	17
――未浄⋯⋯⋯⋯	201
痰熱	
――互結⋯⋯⋯⋯	78
――毒結⋯⋯⋯⋯	51

ち

地固め療法⋯ 13, 18, 78, 126, 134, 136, 155	
中気不足⋯⋯⋯⋯⋯	72

中陽不振⋯⋯⋯⋯	126
癥瘕⋯⋯⋯	83, 102, 203
癥積⋯⋯⋯	83, 187, 206
腸覃⋯⋯⋯	175, 178, 180
腸風⋯⋯⋯⋯⋯⋯	175
腸澼⋯⋯⋯⋯⋯⋯	175
腸癰⋯⋯⋯⋯⋯⋯	175

と

毒聚⋯⋯⋯⋯	16, 31, 34
毒損肺絡⋯⋯⋯⋯⋯	66

に

乳核⋯⋯⋯⋯⋯⋯	161
乳岩⋯⋯⋯⋯⋯	161, 165
乳癖⋯⋯⋯⋯⋯⋯	161

ね

熱毒	
――蘊結⋯⋯⋯⋯	206
――熾盛⋯⋯⋯⋯	171
――灼傷肺陰⋯⋯	55
――傷陰⋯⋯ 196, 198	
――内蘊⋯⋯⋯⋯	189
――内結⋯⋯⋯⋯	175
熱労⋯⋯⋯⋯⋯⋯	187

は

肺痿⋯⋯⋯⋯⋯⋯	15
肺花瘡⋯⋯⋯⋯⋯	15
肺気陰両虚⋯⋯⋯⋯	23
肺気不足⋯⋯⋯⋯⋯	50

用語索引 281

肺失散粛‥‥‥‥‥‥ 70
肺腎陰陽両虚‥‥‥‥ 185
肺腎気虚‥‥‥‥ 26, 51
肺腎両虚‥‥‥‥‥‥ 68
肺積‥‥‥‥ 15, 17, 26, 30,
　　　　 35, 46, 48, 51, 54,
　　　　 61, 63, 66, 81, 209
肺疽‥‥‥‥‥‥‥‥ 15
肺燥‥‥‥‥‥‥‥‥ 54
培土生金‥‥‥‥‥‥ 24
肺熱
　──傷津‥‥‥‥ 210
　──痰瘀‥‥‥‥ 209
肺脾気虚‥‥‥ 42, 70, 80
肺脾両虚‥‥‥‥‥ 166
肺癰‥‥‥‥ 15, 42, 78
迫血妄行‥‥‥‥‥ 189
反胃‥‥‥‥ 113, 129, 134
煩渇引飲‥‥‥‥‥ 103

ひ

脾胃虚寒‥‥‥‥‥ 129
脾胃不和‥‥‥‥‥ 30
脾虚
　──挟瘀‥‥‥‥ 88
　──肝鬱‥‥‥ 116, 183
　──気滞‥‥‥ 92, 126
　──湿困‥‥‥‥ 102
　──腎虧‥‥‥‥ 180

　──痰瘀‥‥‥‥ 210
　──痰湿‥‥‥ 148, 211
脾腎
　──虧虚‥‥‥ 181, 202
　──気血虚弱‥‥ 46
　──虧損‥‥‥‥ 164
　──双虧‥‥‥‥ 20
　──陽虚‥‥‥ 119, 150
　──両虚 187, 201, 206
脾積‥‥‥‥‥‥‥ 83
脾肺気虚‥‥‥‥‥ 17
痞満‥‥‥‥‥‥‥ 130

ふ

風熱内鬱‥‥‥‥ 81, 82
腑気不利‥‥‥‥‥ 23
伏梁‥‥‥‥‥‥ 83, 113
扶正薬‥‥‥‥‥‥ 21
釜底抽薪‥‥‥‥‥ 24

へ

癖黄‥‥‥‥‥‥‥ 102
便血‥‥‥‥‥‥ 175, 180

ほ

補腎填精‥‥‥‥‥ 29
本虚標実‥‥‥‥ 16, 36

み

脈絡瘀阻‥‥‥‥‥ 191
脈絡阻塞‥‥‥‥‥ 162

ゆ

有毒中薬‥‥‥‥‥ 12

よ

陽気虚衰‥‥‥‥‥ 62
陽虚‥‥‥‥‥‥‥ 62
　──痰凝‥‥‥‥ 61

り

離経成瘀‥‥‥‥‥ 189

る

瘰癧‥‥‥‥‥ 187, 192

ろ

労倦‥‥‥‥‥‥‥ 139
六淫の邪‥‥‥‥‥ 31

おわりに

　あるとき，広安門病院の進修医制度を利用して勉強に来ていた肝臓内科専門の中国人医師と知り合いました。その医師は，「西洋医学では風邪すらろくに治す方法がない。だから俺はいい年して中医学を始めたんだ。だって治せなきゃしょうがないだろ」とぼやいていました。この話を聞いたときに，『皇漢医学』（湯本求真）の自序を思い出しました。

　「長女を疫痢のために亡ひ習得せる医術の頼み少なきを恨み煩悶懊悩すること数月，精神ほとんど錯乱せんとするに至りしが，たまたま故恩師和田啓十郎先生著『医界之鉄椎』を読みて感奮興起し，はじめて皇漢医学を学ぶ」

　長女をなくして西洋医学に幻滅して漢方を志した湯本先生。これと同じような動機で中医学を始める人が中国にもいて，妙に感動しました。

　日本では，漢方医学は明治時代に否定されてしまい，医療の表舞台から消し去られていた時代もありましたが，そのようななかでも徐々に復活してきた経緯があります。どんなに虐げられようが，人間にとって必要なものは誰かが支え，伝えていくのだと確信しています。

　私は，近々留学生活を終えて日本に帰国する予定ですが，今後は日本でも中薬によるがん治療を積極的に行いたいと考えているところです。ただし，本書に記載した抗がん生薬のなかには，日本で医療用として使えない植物もあるため，日本で治療するときには，この中医オンコロジーの考えを残しつつ，実際の用薬は改変する必要があります。また患者の経済的負担を考えると，できれば医療保険でカバーできる生薬を使ったがん治療の可能性も追求しなければならないとも思っています。

　本書の出版にあたり，私を漢方医として育ててくださった寺澤捷年先生（元日本東洋医学会会長），中医腫瘍治療の基礎を指導してくださった広安門病院腫瘍科の朴炳奎教授・花宝金教授，遅々として進まない翻訳作業に辛抱強くつき合ってくださった東洋学術出版社の井ノ上匠社長，また丁寧な編集をしてくださった同社の麻生修子さんに感謝の意を表します。

2016年7月　平崎能郎

平崎　能郎（ひらさき　よしろう）

1971 年　兵庫県生まれ。
1997 年　東京大学医学部卒業。
1998 年　富山医科薬科大学（現・富山大学医学部）和漢診療部。
　　　　　寺澤捷年氏に日本漢方を学ぶ。
1999 年　成田赤十字病院内科研修医。
2001 年　（株）麻生飯塚病院（現麻生グループ飯塚病院）漢方診療科。
2003 年　丹後ふるさと病院和漢診療科科長。
2006 年　2〜3 月　北京中医薬大学留学。
　　　　　千葉大学大学院医学研究院和漢診療学講座。
2010 年　医学博士（免疫学）。
2011 年　同講座 特任助教。
2014 年　中国中医科学院広安門病院腫瘍科に博士研究員として勤務。
　　　　　本書に登場する朴炳奎・孫桂芝・林洪生・花宝金の各氏に中医オンコロジーを学ぶ。
2016 年　千葉大学大学院医学研究院和漢診療学講座 特任講師。

中医オンコロジー ──がん専門医の治療経験集──

2016年9月10日	第1版 第1刷発行

編著者　花宝金・侯煒・鮑艶挙・劉瑞・平崎能郎
発行者　井ノ上　匠
発行所　東洋学術出版社

　　　本　　社　〒272-0822　千葉県市川市宮久保3-1-5
　　　販　売　部　〒272-0823　千葉県市川市東菅野1-19-7-102
　　　　　　　　電話 047(321)4428　FAX 047(321)4429
　　　　　　　　e-mail hanbai@chuui.co.jp
　　　編　集　部　〒272-0021　千葉県市川市八幡2-11-5-403
　　　　　　　　電話 047(335)6780　FAX 047(300)0565
　　　　　　　　e-mail henshu@chuui.co.jp
　　　ホームページ　http://www.chuui.co.jp/

カバーデザイン／鷹合　友子
印刷・製本／モリモト印刷株式会社

◎定価はカバーに表示してあります　　◎落丁、乱丁本はお取り替えいたします

2016 Printed in Japan©　　　　　　ISBN 978-4-904224-42-7 C3047

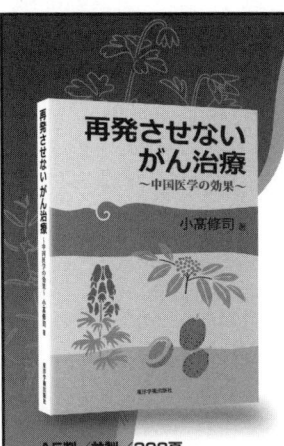

「コタカ式」がん治療のすべて

中国医学によるがん治療の経験を積み重ねて25年。
その経験の集大成がここに──

再発させない がん治療
～中国医学の効果～

小髙修司 著

A5判／並製／208頁
定価 本体2,400円＋税

中医学を学ぶための雑誌『中医臨床』(季刊) ますます面白く、実用的な内容になっています。

東洋学術出版社
販売部 〒272-0823 千葉県市川市東菅野1-19-7-102 電話047-321-4428
フリーダイヤルFAX 0120-727-060
E-mail：hanbai@chuui.co.jp　ホームページ http://www.chuui.co.jp/

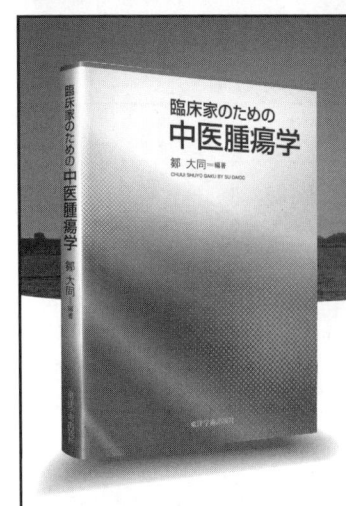

西洋医学の治療を補完する

現代中国の病院で実際に行われている、中医学的実践の集大成。
がん患者に寄り添う、すべての
医師・薬剤師・鍼灸師に捧げる希望の書。

臨床家のための
中医腫瘍学

鄒 大同＝編著　CHUUI SHUYO GAKU BY SU DAIDO

B5判／並製／320頁／定価:本体**4,800**円＋税

中医学を学ぶための雑誌『中医臨床』(季刊) ますます面白く、実用的な内容になっています。

東洋学術出版社
販売部：〒272-0823 千葉県市川市東菅野1-19-7-102 電話047-321-4428
フリーダイヤルFAX 0120-727-060　E-mail:hanbai@chuui.co.jp　ホームページ http://www.chuui.co.jp